DAS ZWISCHENHIRN-HYPOPHYSENSYSTEM

VON

WOLFGANG BARGMANN

O. PROFESSOR DER ANATOMIE, DR. MED.
DIREKTOR DES ANATOMISCHEN INSTITUTES DER UNIVERSITÄT KIEL

MIT 104 TEXTABBILDUNGEN

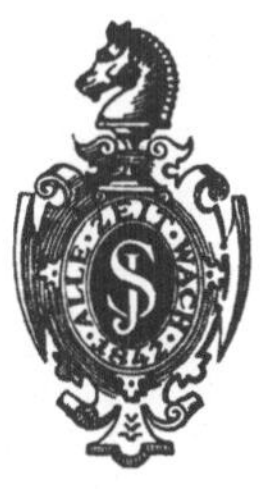

SPRINGER-VERLAG

BERLIN · GÖTTINGEN · HEIDELBERG

1954

ISBN-13:978-3-540-01775-2   e-ISBN-13:978-3-642-92616-7
DOI: 10.1007/978-3-642-92616-7

Inhaltsverzeichnis.

Einleitung.

Das Interesse, mit dem sich Mediziner und Biologen der Erforschung des
Zwischenhirn-Hypophysensystems in steigendem Maße zuwenden, entspringt
einmal der Häufung klinischer Beobachtungen, welche die Existenz dieses
Systems, der diencephal-hypophysären Einheit (Lichtwitz 1936), zu fordern
scheinen. Die auf solche Erfahrungen sich gründende Anerkennung des Begriffes
Zwischenhirn-Hypophysensystem seitens der *Inneren Medizin* spiegelt sich unter
anderem in entsprechend betitelten Abschnitten der Lehrbuchdarstellungen
z.B. von Jores (1949) und Reinwein (1952), die Krankheitsbilder wie den
Diabetes insipidus und die Dystrophia adiposo-genitalis umfassen. Dem Zwischenhirn-Hypophysensystem ist ferner von internistischer Seite eine Rolle beim
Zustandekommen von Basedowscher Erkrankung, von Fettsucht, Diabetes
mellitus und Hochdruck zugesprochen worden (vgl. Veil und Sturm 1946,
Kossmann und Pirrung 1953), teilweise schon zu einem Zeitpunkt, in welchem
wir von einer Einsicht in die morphologischen und funktionellen Verhältnisse eines derartigen Systems wesentlich weiter als heute entfernt waren.
Auch in den Betrachtungen der *Gynäkologen* wird dem hypothalamisch-hypophysären System in den letzten Jahren zunehmend Bedeutung beigemessen.
Krankhafte Prozesse im Hypothalamus z.B. gelten als Grundlagen einer dience-
phalo-hypophysären Ovarialinsuffizienz, in klimakterischen Beschwerden und
Ausfallserscheinungen erblickt man den Ausdruck einer „diencephalo-hypophy-
sären Dysfunktion" (Michels 1952). Elert (1952) faßt das Zwischenhirn-
Hypophysensystem im Anschluß an Hoff als Glied eines „Funktionskreises"
auf, der Nebenniere und Gonaden einschließt. Nicht zu überhören ist ferner die
Stimme des *Neurologen*, der von einem hypothalamisch-hypophysären System
deswegen spricht, weil die Leistungen des Hypothalamus „denen der Hypophyse
vielfach ähneln, zum Teil sogar gleichen", ganz abgesehen von der Tatsache
einer geweblichen Verbindung beider Organe (Gagel 1949). Der von seiten des
Rhinologen stammende Hinweis auf einen Zusammenhang zwischen diencephal-
hypophysärem System, Riechsphäre und Ozaena (Miehlke und Diepen 1951)
möge genügen, um die Reichweite der klinischen Betrachtungen zu kennzeich-
nen, die sich auch in der *Therapie* auszuwirken beginnen.

Nicht nur aus klinischer Erfahrung geborene Postulate, sondern auch die
Entwicklung einer *funktionellen und dynamischen Betrachtungsweise* in der Morphologie haben die Erforschung des Zwischenhirn-Hypophysensystems begünstigt
und gefördert. Zu dem Studium der Organe als in sich geschlossener, mehr oder
weniger klar abgrenzbarer Funktionsträger im Sinne der klassischen Form-
betrachtung ist seit Hermann Braus und Alfred Benninghoff jenes der
funktionellen Systeme getreten, von Funktionsgemeinschaften, deren Elemente
nach einem Worte von Benninghoff (1952) „am Faden der Funktion aufgereiht
sind". Das bekannteste dieser Systeme ist das reticulo-endotheliale System
(Ludwig Aschoff).

Ein solches funktionelles System stellt offenbar auch das Zwischenhirn-
Hypophysensystem dar, dessen Komponenten in früherer Zeit getrennt als
Gegenstände der Neuroanatomie (Zwischenhirn) und der mikroskopischen Ana-
tomie der Organe (Neurohypophyse, Adenohypophyse) in Verbindung mit der

Endokrinologie untersucht wurden. Fragmentbetrachtungen dieser Art öffnen jedoch nicht den Blick für das Sehen und Erkennen der funktionellen Zusammenhänge. Der Gehirnabschnitt des Zwischenhirn-Hypophysensystems, aus Neurohypophyse und diencephalen Kernen bestehend, verkörpert keine organhaft abgegrenzte Bildung. Er ist ein Glied im zentralnervösen Gefüge, durch Besonderheiten seiner Funktion aus diesem hervorgehoben, das mit dem Drüsenabschnitt der Hypophyse, einem extracerebralen endokrinen Organ, in nervöser, vielleicht auch humoraler Verbindung steht.

Der Morphologe muß bestrebt sein, die strukturellen Eigentümlichkeiten der einzelnen Glieder der Kette Zwischenhirn-Neurohypophyse-Adenohypophyse aufzudecken und nach den gestaltlichen Grundlagen einer nervösen und humoralen Wechselbeziehung zu fahnden. Mit Recht unterstreicht W. R. Hess (1943) die Notwendigkeit, die Wechselwirkungen zwischen Hypothalamus und Hypophyse zu präzisieren. Es ist weiterhin Aufgabe des Morphologen, das strukturelle Äquivalent verschiedener Tätigkeitsphasen des Zwischenhirn-Hypophysensystems, die Prozeßhaftigkeit seines Gefüges aufzuspüren, ein Versuch, der die Heranziehung cytochemischer und experimenteller Verfahren erfordert. Nur auf diesem Wege können wir hoffen, eines Abglanzes der Dynamik dieses funktionellen Systems habhaft zu werden.

Die dem Zwischenhirn-Hypophysensystem in verschiedenen Lagern und unter verschiedenen Gesichtspunkten gewidmeten Bemühungen haben eine Fülle von Veröffentlichungen gezeitigt, die zu überblicken bereits Schwierigkeiten bereitet. Eine zusammenfassende, wenngleich auswählende Darstellung der bisher gewonnenen Ergebnisse und Hypothesen, welche die Morphologie, Physiologie und Klinik des diencephal-hypophysären Systems betreffen, liegt daher im Interesse weiterer Forschung. Daß die starke Berücksichtigung im Kieler Anatomischen Institut erzielter Resultate[1] dieser Monographie eine subjektive Note verleiht, wird hoffentlich nicht als Nachteil empfunden werden.

Im Hinblick auf die Notwendigkeiten der Forschungsarbeit habe ich mich nicht auf die schwer durchschaubaren Verhältnisse beim Menschen beschränkt. Nur die Ausschöpfung der in der vergleichenden Morphologie und der Physiologie gelegenen Möglichkeiten kann uns jene Einsicht in das Wirken des Zwischenhirn-Hypophysensystems schenken, welche die Klinik fordert und deren sie bedarf, will sie nicht einer „diffusen hypothalamischen Problematik" (Sturm 1949) zum Opfer fallen.

I. Überblick über Entwicklung und Morphologie des Zwischenhirn-Hypophysensystems.

Das Zwischenhirn-Hypophysensystem wird durch Kerngruppen des *markarmen Hypothalamus*, die aus dem Diencephalon hervorgegangene, mit dem Hypothalamus verbundene *Neurohypophyse* und die *Adenohypophyse* gebildet, an der man den Vorder-, Zwischen- und Trichterlappen topographisch und strukturell unterscheidet. Als Neurohypophyse bezeichnen Spatz (1951/52) und Christ (1951) den Hinterlappen, den Stiel und den Trichter (Infundibulum). Hypothalamische Kerne und Neurohypophyse stehen durch nervöse Bahnen miteinander in Verbindung, stellen also ein Kontinuum dar. Welcher Art die Beziehungen zwischen Neuro- und Adenohypophyse sind, ist umstritten. Es handelt sich sicherlich nicht nur um Kontaktbeziehungen, wie man auf Grund

---

[1] Der Deutschen Forschungsgemeinschaft und der Rockefeller Foundation danke ich auch an dieser Stelle für die Förderung unserer Studien.

einer flüchtigen Betrachtung der anatomischen Verhältnisse zunächst annehmen könnte, sondern um eine teils nervöse, teils vasculäre Verbindung zwischen beiden Hypophysenabschnitten.

Die innige Vereinigung einer dem Zentralnervensystem angehörenden Bildung mit einer inkretorischen Drüse (Adenohypophyse) — vergleichbar dem Zusammenschluß des dem vegetativen Nervensystem angehörenden Nebennierenmarkes mit dem epithelialen Rindenorgan — ist das Ergebnis eines komplizierten Entwicklungsvorganges, der im Anschluß an ROMEIS (1940) kurz geschildert sei.

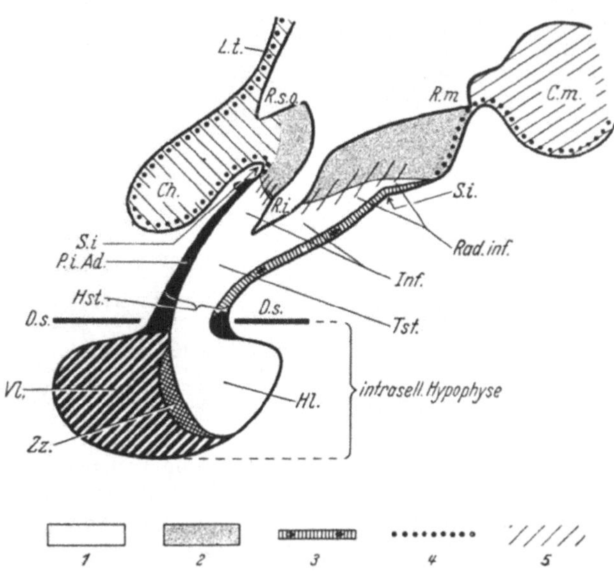

Abb. 1. Schema eines nicht ganz median gelegenen Sagittalschnittes durch das Tuber cinereum und die Hypophyse zur Erläuterung der Lage der verschiedenen Abschnitte des Tuber cinereum und der Hypophyse. *1* Neurohypophyse (= Hinterlappen, Trichterstiel, Trichter); *2* Gebiet des Nucleus infundibularis; *3* Gefäßnervenzone (= Neurovascularzone von GREEN und HARRIS) mit Inseln der Pars infundibularis der Adenohypophyse; *4* äußere Gliafaserdeckschicht; *5* Gebiet der Verzahnung von Infundibulum und Tuber cinereum. *L.t.* Lamina terminalis; *R.s.o.* Recessus supraopticus; *Ch.* Chiasma fasc. opt.; *S.i.* Sulcus infundibularis; *P.i.Ad.* Pars infund. Adenohyp.; *Hst.* Hypophysenstiel; *D.s.* Diaphragma sellae; *Vl.* Vorderlappen; *Zz.* Zwischenzone; *Hl.* Hinterlappen; *Tst.* Trichterstiel; *Inf.* Infundibulum; *R.i.* Recessus infundibuli; *Rad.inf.* Radix infundibuli; *R.m.* Recessus mamillaris; *C.m.* Corpus mamillare. Aus CHRIST 1951.

1. Die Entwicklung der Hypophyse.

Die gesamte menschliche Hypophyse geht aus einer als *Hypophysenfeld* bezeichneten neuroektodermalen Zellplatte im dorsalen Bereich der Mundbucht hervor (GILBERT 1934), die sich später in eine dem Boden des primären Hirnbläschens angehörende neurale und eine der Auskleidung der Mundbucht zugehörige ektodermale Schicht sondert (Keimling von 16 mm Länge). In der Region der Hypophysenanlage sind Epithel der Mundbucht und Boden des Hirnbläschens zunächst eng miteinander verbunden. Mit Entfaltung des Vorderhirnbläschens und Entstehung der Kopfbeuge bildet sich der sog. Hypophysenwinkel an der Stelle, an der sich das Ektoderm des Hypophysenfeldes in das der Rachenmembran fortsetzt. Dieser Winkel vertieft sich zur *Hypophysenbucht,* während die Rachenhaut einreißt und rückgebildet wird. Bereits bei einem 6,5 mm langen Keimling liegt eine abgeflachte *Hypophysentasche* (RATHKEsche Tasche) vor, deren Vorderwand sich dem Boden des Zwischenhirns anschmiegt, an dem auf dieser Entwicklungsstufe noch keine Anzeichen einer Beteiligung an der Organgestaltung wahrzunehmen sind. Die Mündung der RATHKEschen

Tasche („*Hypophysenmund*"), stellt eine halbmondförmige Öffnung dar. In der Hypophysentasche haben wir die Anlage der Adenohypophyse vor uns.

Die Abdrängung der Hypophysentasche vom Boden des Zwischenhirns, die bei etwa 8 mm langen Keimlingen einsetzt, wird mit dem Einwuchern von Mesenchym zwischen Hirnboden und Tasche von beiden Seiten her eingeleitet.

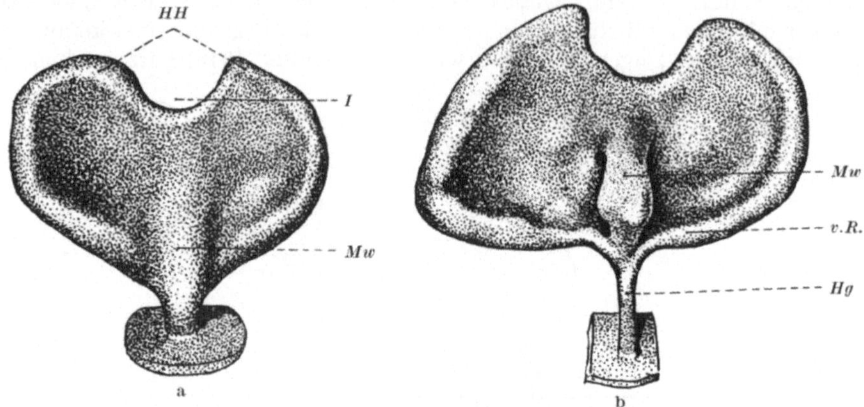

Abb. 2a u. b. a Hypophysentasche eines menschlichen Embryo von 12,5 mm S.S.L. in der Ansicht von frontal. *HH* Hörner des Vorderlappens; *I* Incisur für den Hirnteil; *Mw* Mittelwulst. Nach einem Plattenmodell. Vergr. 1:50. (Nach HOCHSTETTER.) b Anlage der Adenohypophyse eines menschlichen Embryo von 16 mm S.S.L. von frontal gesehen. *Mw* Mittelwulst; *Hg* Hypophysengang; *v.R.* verdünnter Rand des Hypophysensackes. Nach einem Plattenmodell. Vergr. 1:50. Nach HOCHSTETTER.

Im medianen Teil der Anlage bleibt die Verbindung von frontaler Taschenwand und Hirnboden zunächst erhalten. Diesem Zusammenhang entspricht ein sagittal gerichteter sog. Mittelwulst auf der Vorderwand der Hypophysentasche. Bei Embryonen etwa gleicher Entwicklungsstufe erscheint auch erstmalig eine Ver-

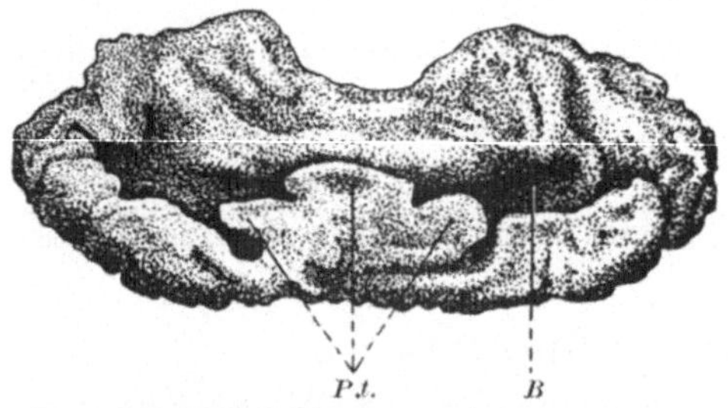

Abb. 3. Hypophysenkörbchen eines menschlichen Embryo von 26 mm S.S.L. von frontal und oben gesehen. *P.t.* Anlage der Pars tuberalis; *B* seitlicher Binnenraum des Körbchens. Nach einem Plattenmodell. Vergr. 1:50. Nach ATWELL 1926.

dickung des Zwischenhirnbodens als *Anlage des Hirnteils* der Hypophyse. Aus ihr geht eine Ausbuchtung hervor, der *Processus infundibularis*. Diese Buchtbildung legt sich an die Rückfläche der Hypophysentasche an, wo sie eine Eindellung hervorruft. Beiderseits des Einschnittes für den Hirnteil wächst die Hypophysentasche flügelartig aus. Aus der dem Infundibularfortsatz angelagerten Wandpartie der Tasche bildet sich der *Mittellappen (Zwischenlappen, Pars intermedia)* der Adenohypophyse.

Infolge des Vordringens des Mesenchyms wird die ursprünglich weite Öffnung des Hypophysenmundes zu einem stielartigen *Hypophysengang* eingeengt, der sich streckt und sein Lumen verliert. Der Hypophysenstiel, der das Hypophysensäckchen mit dem Rachendach verbindet, wird in solide epitheliale Fragmente zerlegt, die schließlich mehr oder weniger vollständig verschwinden (Keimling von 20 mm Länge). Aus den zwischen Keilbeinkörper und Epithel des Rachendaches gelegenen Resten entwickelt sich die *Rachendachhypophyse*.

Während und nach der Abschnürung der Hypophysentasche von ihrem Mutterboden gestaltet sich die Tasche selbst zum *Hypophysenkörbchen* um, in dem sich caudaler und seitlicher Säckchenrand in Richtung auf das Gehirn umkrempeln. Aus dem Epithel der frontalen Wand des Säckchens wuchern Epithel-knospen in das umgebende Mesenchym vor, aus dem Rand des Säckchens beider-seits des Stiels entwickeln sich kleine Vorsprünge als Anlage des *Trichterlappens (Pars tuberalis)*. Zur gleichen Zeit gewinnt der Processus infundibularis die Gestalt eines hohlen Zapfens. Bei einem 26 mm langen Embryo zeigt die Anlage der Adenohypophyse das Aussehen eines Körbchens, das mit Mesenchym gefüllt ist: Die Korböffnung ist dem Zwischenhirnboden zugewandt. Der erwähnte Mittelwulst gliedert den Binnen-raum in eine linke und rechte Hälfte. Aus dem Mittelwulst ent-sprießende Epithelstränge errei-chen einmal die Oberfläche des Zwischenhirns und vereinigen sich andererseits mit Aussprossungen der umgekrempelten Frontalwand zu einer epithelialen Platte, wäh-rend der vom Mesenchym einge-nommene Raum des Körbchens in dessen Seitenpartien hirnwärts geöffnet ist.

Der eingangs als *Pars tuberalis* bezeichnete Abschnitt der Adeno-hypophyse, dessen Anlage von HOCHSTETTER (1924) erstmalig bei einem Keimling von 41,4 mm Scheitel-Steißlänge beobachtet wurde, geht aus der frontalen Wand des Hypophysenkörbchens hervor und wächst gegen die Chiasmaplatte hin aus. Die Anlage des *Zwischenlappens* wird durch die dem Hirnteil benachbarte Wand des Hypophysensackes verkörpert, deren Proliferationen in das Mesen-chym zwischen Neurohypophyse und Adenohypophyse eindringen.

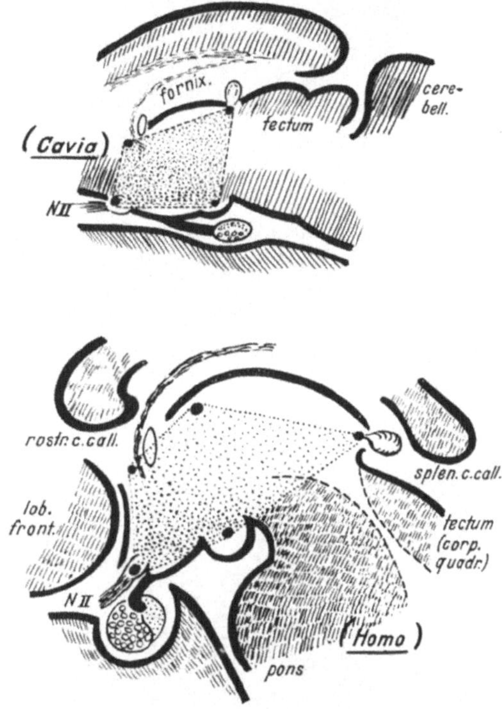

Abb. 4. Diencephalon (punktiert), Hypophysenstiel (schwarz), und Hypophyse beim Meerschweinchen (oben) und beim erwachsenen Menschen (unten). Aus DIEPEN 1948.

Bei Embryonen von etwa 40 mm Länge ist der Processus infundibularis, die Anlage der Neurohypophyse, in ein kurzes Infundibulum — dessen Lichtung als *Recessus infundibularis* bezeichnet wird — und die verdickte, nun lichtungslose *Neurohypo-physe* gesondert. Dieser Entwicklungsvorgang erfährt mit der Streckung des Hypo-physenstieles weitere Förderung und wird mit einer Knickbildung des Stieles abgeschlossen, welche durch die Verlagerung des Zwischenhirnbodens nach dorsal bedingt ist. Noch bei Embryonen des 6. Monats findet man den Hypophysenstiel ventrocaudal gerichtet, wie dies bei erwachsenen Nichtprimaten die Regel ist; beim Säugling ist die ventro-orale Orientierung vollzogen.

Die für höhere Primaten und den Menschen bezeichnende *ventro-orale Aus-richtung* von Infundibulum und Hypophyse (Abb. 4) hängt nach DIEPEN (1948) mit der Massenzunahme des Großhirns zusammen (s. auch CHRIST 1951). Der durch diese bedingte Wachstumsdruck soll passive Veränderungen von Form und Lage jener Hirnteile zur Folge haben, die massenmäßig hinter der Großhirnent-faltung zurückbleiben. Die Hypophyse in der Sella turcica wird in frontaler Richtung verlagert, das Chiasma nach occipital.

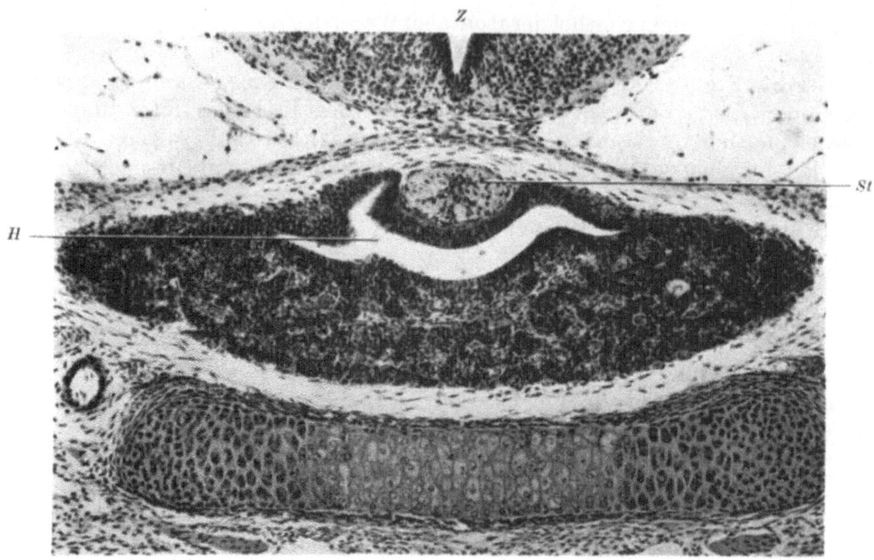

Abb. 5. Frontalschnitt durch Zwischenhirn (*Z*) und Hypophyse eines älteren Mausembryos. *H* Hypophysenhöhle; *St* Stiel der Neurohypophyse. (Hämatoxylin-Eosinfärbung, Vergr. 100fach.)

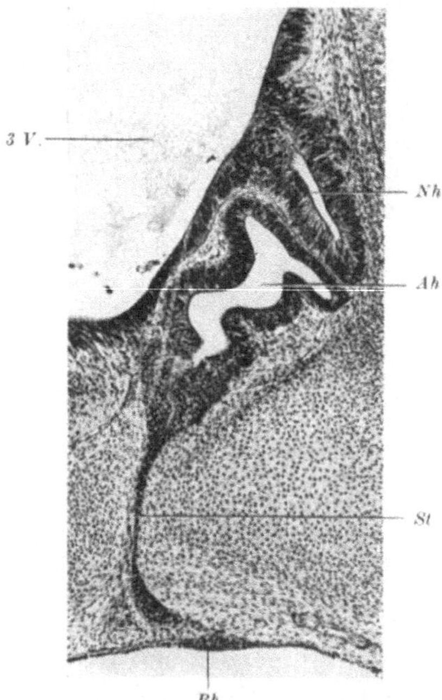

Abb. 6. Sagittalschnitt durch die Hypophyse eines menschlichen Keimlings von 19 mm größter Länge. *3.V.* 3. Ventrikel; *Nh* Neurohypophyse, Zusammenhang mit 3. Ventrikel nicht getroffen; *Ah* Adenohypophyse. *St* Stiel der Hypophysentasche; *Rh* Rachendachhypophyse. Vergr. 65fach. Aus GROSSER und POLITZER 1953.

Die Umgestaltung der ursprünglich schalenartigen Anlage der Adenohypophyse zu einem *geschlossenen epithelialen Drüsenkörper* (Abb. 5, 9) beruht auf der Proliferation ihres Epithels, welche die Mesenchymstraßen mehr und mehr einengt, bis schließlich nur schmale Gefäßbahnen zwischen den Epithelbalken und -strängen übrigbleiben. Die *Hypophysenhöhle*, der Lichtung der RATHKESchen Tasche entsprechend, wird zunehmend zu einer Spalte eingeengt, die beim Menschen verschwindet, während sie bei zahlreichen Säugern erhalten bleibt (Abb. 9). Als Reste der Hypophysenhöhle findet man beim Menschen die kolloidhaltigen RATHKESchen *Cysten* und kleinere sekretgefüllte Epithelbläschen.

Die typische Gestalt der Adenohypophyse und ihre Gliederung in verschiedene Abschnitte sowie ihre Beziehung zum Infundibulum und zur Neurohypophyse tritt bereits beim 102 mm langen Embryo klar in Erscheinung (Abb. 7). Man erkennt die seitlich ausladenden Partien des Vorderlappens, die mit lappigen Fortsätzen den Stiel der Neurohypophyse umgreifen, sowie die von dem Vorderlappenabschnitt in Richtung auf das Tuber cinereum sich erstreckende Pars tuberalis. Diese topographisch unterscheidbaren Abschnitte der Adenohypophyse zeichnen sich später durch feinbauliche Verschiedenheiten aus.

Nicht bei allen Tierformen kommt es zur Ausbildung eines Hinterlappens. So beschränkt sich die Bildung einer Neurohypophyse bei Cyclostomen (Petromyzon fluviatilis) auf eine Verdickung des Trichterbodens (ROMEIS 1940, BARGMANN 1953). In anderen Fällen kann ein Hinterlappen zwar entwickelt, aber nicht zu einem klar abgrenzbaren Teil der Neurohypophyse und damit des Gesamtorgans differenziert sein (SCHARRER 1952, BARGMANN 1953). Auf diese in funktioneller Hinsicht interessanten Verhältnisse wird auf S. 112 f. eingegangen.

2. Der Bau der Hypophyse.

Die ausgereifte, vom Boden des Zwischenhirns abgesetzte *Hypophyse des Menschen*, der „Hirnanhang", stellt ein etwa walzenförmiges Organ dar, dessen rückwärtigen Abschnitt der Hinterlappen mehr oder weniger stark vorbuckelt. Der isolierte Drüsenteil der Hypophyse weist eine in ihrer Tiefe individuell wechselnde Einbuchtung auf, in welche der etwa beerenförmige Hinterlappen eingefügt ist. Der in situ frontal orientierte Längsdurchmesser der Walze übersteigt den größten Sagittaldurchmesser in der Regel um das 2—$2^1/_2$fache (ROMEIS 1940, vgl. dort weitere Einzelheiten). Die Durchschnittswerte des sagittalen, transversalen und vertikalen Durchmessers der Hypophyse betragen 12,5 mm, 14,4 mm und 5,5 mm (ERDHEIM und STUMME 1909), das Durchschnittsgewicht 0,60—0,65 g. In Gewichtsschwankungen kommen die

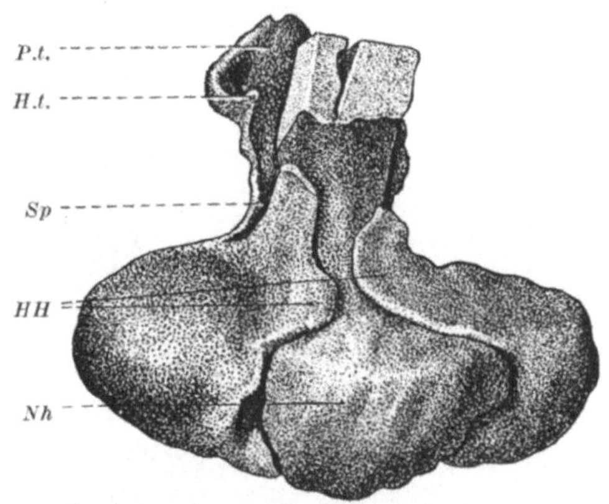

Abb. 7. Wachsplattenrekonstruktion der Hypophyse eines menschlichen Embryo von 102 mm S.S.L. in der Ansicht von hinten und oben. *HH* Hörner des Vorderlappens; *H.t.* caudalgerichtetes Horn der Pars tuberalis; *Nh* Neurohypophyse; *P.t.* Pars tuberalis; *Sp* mit Bindegewebe ausgefüllter Spalt. Vergr. 1:35. (Nach ATWELL 1926.)

Einflüsse von *Alter* und *Geschlecht* zum Ausdruck. Beim weiblichen Geschlecht findet man höhere Gewichtswerte; während der Schwangerschaft vergrößert sich das Organ.

Die Hypophyse des Menschen liegt in der Sella turcica, von deren Wandung sie durch *Hüllen* und *Blutgefäße* geschieden wird. Das Diaphragma sellae, welches den Türkensattel als Duramembran überspannt, läßt den Hypophysenstiel durch eine rundliche Öffnung hindurchtreten. In nächster Umgebung des Organs befinden sich Arteria carotis interna, der Circulus arteriosus WILLISI, der Sinus cavernosus und circularis sowie die venösen Bahnen der Kapsel und Zisternen. Über die klinisch wichtigen Lagebeziehungen der Hypophyse zum Chiasma fasciculorum opticorum unterrichtet die Monographie von ROMEIS (1942).

Die bindegewebigen Hüllen der Hypophyse, die sog. *Kapsel*, bestehen aus einem dem Sellaperiost angehörenden Stratum periostale, dem venenreichen Stratum vasculare und der Organkapsel im engeren Sinne, dem Stratum fibrosum (ROMEIS), das sich dem Drüsengewebe unvermittelt anschmiegt.

Dem reich entwickelten *Gefäßsystem* der menschlichen Hypophyse (ROMEIS 1940, R. A. PFEIFER 1951, SPANNER 1952, Abb. 8) kommt, wie neuere Untersuchungen erkennen lassen, fraglos eine besondere Bedeutung für die enge funktionelle Verknüpfung von Zwischenhirn und Hirnanhang zu, weswegen seine strukturellen Besonderheiten zunächst kurz dargestellt werden. Dem *arteriellen Zustrom* dienen die Arteriae hypophyseos inferiores, je aus der rechten und linken Arteria carotis interna innerhalb des Sinus cavernosus entspringend, und die aus dem Circulus arteriosus WILLISI stammenden Arteriae hypophyseos superiores. Ästchen beider Gefäßgruppen stehen durch Kollateralen (Plexus intermedius) in Zusammenhang. Die Aa. hypophyseos inferiores versorgen in der Hauptsache den Hinterlappen, dann Vorderlappen und Kapsel. Der Vorderlappen wird in erster Linie durch die Arteriae hypophyseos superiores gespeist.

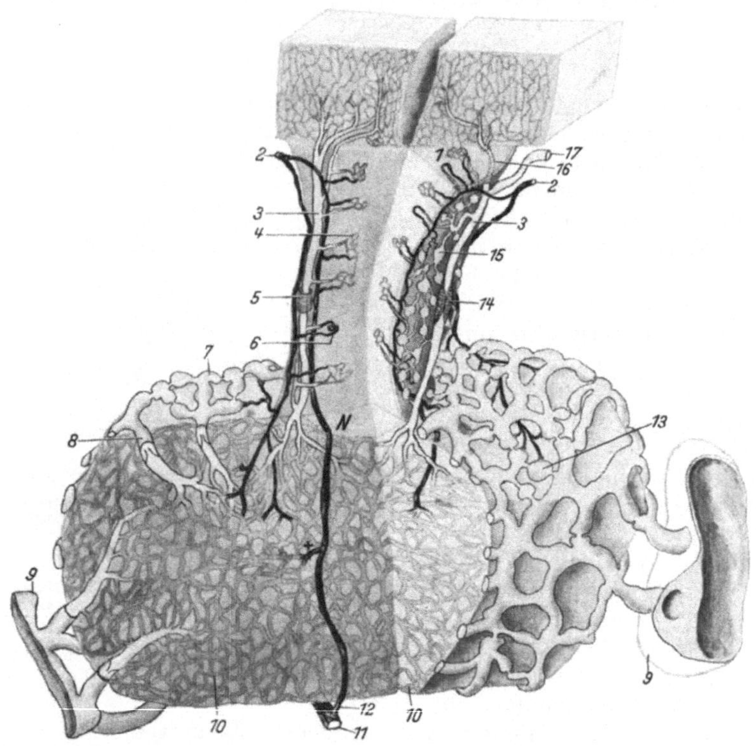

Abb. 8. Schema zur Erläuterung der Blutströmungsmöglichkeiten zwischen Hypophyse und Hypothalamus. Frontalschnitt durch Hypothalamus und rechte Hälfte von Stiel und Vorderlappen; aus diesen ist durch Medianschnitt ein Sektor herausgeschnitten. Oberer Ansatz der linken Stielhälfte horizontal durchtrennt; Ansicht von ventral. *1* Capillarbäumchen (Spezialgefäß) mit spärlichen Verbindungen zum Hypothalamuscapillarnetz; *2* obere Hypophysenarterie; *3* Hypophysenpfortader; *4* aus dem Mantelplexus der Pars tuberalis in den Neuralstiel senkrecht eindringende Capillarbäumchen (Spezialgefäß); *5* Gefäßscheide einer Pfortader mit glatten Muskelfasern; *6* sog. „Capillarbäumchen", nur eine arteriovenöse Anastomose bildend; *7* Stratum vasculare (Hypophysenkapselvenen); *8* klappentragende abführende Vene aus dem Capillarnetz der Adenohypophyse; *9* Sinus cavernosus; *10* Sinuscapillaren des Vorderlappens; *11* untere Hypophysenarterie; *12* direkte interparenchymatöse Anastomose zwischen oberer und unterer Hypophysenarterie mit einzigem Ast zum Mittelpunkt des Vorderlappencapillarnetzes + *13* Drosselvenen des Stratum vasculare mit arteriovenösen Anastomosen; *14* Sperrgürtel einer Pfortader mit Quellzellen (epitheloide Zellen); *15* Drosselvenen des Mantelplexus der Pars tuberalis mit arteriovenösen Anastomosen; *16* Übergang der Pfortader in das Hypothalamuscapillarnetz; *17* Basilarvene mit Pfortader zusammenhängend. *N* Anschnitt der Neurohypophyse. Aus SPANNER 1952.

Im Stielgebiet fallen aus der Arterie hervorgehende *Spezialgefäße* mit glomerulusähnlichen Schlingen auf, die aus der Pars tuberalis in den Neuralstiel eindringen (Abb. 87, 88, s. S. 98). Der *venöse Abfluß* aus dem Parenchym der Hypophyse erfolgt durch Sammelvenen in venöse Bluträume der Kapsel hinein. Außerdem existiert ein später zu besprechendes umstrittenes *Pfortadersystem* (Abb. 8), dessen Venen Hypothalamus und Hypophyse verbinden.

Entsprechend der unterschiedlichen Herkunft der beiden Komponenten der Hypophyse stoßen wir auf wesentliche Verschiedenheiten im Aufbau von Adenound Neurohypophyse. Das Gefüge der *Adenohypophyse* ist das einer epithelial

strukturierten Drüse mit innerer Sekretion (Abb. 9, 10), während der dem Zwischenhirn angehörende *Hinterlappen,* aus Nervenfasern und Glia aufgebaut (Abb. 12),
keinerlei bauliche Merkmale einer Hormondrüse trägt. Das Gewebe des Vorderlappens, der den größten Abschnitt der Adenohypophyse bildet, besteht aus
anastomosierenden Strängen und Nestern meist cytoplasmareicher Epithelzellen,
die zwischen sich ein Netzwerk weitlumiger Blutcapillaren (Sinus) fassen. Zwischen Blutbahn und Epithel lagert eine Gitterfasermembran. An manchen
Stellen findet man sog. Pseudofollikel, von Kolloid erfüllte Bläschen wechselnder
Größe, deren Wände Epithelzellen bilden.

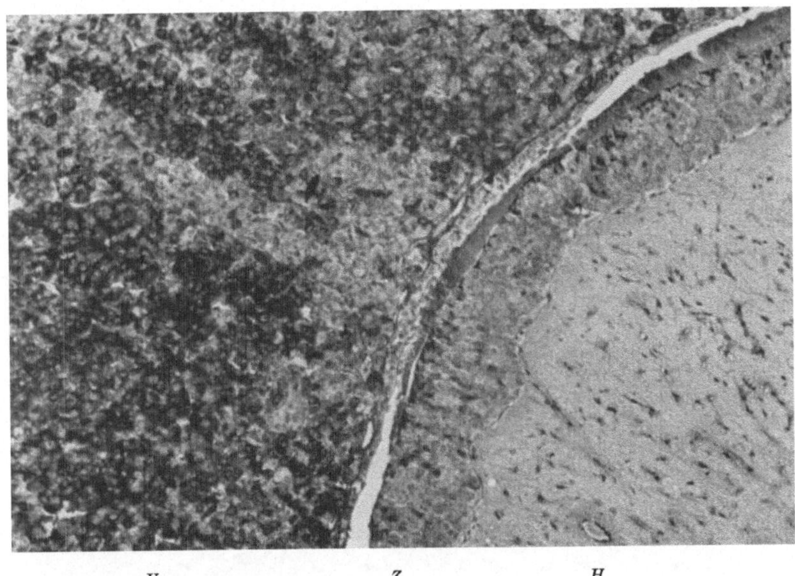

Abb. 9. Durchschnitt durch die Hypophyse eines Fuchses mit Vorderlappen (*V*), Zwischen- (*Z*)
und Hinterlappen (*H*). (Susafixation, Schnittdicke 8 μ, Azanfärbung.) Vergr. 130fach.

Im Epithel des Vorderlappens lassen sich mit besonderen Färbemethoden
(ROMEIS 1940) verschiedene, nicht ineinander übergehende *Zelltypen* ausmachen, deren einer oder anderer in manchen Regionen des Vorderlappens
gehäuft auftreten kann. Als Stammzelle dieser Typen gilt die besonders beim
Neugeborenen reichlich vertretene, *undifferenzierte Drüsenzelle,* ein unregelmäßig gestaltetes Element mit locker strukturiertem Zellkern und blassen Cytoplasma. Die Ausarbeitung spezifisch färbbarer Granula im Zelleib der Stammzelle führt zur Differenzierung der unterschiedlichen Zelltypen (Abb. 9), deren
bekannteste die *acidophilen Zellen* (α-Zellen) und die *basophilen Zellen* (β-Zellen)
darstellen. Die α-Zellen werden als Bildner des Wachstumshormons (LONG und
EVANS) angesprochen; sie dürften auch die Produzenten des Corticotropins darstellen, da an acidophilen Granulis reiche Vorderlappenfraktionen eine starke
corticotrope Wirkung entfalten (HERLANT 1953). Die β-Zellen gelten als Produzenten gonadotroper Hormone, vielleicht auch des thyreotropen Hormons.
Nach HALMI (1954) gibt es zwei Typen von basophilen Zellen, deren einer das
follikelstimulierende und thyreotrope Hormon hervorbringen soll, während der
andere möglicherweise das ACTH bildet. Acidophile und basophile Zellen
können sich in hyperchromatische Formen umwandeln, wobei ihre Granula
zu einer kolloidähnlichen Substanz verschmelzen, während gleichzeitig der

Zellkern pyknotisch wird. Als *chromophobe Zelle* (γ-Zelle) bezeichnet man ein Element mit feinvacuolisiertem Cytoplasma und schwach färbbarer verwaschener Granulation. Aus den chromophoben Zellen gehen die *Schwangerschaftszellen* hervor, große Elemente mit gut ausgebildetem Cytoplasma und einer zarten, spezifischen Granulation. Vornehmlich auf ihrem Erscheinen beruht die in der Gravidität eintretende Hypophysenvergrößerung. Die Funktionen der Schwangerschaftszellen bestehen vielleicht in der Regulierung des Wachstums von Uterus und Keimling. Eine eingehende Schilderung der aufgeführten und weiteren, nicht erwähnten Zelltypen (δ-Zelle, ε-Zelle, η-Zelle), über deren

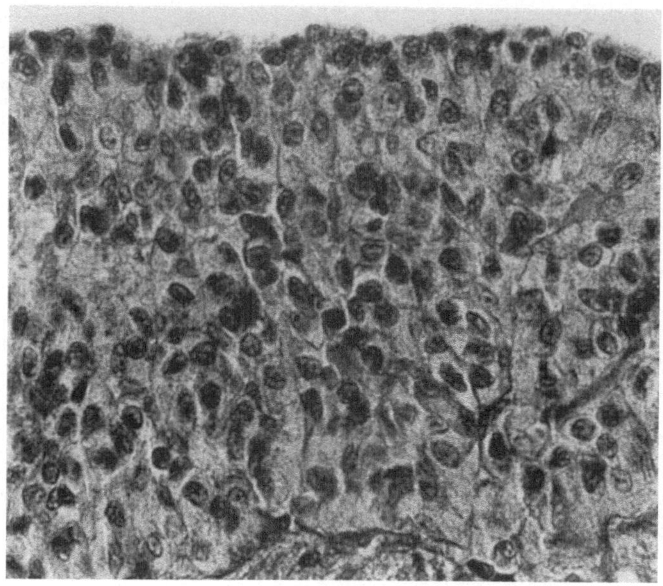

Abb. 10.   Zwischenlappen der Hypophyse eines Fuchses (Susafixation, Azanfärbung, Schnittdicke 8 μ).
Vergr. 570fach.

funktionelle Bedeutung wir nicht sicher unterrichtet sind, findet sich in dem Standardwerke von ROMEIS (1940), ferner in neuen Untersuchungen von SCHARF und FÖRSTER (1954). Es sei betont, daß der *Mannigfaltigkeit* der hypophysären Zelltypen eine Mannigfaltigkeit von Wirkstoffen gegenübersteht.

Die *sekretorische Aktivität* der Vorderlappenzellen kommt auf verschiedene Weise zum Ausdruck. Am auffälligsten ist die Bildung von Kolloidtröpfchen im Cytoplasma, die aus den Zellen austreten und größere Kolloidkugeln bilden können (merokrine Sekretion). Um diese Kolloidbildungen gruppieren sich die Epithelzellen als Wandung der so entstehenden *Pseudofollikel.* Ferner kann die hyperchromatische Umwandlung ganzer Zellen (holokrine Sekretion) zur Beimengung kolloidaler Massen zum Follikelinhalt führen. Es ist freilich nicht bekannt, ob das Follikelkolloid Hormone enthält. Eine allgemein unter den Vorderlappenzellen verbreitete Form der Sekretbildung besteht in einer Vacuolisierung des Cytoplasmas, die offenbar auf einer Verflüssigung der Granula beruht; man spricht von hypochromatischen Formen der Epithelzellen. Die Vacuolen können als Ganzes aus den Zellen austreten oder ihren Inhalt nach Platzen des Bläschens ins Gewebe abgeben, so daß es in die Blutbahn zu gelangen vermag.

Der *Trichterlappen* (Pars tuberalis) besteht aus vorzugsweise langgestreckten Epithelsträngen, zwischen denen Arterien und Venen verlaufen. Kolloidhaltige

Pseudofollikel kommen auch im Trichterlappen vor. Die sinusuösen Capillaren sind weniger zahlreich als im Vorderlappen. Charakteristisch für den Trichterlappen sind den Chromophoben des Vorderlappens ähnelnde helle, zartgekörnte Zellen (Tuberaliszellen, ROMEIS), die gelegentlich Kolloidtröpfchen beherbergen. Aus der Gruppe der Vorderlappenzellen sind nur basophile Elemente in geringer Zahl vertreten. Als Reste des Hypophysenganges findet man Plattenepithelnester.

Im *Zwischenlappen* (Zwischenzone, Pars intermedia Abb. 9, 10), der beim Menschen geringfügig entwickelt ist, fallen die aus der Aufteilung der Hypophysenhöhle herrührenden RATHKESchen Cysten sowie kleinere, gleichfalls von Kolloid ausgefüllte Follikelbildungen auf. Die zwischen dem Hinterlappen und der Pars intermedia befindlichen Epithelstränge setzen sich haupt-

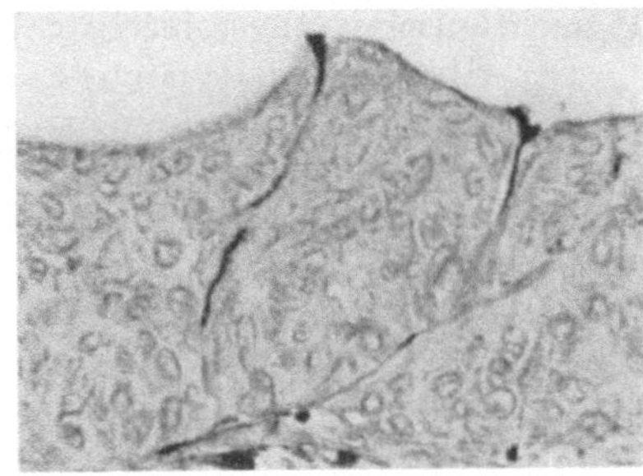

Abb. 11. Durchzug neurosekrethaltiger Fasern durch den Zwischenlappen des Goldhamsters. Chromalaunhämatoxylinfärbung, Vergr. etwa 700fach. Aus EICHNER 1954.

sächlich aus undifferenzierten Zellen, β- und γ-Zellen, zusammen, die zum Teil Pseudofollikel bilden. Basophile, bezüglich ihrer Herkunft und Funktion noch rätselhafte Epithelzellen, liegen frei im Gewebe; sie können in den Hinterlappen

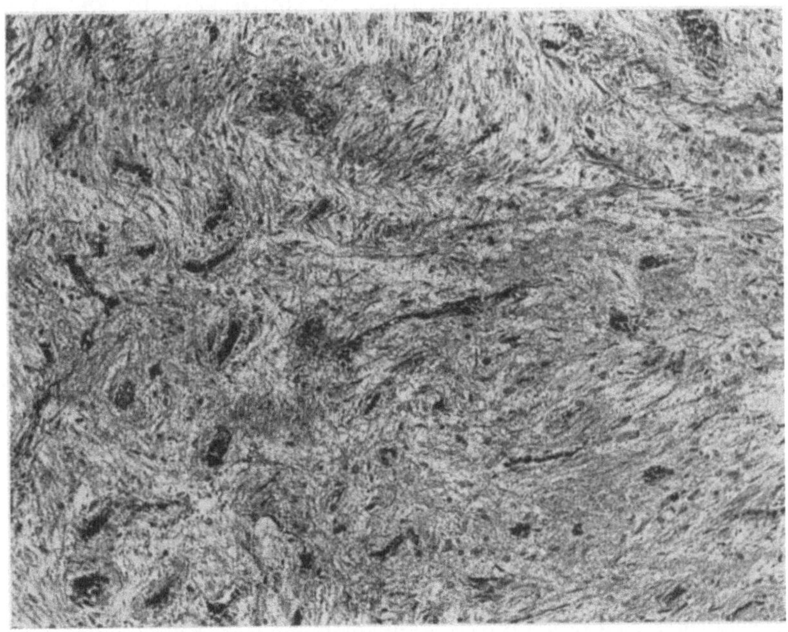

Abb. 12. Hinterlappen der Hypophyse eines erwachsenen Menschen (Susafixation, Schnittdicke 8 μ, Azanfärbung). Vergr. 130fach.

eindringen (Basophileninvasion Abb. 79). Nach STUTINSKY (1950) kommen in der Pars intermedia der Säuger auch *gliöse Elemente* vor, deren Anwesenheit ebenso wie das Eindringen hypothalamischer *Nervenfasern* (BARGMANN 1949, CORONA 1951, EICHNER 1954 u.a., Abb. 11) die enge Verbindung dieses Hypophysenabschnittes mit dem Zwischenhirn unterstreicht. Ganz besonders trifft dies für die Pars intermedia niederer Fische zu (BARGMANN 1953, HORSTMANN 1954).

Der Zwischenlappen ist bei manchen Tieren sehr deutlich ausgebildet und durch die erhaltene Hypophysenhöhle vom Vorderlappen geschieden. Eine stark entwickelte, vielfach von der Neurohypophyse auch abgrenzbare Pars intermedia kommt vor allem bei niederen Wirbeltieren vor. Ihr wird die Produktion des Pigmenthormons zugeschrieben (S. 111).

Der Hirnteil der Hypophyse, die *Neurohypophyse*, besteht in seinen beiden Abschnitten, dem Hypophysenstiel und dem Hinterlappen, aus marklosen *Nervenfasern* und aus *Glia*. Die in den Anfangsabschnitt des Stieles sich einsenkende Trichterhöhle wird von dünnem Ependym ausgekleidet. Im Trichtergrund kann der Ependymbelag jedoch fehlen, so daß zwischen Liquor cerebrospinalis und Stielgewebe nur eine aus Gliafasern bestehende Schicht gelegen ist. An dieser Stelle ist mit der Möglichkeit eines Stoffübertritts zu rechnen. Die den Hypophysenstiel in Längsrichtung durchsetzenden marklosen Nervenfasern stellen die Fortsätze der Ganglienzellen bestimmter, uns noch im folgenden beschäftigender hypothalamischer Kerne dar (S. 15f.). Senkrecht oder schräg zum Verlauf dieser Nervenfasern verlaufen Gliafasern.

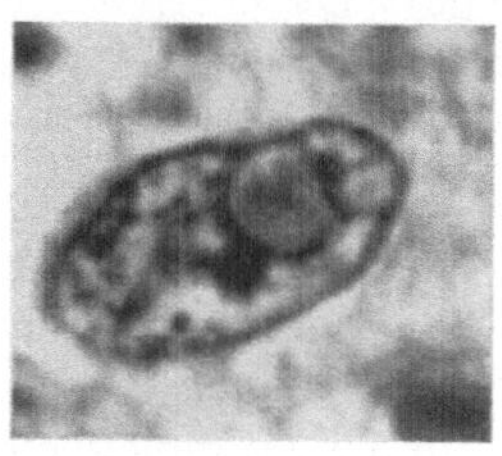

Abb. 13. Kernkugel im Zellkern eines Pituicyten in der Neurohypophyse eines erwachsenen Menschen. Vergr. etwa 1500-fach. Aus Bargmann 1942.

Im Hinterlappen bilden die marklosen hypothalamischen Fasern, die in ihre Endabschnitte aufsplittern, ein überaus dichtes Filzwerk, das besonders reich in der unmittelbaren Nachbarschaft der *Blutgefäße* entwickelt ist (Bargmann 1949). Die Nervenfasern enden an den Gefäßwänden. Infolgedessen sieht man bei vielen Säugetieren insbesondere an der gefäßreichen Grenze von Hinter- und Zwischenlappen eine erhebliche Entfaltung feinster Nervengeflechte, ferner an den Spezialgefäßen des Hypophysenstieles.

Die Glia des Hinterlappens ist den verbreiteten „klassischen" Formen der Gliazellen nach allgemeiner, neuerdings jedoch von Hild (1954) bestrittener Auffassung nicht gleichzusetzen. Mit Silbermethoden kann man beim Menschen nach Romeis 4 Arten der sog. „*Pituicyten*" unterscheiden. Die Reticulopituicyten sind cytoplasmareiche Zellen, die durch ihre Ausläufer in netzigem Zusammenhang stehen, während die kleinen Mikropituicyten, durch bizarre Fortsätze charakterisiert, isoliert auftreten sollen. Die häufig vorkommenden Faserpituicyten stellen nach Romeis langgestreckte Elemente dar, die in gewundene und gebogene, mit kolbigen Anschwellungen versehene Pituicytenfasern übergehen. Die Pituicytenfasern setzen mit Endfüßchen an Gefäßwänden an. Neben den Pituicytenfasern kommen im Hinterlappen die auch in den übrigen Teilen des Zentralnervensystems anzutreffenden Gliafasern vor. An Drüsenzellen erinnernde Pituicyten mit den Anzeichen holokriner Sekretion werden Adenopituicyten genannt. Alle Pituicytenformen des Hinterlappens können ein teils eisenhaltiges, teils eisenfreies gelblichgrünes oder gelbbraunes *Pigment* enthalten, dessen Bedeutung und Entstehungsmechanismus unbekannt ist. In den Pituicytenkernen der menschlichen Neurohypophyse kommen homogene Einschlüsse vor (Bargmann 1942, Abb. 13); neuerdings habe ich zum Teil umfangreiche Kerneinschlüsse auch in den Pituicyten der Neurohypophyse des Opossums festgestellt.

Wie angedeutet, erhebt Hild (1954) in neuerer Zeit Bedenken gegen die Heraushebung der Glia der Neurohypophyse als einer Spezialform. Studien an Gewebekulturen vom Hinterlappen (Hund, Affe, Ratte) sprechen vielmehr dafür, daß die Pituicyten lediglich der besonderen Örtlichkeit angepaßte *protoplasmatische Astrocyten* darstellen. Ihre verschiedenen Zustandsbilder (Abb. 14) können das Vorhandensein vieler Zelltypen vortäuschen.

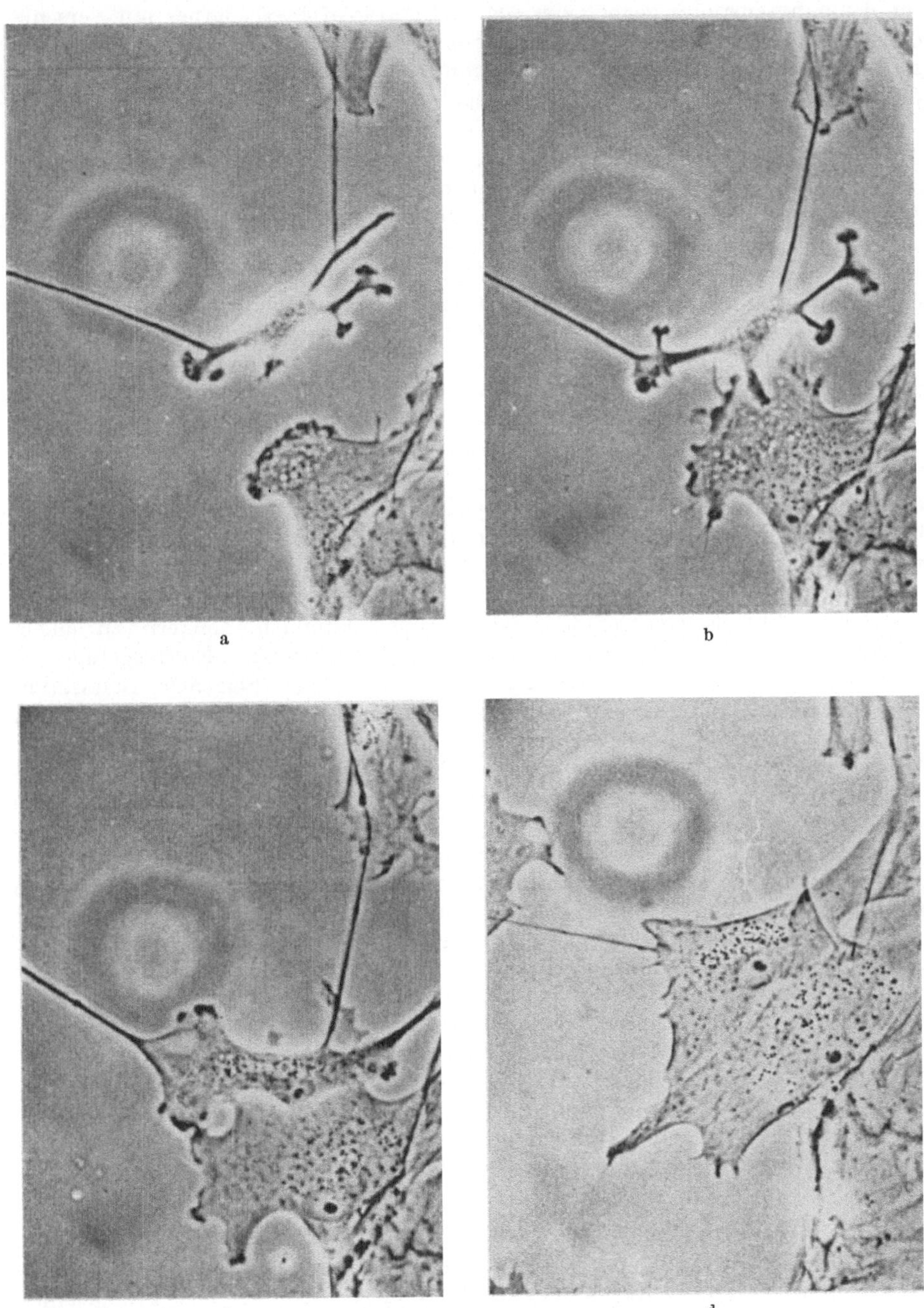

Abb. 14a—d. Aus einer 32 Tage alten Gewebekultur vom Hinterlappen des Hundes. (Vier Ausschnittsvergrößerungen aus einem Filmstreifen. Phasenkontrast. Originalvergrößerung 240mal.) Umwandlung eines aus dem Gliaverband gelösten protoplasmatischen Astrocyten in ein epithelzellenähnliches Element. Zeitlicher Abstand zwischen a und d 3 Std. Aus HILD 1954.

Eine Besonderheit des Hinterlappengewebes ist das Vorkommen kolbiger oder kugeliger kolloidaler Bildungen verschiedener Größe, denen man aber auch im Hypophysenstiel begegnet, der sog. „HERRING-*Körper*", ferner mit verschiedenen Färbemethoden nachweisbarer Sekretkörper, die als Produkte der Gliazellen angesehen wurden (ROMEIS). Gerade mit diesen angeblichen Sekretionsprodukten der Glia werden wir uns später zu befassen haben (Kapitel II/1).

Nach landläufiger Auffassung ist der Hinterlappen die Bildungsstätte des Adiuretins, Oxytocins und Vasopressins. Den durch Vermittlung des Hypophysenstieles in den Hinterlappen gelangenden hypothalamischen Nervenfasern ist die Aufgabe der nervösen Steuerung der Hormonbildung im Hinterlappen zugeschrieben worden; eine Anschauung, die zunächst auch nahe liegt. Vorwegnehmend sei jedoch betont (vgl. S. 74), daß eine Bildung von Hinterlappenhormonen in Gliakulturen des Hinterlappens nicht erfolgt. Die mit dem Explantat in das Kulturmedium übertragenen Hormone werden binnen 7—10 Tagen inaktiviert (HILD 1953, 1954). Es wird weiterhin dargelegt werden, daß die Bildung der „Hinterlappenhormone" in bestimmten Zwischenhirnkernen erfolgt (HILD und ZETLER 1951, 1952, 1953), weswegen man zweckmäßiger von „Hypothalamushormonen" (BARGMANN 1951) spricht (vgl. S. 74f.).

Die ausgedehnte *Grenzfläche zwischen Hinter- und Zwischenlappen* stellt einen Ort besonderen Gefäß- und Nervenreichtums dar. Überblickt man die Verhältnisse in der gesamten Wirbeltierreihe von den Cyclostomen bis hinauf zu den Säugern, so wird man immer wieder auf diese Region aufmerksam. Es kann hier nicht nur, wie bei den Säugern und beim Menschen, zu einer Kontaktbeziehung Hinterlappen-Gefäße-Zwischenlappen kommen, sondern zu einem Eindringen von Nervenfasern aus dem Hinterlappen in das Epithelgefüge der Adenohypophyse und besonders deren Pars intermedia (Selachier, SCHARRER: gewisse Teleostier, BARGMANN), so daß eine klare Abgrenzung von Neuro- und Adenohypophyse nicht möglich ist. Die funktionelle Bedeutung dieser innigen Durchdringung ist noch unklar (vgl. S. 113). Bei vielen Formen (Teleostier. besteht zwar eine Schranke zwischen Hinterlappen und der hier organhaft weit) gehend verselbständigten Pars intermedia in Gestalt einer Basalmembran (ROMEIS-BARGMANN), doch wird die innige Beziehung von Pars intermedia und Hinterlappen durch eine starke Verzahnung des in sog. Neuralfortsätze zerklüfteten Hinterlappens mit der Pars intermedia unterstrichen. Man stößt vielfach auf Strukturverhältnisse, die an eine Läppchenbildung des Hinterlappens denken lassen. Als Kern des läppchenähnlichen Bezirkes tritt ein Neuralfortsatz mit plumpen Verästelungen auf, die von der Pars intermedia umschalt werden. Eine besonders ausgesprochene Läppchenbildung in der Neurohypophyse eines Säugers findet man beim Opossum (BODIAN 1951, HANSTRÖM 1953).

Auch im *Stielgebiet* der Hypophyse besteht eine charakteristische Kontaktfläche zwischen Adeno- und Neurohypophyse. In dieser Gefäß-Nervenzone verbinden sich Fasergeflechte der Stielnerven mit jenen *Spezialgefäßen*, die zum Gefäßapparat der Adenohypophyse gehören (S. 98).

3. Der Hypothalamus und seine nervösen Verbindungen mit der Hypophyse.

Mit der Feststellung einer nervösen Verbindung des Hinterlappens mit dem Zwischenhirn wird unser Augenmerk auf den *Hypothalamus* als die Stätte gelenkt, welche die mit der Hypophyse verbundenen *Kerne* enthält. Als Hypothalamus bezeichnet man den gesamten Bereich des Zwischenhirns unterhalb des Sulcus hypothalamicus (MONROE), der den Grundplattenbereich des Zwischenhirns vom Flügelplattenanteil (Thalamus, Epithalamus, Metathalamus, d.h. Corpora geniculata) äußerlich abgrenzt. Innerhalb des Hypothalamus lassen sich, wie SPATZ (1952) neuerdings besonders hervorgehoben hat, 2 Bereiche unterscheiden, nämlich der *markreiche Hypothalamus* ohne Beziehungen zur Hypophyse und der *markarme Hypothalamus mit Beziehungen zur Hypophyse.* Wie Spatz (1952) zeigte, hebt sich das markarme Gebiet des Hypothalamus von dem markreichen infolge seiner Graufärbung schon makroskopisch ab. Dem markreichen Hypothalamus gehören an das Corpus mammillare und die Kernbildungen des sog. Subthalamus (Herrick), also Corpus subthalamicum Luys, der Kern des Forelschen Feldes und — nach Auffassung von Spatz — der Globus pallidus. Der markarme Hypothalamus, durch seine enge Nachbarschaft zum 3. Ventrikel zusätzlich gekennzeichnet, umfaßt Zentren mit unmittelbarer Beziehung zur

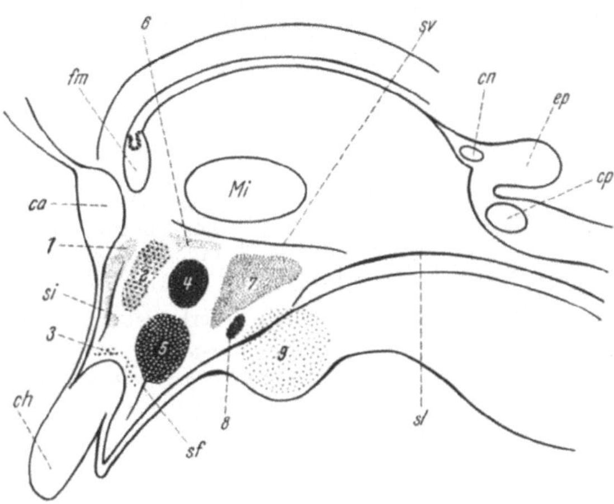

Abb. 15. Vereinfachte schematische Darstellung der Lage der wichtigsten hypothalamischen Kerne im Gehirn des Menschen. *ca* commissura anterior; *ch* chiasma opticum; *cn* commissura habenulae; *cp* commissura posterior; *ep* epiphysis; *fm* foramen interventriculare Monroi; *Mi* massa intermedia; *sf* sulcus lateralis infundibuli; *si* sulcus intraencephalicus anterior; *sl* sulcus limitans; *sv* sulcus diencephalicus ventralis; *1* nucleus praeopticus medialis und periventricularis; *2* nucleus paraventricularis; *3* nucleus supraopticus; *4* nucleus hypothalamicus dorso-medialis; *5* nucleus hypothalamicus ventromedialis; *6* dorsale hypothalamische area; *7* nucleus hypothalamicus posterior; *8* nucleus praemamillaris; *9* nuclei mamillares. Nach Le Gros Clark aus Kuhlenbeck und Haymaker 1949.

Hypophyse, nämlich *hypophysennahe* und *hypophysenferne Kerne,* deren markarme oder marklose Ausläufer die nervöse Grundlage der Neurohypophyse bilden. In der Markarmut sieht Spatz ein Merkmal des Verharrens auf einer ontogenetisch wie phylogenetisch niederen Stufe der Differenzierung.

Anschließend an die Untersuchungen von Spatz und seinen Mitarbeitern wird hier eine Darstellung jener Zentren gegeben, denen wir uns als besonders wichtigen Elementen des Zwischenhirn-Hypophysensystems zuzuwenden haben (vgl. Tabelle S. 16).

Zunächst seien die *hypophysennahen Anteile des markarmen Hypothalamus* im *Tuber cinereum* ins Auge gefaßt, von denen der Tractus tubero-hypophyseus ausgeht. Als Tuber cinereum bezeichnet man jenen hügelartigen, markarmen Vorsprung des Hypothalamus, aus welchem das strukturell von ihm deutlich unterschiedene Infundibulum hervorgeht (Abb. 16). An der Grenze von Tuber und Infundibulum befindet sich eine äußerlich wahrnehmbare Furche, der Sulcus infundibularis (Sulcus tubero-infundibularis, Spatz, Diepen und Gaupp 1948, Christ 1951, Abb. 17, 21). Im medio-ventralen Gebiet des Tuber cinereum, der früher als zentrales Höhlengrau bezeichneten Region, lassen sich kleinzellige Kerne ausmachen. Der *Nucleus infundibularis* (Nucleus periventricularis, arcuatus, Abb. 18, 22, 25) umgibt den Recessus infundibuli in der Gegend des Ansatzes des Infundibulum am Tuber. Seine dichtgelagerten, vorwiegend bipolaren

Tabelle 1. *Einteilung des Hypothalamus* (SPATZ 1952)
(mit Bezug auf die Lage zur Hypophyse und auf die Myelinisierung).

A. Hypothalamus im weiteren Sinn.

Gesamter Bereich des Zwischenhirns ventral vom Sulcus Monroe.

I. *Markreicher* Hypothalamus ohne Beziehungen zur Hypophyse = markreicher Anteil des Hypothalamus im weiteren Sinn.

    1. Corpus mamillare.

    2. „Subthalamus" (HERRICK) = Corpus subthalamicum (LUYS), Kern des FORELschen Feldes, Nucleus entopeduncularis *und* Globus pallidus (nach SPATZ).

II. *Markarmer* Hypothalamus mit Beziehungen zur Hypophyse = Hypothalamus im engeren Sinn.

B. Unterteilung des markarmen Hypothalamus (II) = Hypothalamus im engeren Sinn.

  a) Hypophysennahe Anteile. Mediales Feld des Tuber cinereum.

    1. Nucleus infundibularis tuberis
       (= Nucleus arcuatus)
    2. Nucleus principalis tuberis
       (CAJAL) = N. hypoth. ventromedialis
    3. Regio periventricularis posterior tuberis

        Kleinzellige Kerne (Ursprungsort des *Tractus tubero-hypophyseus*).

  b) Hypophysenferne Anteile mit festgestellten Faserbeziehungen zur Hypophyse.

    1. Nucleus supraopticus
    2. Nucleus paraventricularis

        Großzellige Kerne (Ursprungsort des *Tractus supraoptico-* und des *Tractus paraventriculo-hypophyseus*).

  c) Hypophysenferne Anteile, deren wahrscheinliche Faserbeziehungen zur Hypophyse zur Zeit noch nicht völlig geklärt sind.

    1. Laterales Feld des Tuber cinereum (Nucleus tubero-mamillaris).

    2. Nuclei laterales tuberis (fälschlich oft als Hauptkerne des Tuber bezeichnet).

    3. Grenzgebiete: nach rostral (präoptische Region); nach dorsal (gegen den medialen Thalamus zu); nach caudal (gegen das Mittelhirn zu).

Ganglienzellen, deren NISSL-Substanz diffus verteilt ist, erreichen das Ependym des basalen Abschnittes des 3. Ventrikels und des Recessus infundibuli (s. auch CHRIST 1951, NOWAKOWSKI 1951). An Sagittalschnitten nahe der Medianlinie erkennt man, daß die meisten dieser Zellen mit ihrer Längsachse parallel zur Achse des Hypophysenstieles ausgerichtet sind, in dessen proximalen neurohypophysären Abschnitt sie ein Stück weit hineinragen. CHRIST spricht geradezu von einer Verzahnung des Kerns mit dem Anfangsteil der Neurohypophyse. Auffällig ist, daß in dem Bereich eine innere *Glia-Deckschicht* fehlt, in dem die Nervenzellen des Nucleus infundibularis an das Ependym des 3. Ventrikels herantreten; durch diese Deckschicht werden die Seitenwände des Ventrikels in den übrigen Bezirken abgedichtet (Abb. 20, s. auch NOWAKOWSKI 1951). Das Fehlen dieser Gliaschicht in der Kernregion mag einen Stoffaustausch der Neurohypophyse mit dem Liquor cerebrospinalis und anderen Gehirnabschnitten begünstigen im Sinne der von COLLIN vertretenen Hypothese der „Hydrencephalocrinie".

Der dorsal vom Nucleus infundibularis gelegene *Nucleus ventromedialis*, der größte Kern des Tuber cinereum (CAJAL, Noyau principal), stellt eine verhältnismäßig gut abgrenzbare Zellgruppe dar (Abb. 21, 22), die mit dem Infundibulum nicht in Berührung steht. Bei den Wirbeltieren, bei menschlichen Feten und Kindern ist das Kerngebiet klarer als beim Erwachsenen unterscheidbar. An seinen Ganglienzellen (Abb. 19, 24), denen eine spindelige Gestalt eigen ist, bemerkt man eine diffuse Verteilung der feinkörnigen NISSL-Substanz, gelegentlich auch gröbere Granula in der Peripherie des Cytoplasmas.

Eine dritte, wesentlich kleinere Zellgruppe des medialen Tuberfeldes stellt der weniger gut abgrenzbare *Nucleus dorsomedialis* (Abb. 22, 23, 26) dar, der ventral vom Nucleus paraventricularis und dorsal vom Nucleus ventromedialis, d. h. weit vom Infundibulum entfernt liegt. Vom Ependym trennt ihn ein zellfreies Gebiet. Die Ganglienzellen dieses Kernes, meist kleiner als die des Nucleus infundibularis, besitzen im allgemeinen einen ovalen, verhältnismäßig großen Kern, der sich etwas dunkler als die Zellkerne der vorgenannten Nuclei anfärbt. Größere Zellen mit stärker tingierbarem Cytoplasma sind in der Minderzahl.

Der caudale Abschnitt des schmalen periventriculären medialen Feldes wird durch die *Area hypothalami periventricularis posterior* gebildet (SPATZ, DIEPEN und GAUPP 1948, CHRIST 1951). Die Bezeichnung „Area" statt Nucleus soll die cytoarchitektonische Uneinheitlichkeit und insbesondere oral und lateral ungenaue Begrenzung des vorwiegend kleinzelligen Gebietes zum Ausdruck bringen. Auch die Elemente der Area sind in der Regel spindelförmige Gebilde mit staubförmiger, diffus verteilter NISSL-Substanz.

Es wurde bereits bemerkt, daß wir in den geschilderten hypophysennahen Kernen im medialen Tuberfeld das Ursprungsgebiet einer Bahn vor uns haben, welche den markarmen Hypothalamus mit der Neurohypophyse verbindet, nämlich des *Tractus tubero-hypophyseus.* Es handelt sich um ein feinfaseriges System markloser Fasern, die caudal vom Recessus infundibuli in das Infundibulum hineinziehen, wo sie sich — wie auch im Trichterstiel nach den Angaben von CHRIST (1951) — bereits aufzusplittern scheinen. Die Endigungen der kurzen Neurone erblicken SPATZ und Mitarbeiter in zarten Geflechten an den Spezialgefäßen des Infundibulum (vgl. S. 98).

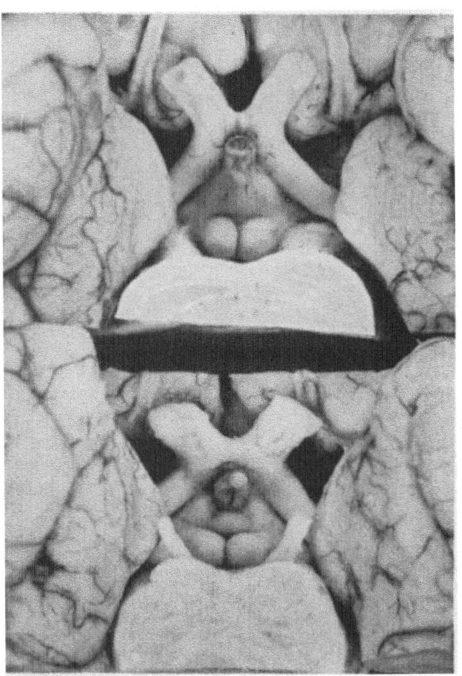

Abb. 16a u. b. Ansicht der Zwischenhirnbasis des erwachsenen Menschen von unten. Die beiden Abbildungen geben Beispiele für die verschiedene Ausgestaltung des Tuber cinereum. (Die intraselläre Hypophyse ist abgetrennt.) Aus CHRIST 1951.

Es besteht noch keine Klarheit in der Frage, ob auch die hier noch nicht erwähnten hypophysenfernen Kerne des Tuber (vgl. Tabelle S. 16) die Neurohypophyse mit ihren Fortsätzen erreichen. Zu diesen Kernen zählt zunächst der *Nucleus tubero-mamillaris* im lateralen Felde des Tuber cinereum, ein umfangreicher Zellkomplex, dessen Topik BROCKHAUS (1942) und CHRIST (1951) schildern. Die Ganglienzellen des Nucleus tubero-mamillaris, die größten Zellen im lateralen Tuberfeld, werden als den Elementen des Nucleus supraopticus und paraventricularis ähnlich bezeichnet; sie unterscheiden sich von ihnen jedoch durch das Fehlen des für diese charakteristischen Neurosekrete (vgl. hierzu S. 21f.). Man findet ferner im lateralen Tuberfeld, nahe der Basis des Tuber cinereum, die verhältnismäßig kleinen *Nuclei tuberis laterales* (Abb. 28), die medial an den Nucleus infundibularis, lateral an den Nucleus supraopticus angrenzen. Es handelt sich um diskontinuierliche Zellsäulen (INGRAM 1940, CHRIST 1951), deren Verdichtungen im Schnitt als abgrenzbare Kerne imponieren. Ihre Zellen sind erheblich kleiner als jene des Nucleus infundibularis, von denen sie sich auch gestaltlich unterscheiden (Einzelheiten bei CHRIST 1951).

Auch bei niederen Tieren ist eine Verbindung des Tuber mit der Hypophyse festzustellen. Der manchen Fischen eigene *Nucleus lateralis tuberis* (vgl. SCHARRER 1953) entsendet Fasern zur Neurohypophyse, d. h. in die sog. Neuralfortsätze (S. 14). Auch können vereinzelte Zellen dieses Kernes in das Wurzelgebiet der

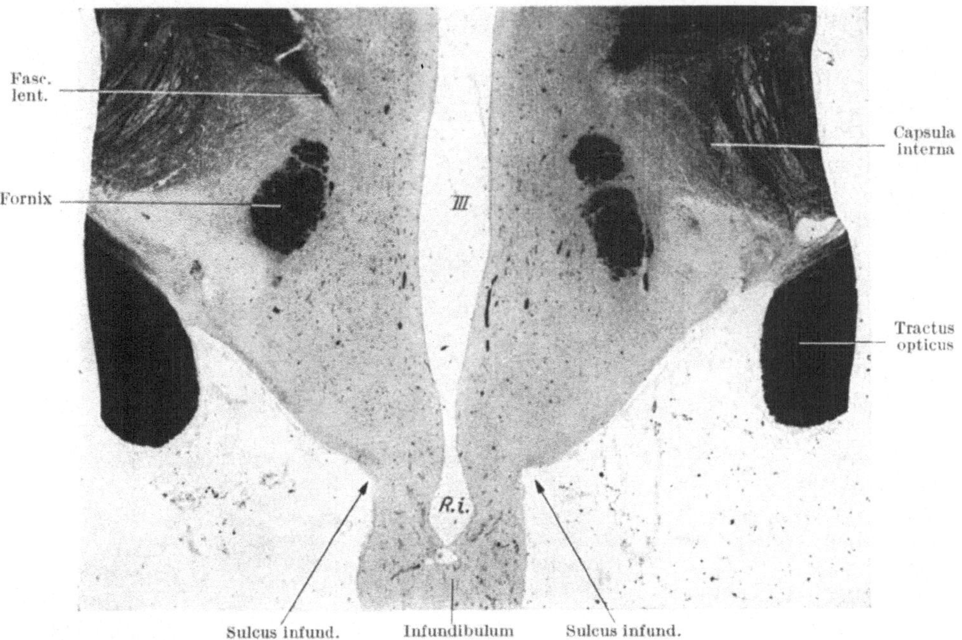

Abb. 17. Schnitt durch Tuber cinereum und Hypophysenstiel eines erwachsenen Menschen. Die Schnittebene ist der Achsenrichtung des Hypophysenstieles angepaßt. *III.* = 3. Ventrikel. *R. i.* = Recessus infundibularis. Darstellung der Markscheiden nach HEIDENHAIN-WOELCKE. Celloidin-Paraffin, 12 μ. Vergr. etwa 6½mal. Aus CHRIST 1951.

Neuralfortsätze verlagert sein. Bezeichnend für die großen Ganglienzellen des Nucleus lateralis tuberis ist die Vielgestaltigkeit der Zellkerne und die Ausarbeitung eines tropfigen Sekrets im Cytoplasma, das sich jedoch färberisch von dem später zu besprechenden Neurosekret des Nucleus praeopticus unterscheidet und bisher nicht im Verlaufe der zur Hypophyse ziehenden Nervenfasern nachgewiesen werden konnte. Nach DIEPEN (1954) sind übrigens die großzelligen Tuberkerne der Knochenfische keine den neencephalen lateralen Tuberkernen des Menschen homologen Bildungen.

Die Schwierigkeiten, die sich der Darstellung des Tractus tubero-hypophyseus des Menschen und der Säuger entgegenstellen, beruhen auf der Tatsache, daß diese Bahn aus marklosen Fasern von großer Zartheit besteht, die sich bei Anwendung von Versilberungsmethoden meist nur mangelhaft imprägnieren lassen. Sehr viel besser sind wir über den *Tractus supraoptico-hypophyseus* unterrichtet, der seinen Ursprung im *Nucleus supraopticus* und *Nucleus paraventricularis* nimmt (vgl. Abb. 26—28, 36, Tabelle S. 16), da er methodisch weit besser erfaßt werden kann und nicht zuletzt der experimentellen Untersuchung günstigere Angriffspunkte bietet. Wenn von nervösen Beziehungen zwischen Hypothalamus und Hypophyse die Rede ist, so richtet sich daher der Blick begreiflicherweise in erster

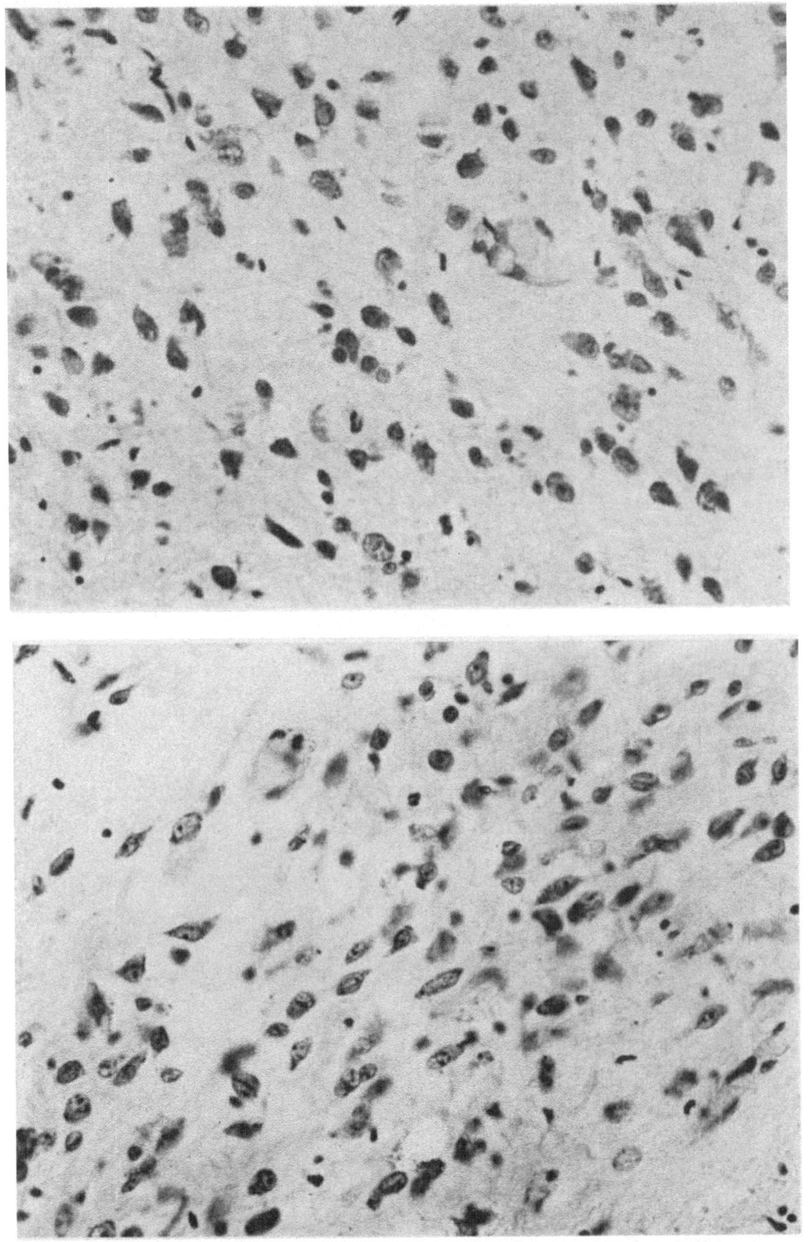

Abb. 18a u. b. Zellen aus dem Nucleus infundibularis. a Aus einem Frontalschnitt; b aus einem Sagittalschnitt. NISSL-Färbung. Celloidin-Paraffin 15 μ. Vergr. 300mal. Aus CHRIST 1951.

Linie auf den von beiden Kernen ausgehenden Faserzug. Es unterliegt keinem Zweifel, daß diese sehr verwickelten Beziehungen nicht durch eine einseitige Erforschung des Tractus supraoptico-hypophyseus erfaßt werden können.

Angesichts der Vielschichtigkeit der Probleme ist jedoch eine Arbeitsteilung verständlich und notwendig, wie sie in den Studien der SPATZschen Schule

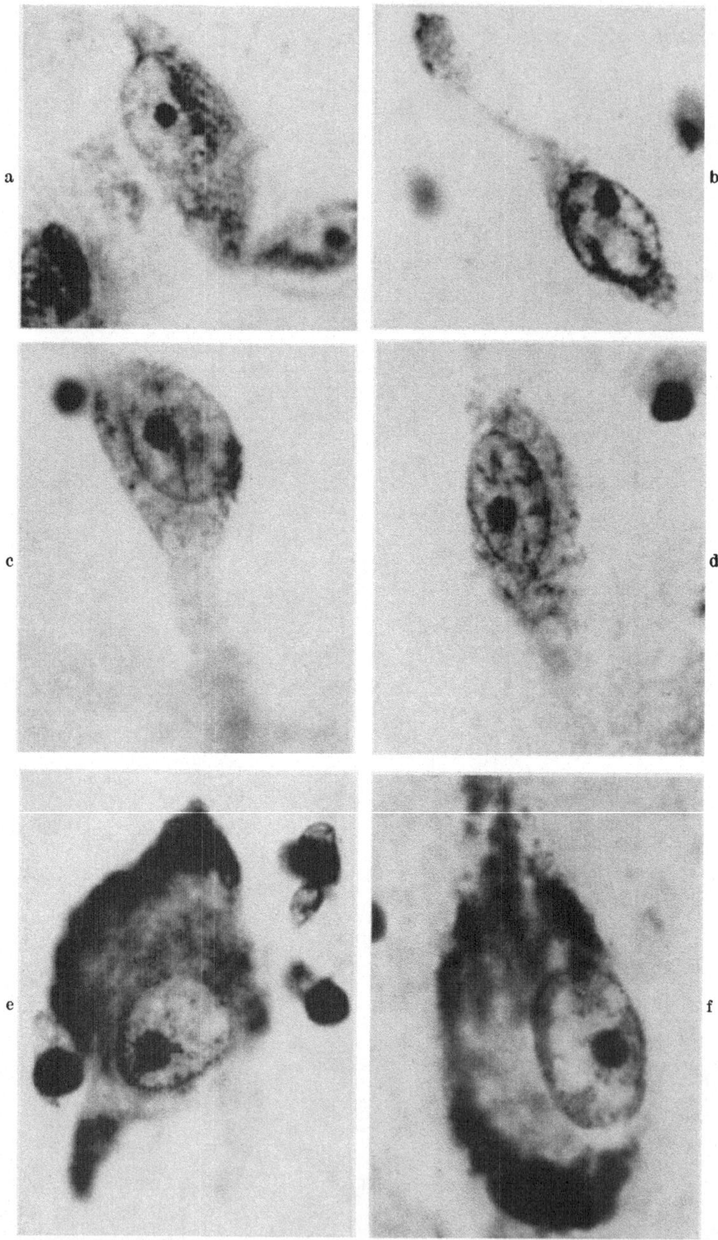

Abb. 19a—f. a und b Zelltypen aus dem Nucleus infundibularis; c und d aus dem Nucleus ventromedialis. Darunter zum Vergleich der Größenverhältnisse je eine Zelle aus dem Nucleus supraopticus = e und dem Nucleus paraventricularis = f. — NISSL-Färbung. Vergr. 1500mal. Aus CHRIST 1951.

und denen des Kieler Anatomischen Instituts zum Ausdruck kommt, indem erstere dem vom Tuber ausgehenden Tractus ihr besonderes Interesse schenkte, während letztere sich vor allem mit dem Tractus supraoptico-hypophyseus befaßt hat.

Der *Nucleus paraventricularis* und *supraopticus* treten auf Frontalschnitten durch die Regio supraoptica (Chiasma) des menschlichen Gehirns, die nach der NISSL-Methode gefärbt wurden, als klar umrissene, charakteristische Kerne hervor. Der *Nucleus paraventricularis* (Abb. 27, 28, 29) liegt dicht unter dem Ependym der Seitenwand des 3. Ventrikels in Gestalt einer parallel zur Ventrikeloberfläche

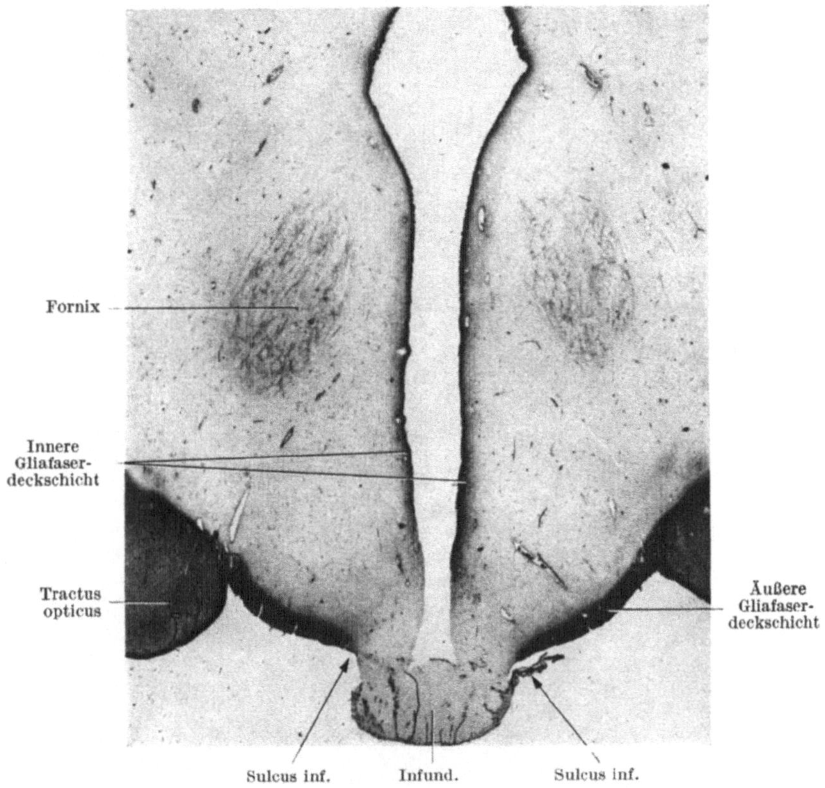

Abb. 20. Frontalschnitt durch das Tuber cinereum im caudalen Abschnitt des Infundibulum. — Gliafaserfärbung nach HOLZER. Celloidin 15 μ. Vergr. 7mal. Aus CHRIST 1951.

ausgerichteten Zellplatte, deren ventrale Partie verdickt ist. Die großen Ganglienzellen dieses Kerns sind durch periphere Lage der NISSL-Schollen bzw. durch granuläres Neurosekret charakterisiert, das sich mit Chromhämatoxylin elektiv darstellen läßt (BARGMANN 1949, vgl. S. 22f.). Auch am frischen, nichtfixierten Neuron (Kaninchen) ist das Sekret der Supraopticuszellen mit dem Phasenkontrastmikroskop zu sehen (PALAY und WISSIG 1953). Das Vorkommen von Neurosekret in den entsprechenden Neuronen aller bisher untersuchten Säuger bis hinauf zum Menschen ist gesichert (STUART W. SMITH 1951, HILD 1952, PALAY 1953, E. und B. SCHARRER 1954 u. a.). Diese Merkmale gelten auch für den *Nucleus supraopticus* (Abb. 28, 31), der einen medio-ventral vom Fasciculus opticus bzw. Chiasma befindlichen Abschnitt und einen umfangreichen latero-dorsal von letzterem liegenden Anteil erkennen läßt. Beide Kernpartien, die der Oberfläche des Zwischenhirns äußerst nahe liegen, sind jedoch miteinander durch Zellgruppen verbunden. Der Raum zwischen Nucleus paraventricularis und latero-dorsalem Abschnitt des Nucleus supraopticus enthält neurosekretführende Ganglienzellen in lockerer Verteilung *(Nucleus supraopticus accessorius)*. Die Gestalt des Nucleus supraopticus des Hundes, der wie jener der Katze ein besonders günstiges Studienobjekt darstellt, wurde von VERNEY (1947) durch plastische Rekonstruktion ermittelt.

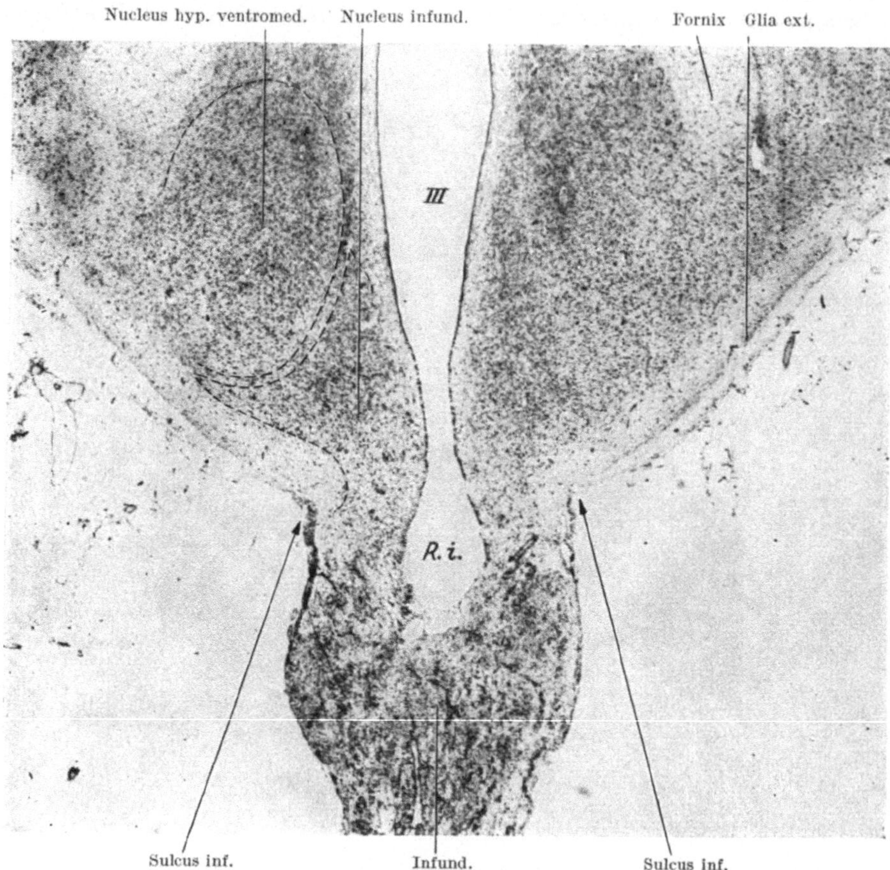

Abb. 21. Wie Abb. 17. NISSL-Färbung. Vergr. etwa 10mal. Laterales Feld außen vom Nucl. ventromed. Aus CHRIST 1951.

Der Verlauf der dem Nucleus paraventricularis und Nucleus supraopticus entstammenden Faserzüge läßt sich aus 2 Gründen wesentlich leichter als der des Tractus tubero-hypophyseus ermitteln. Einmal handelt es sich um zwar marklose, aber etwas stärkere Nervenfasern, die im Silberimprägnationspräparat besser hervortreten, zweitens ist der größte Teil dieser Fasern durch *Neurosekret* markiert, das mit der Chromhämatoxylinfärbung elektiv erfaßt werden kann (BARGMANN 1949). Diese letztere Tatsache gestattet, die vom Nucleus paraventricularis zum Nucleus supraopticus im Bogen ziehenden Fasern als blauschwarz gefärbte Gebilde zu verfolgen (Abb. 30), weiterhin die aus dem Nucleus supraopticus in die Trichterwand ziehenden Nervenfasern, die sie in Längsrichtung des Hypophysenstiels durchsetzen, um ihr Ende in feinsten Aufsplitterungen in

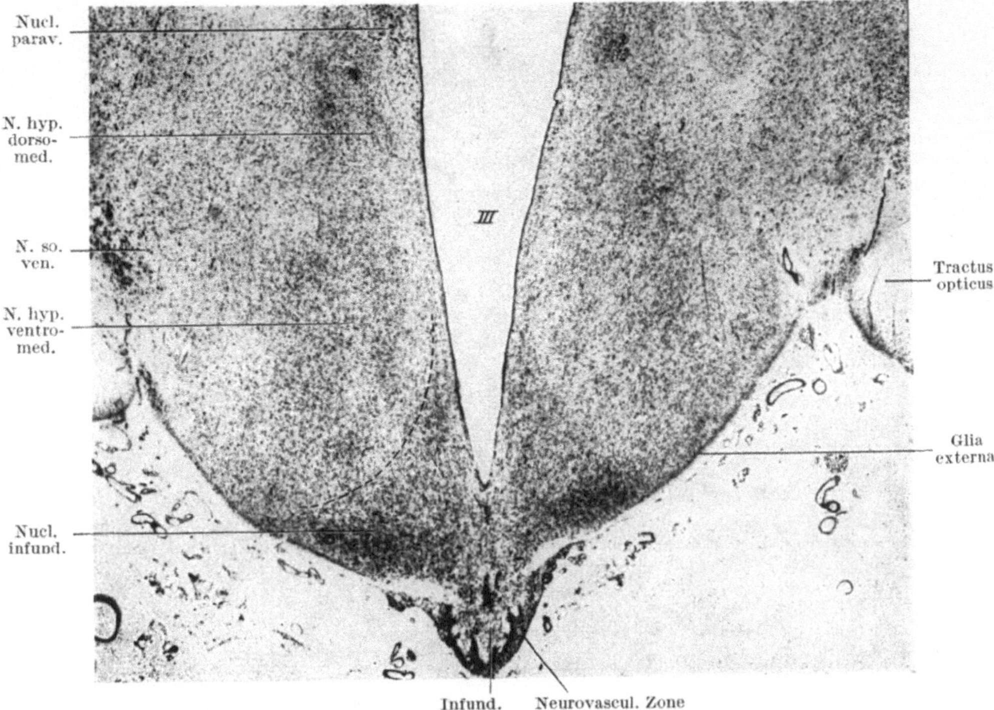

Abb. 22. Frontalschnitt durch das Tuber cinereum eines erwachsenen Menschen in Höhe des caudalen Abschnittes des Infundibulum. Nissl-Färbung. Paraffin 15 μ. Vergr. 10mal. Aus Christ 1951.

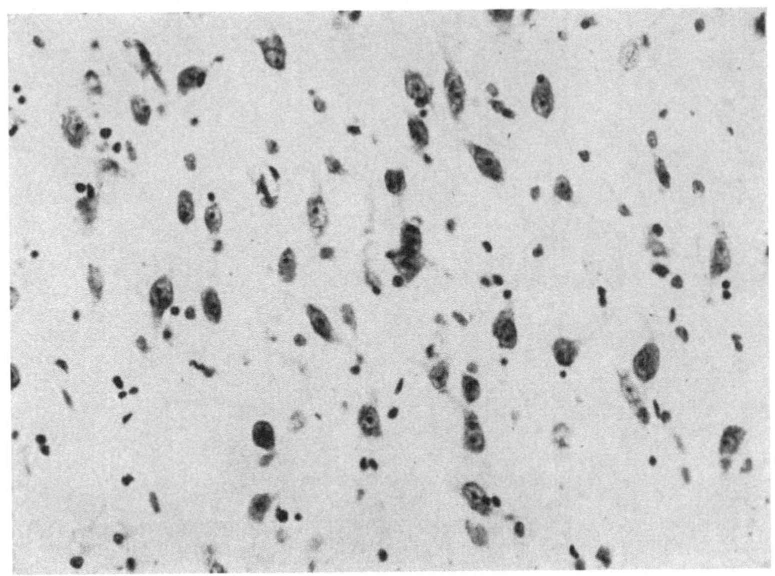

Abb. 23. Zellen aus dem Nucleus dorsomedialis (Frontalschnitt). — Nissl-Färbung. Celloidin-Paraffin, 15 μ. Vergr. 300mal. Aus Christ 1951.

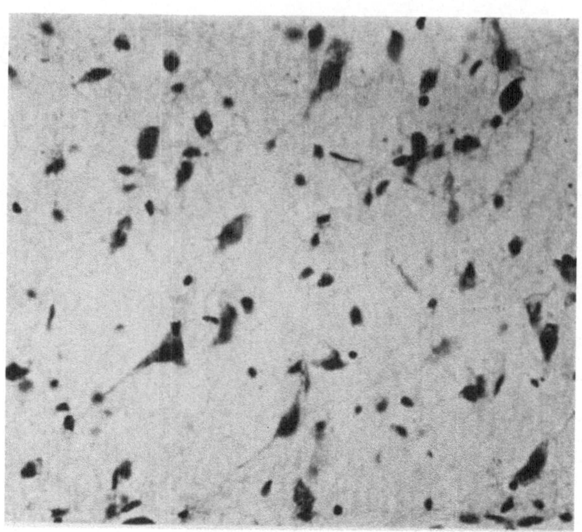

Abb. 24. Zellen aus dem Nucleus ventromedialis (Frontalschnitt). — Nissl-Färbung. Celloidin-Paraffin 15 μ. Vergr. 300mal. Aus Christ 1951.

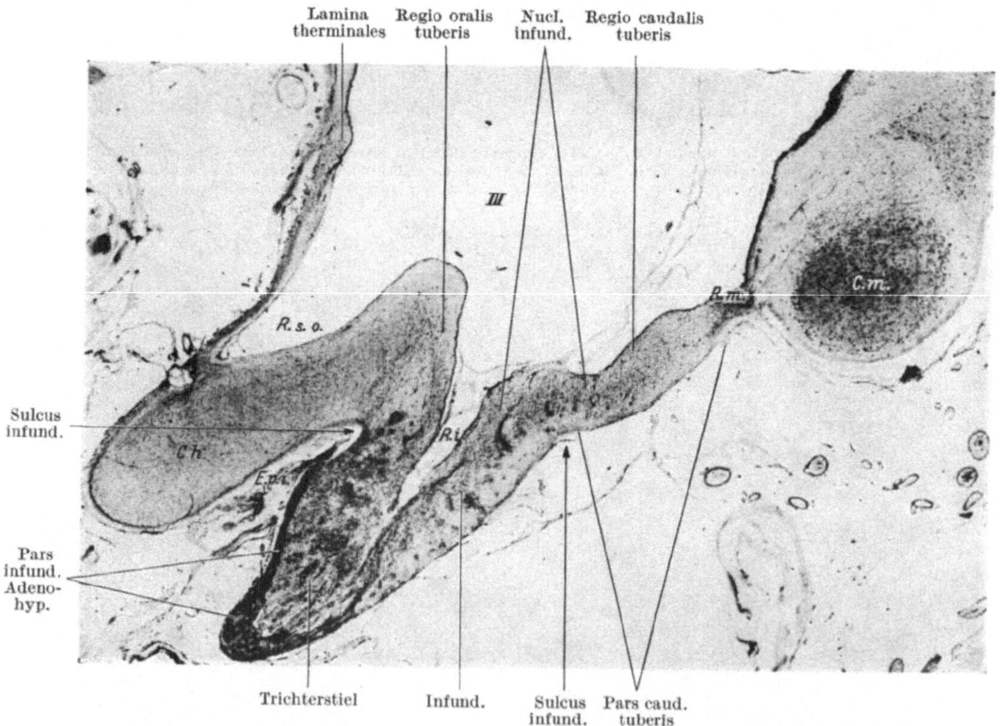

Abb. 25. Annähernd medianer Sagittalschnitt durch das Tuber cinereum und den Hypophysenstiel. Nissl-Färbung. Celloidin-Paraffin 20 μ. Vergr. 10mal. Aus Christ 1951.

dem Hinterlappen, und zwar an den Gefäßen (Abb. 33, 35, 37), zu finden. Der Tractus supraopticus-hypophyseus ist als „*neurosecretory-pathway*" (Palay 1943,

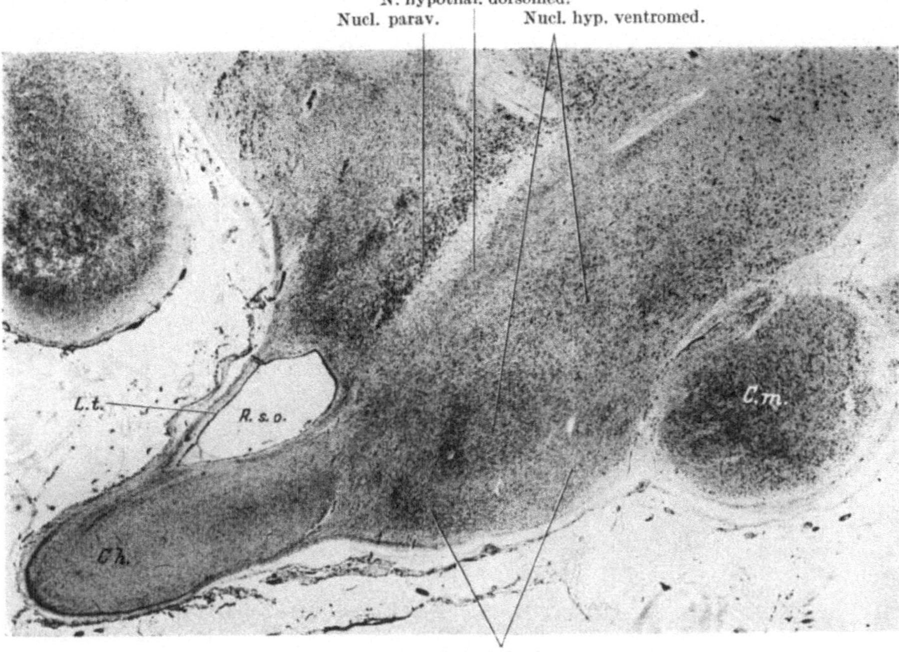

Abb. 26. Paramedianer Sagittalschnitt durch das Tuber cinereum, unmittelbar lateral vom Infundibulum. NISSL-Färbung. Celloidin-Paraffin 20 μ. Vergr. 10mal. Aus CHRIST 1951.

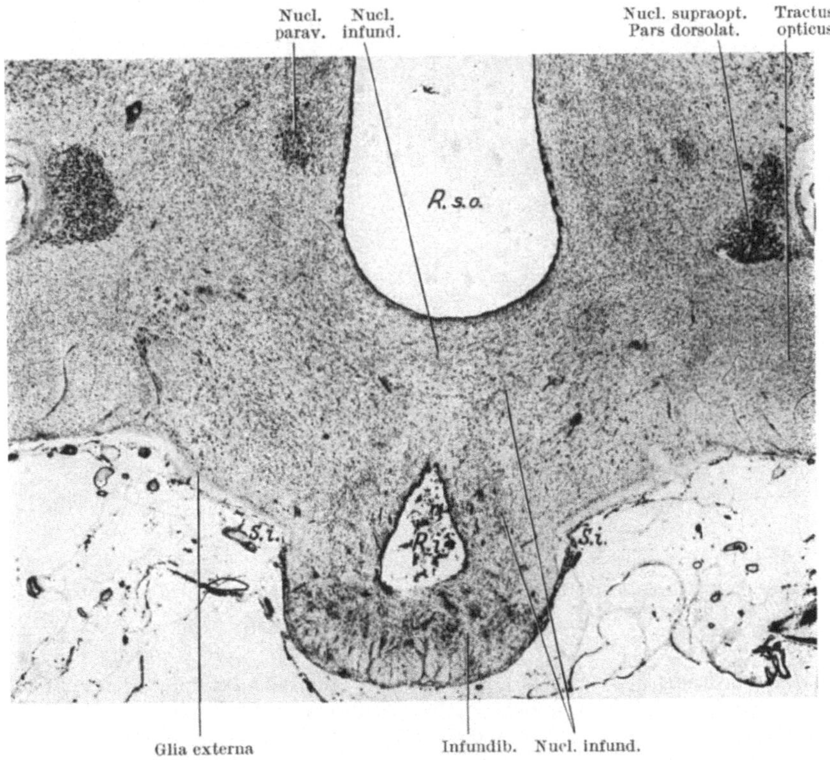

Abb. 27. Frontalschnitt durch die Regio oralis tuberis und den caudalen Abschnitt des Infundibulum. Die Schnittebene ist etwas oralwärts geneigt — Celloidin-Paraffin 15 μ. Vergr. etwa 10mal. Aus CHRIST 1951.

SCHARRER 1944), als „*neurosekretorische Bahn*" (BARGMANN 1949), als „*via neuro-secretoria*" (MAZZI 1953) bezeichnet werden darf. Die histologisch schwierig zu klärende Frage, ob sich unter den Fasern des Tractus supraoptico-hypophyseus

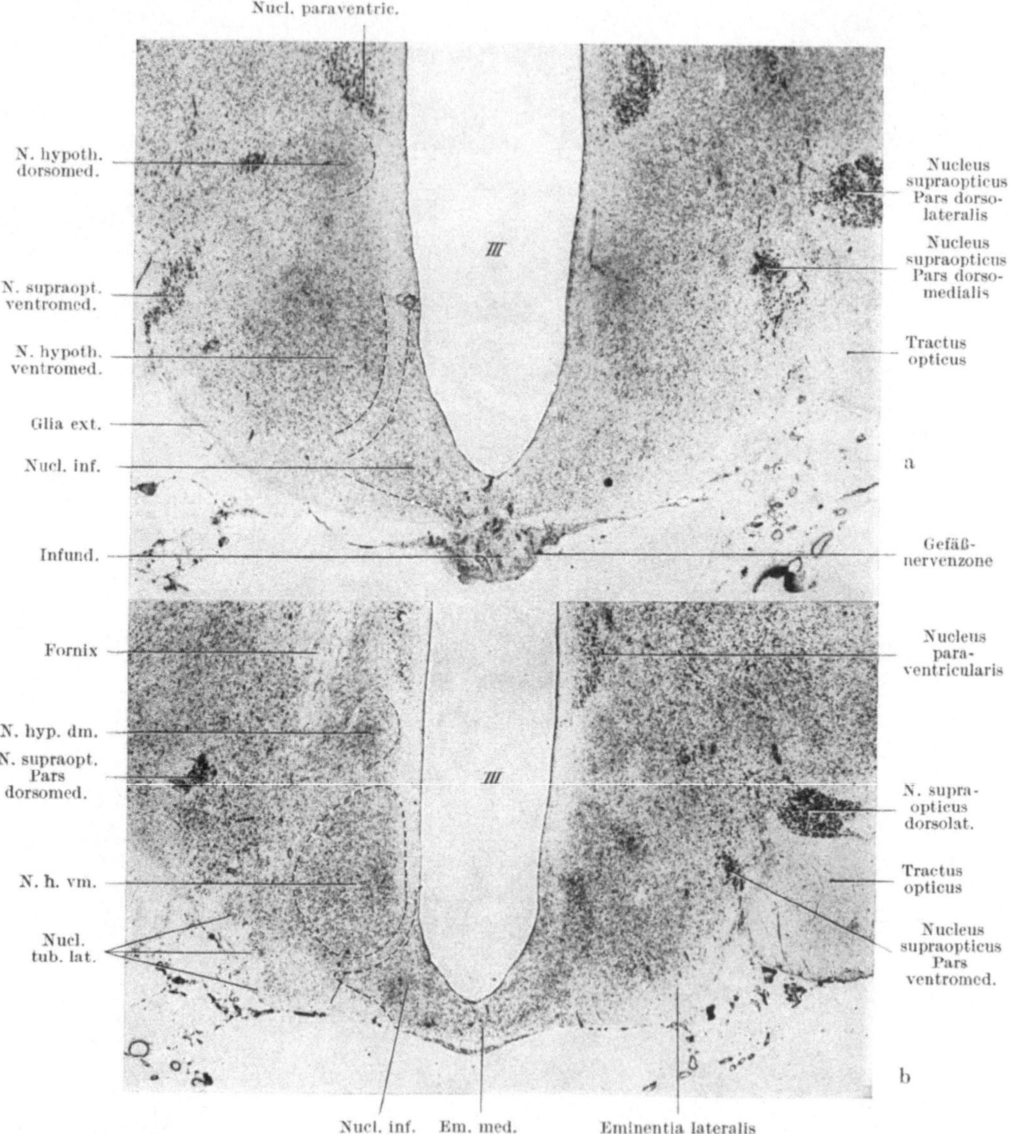

Abb. 28a u. b. a Frontalschnitt durch den caudalen Abschnitt des Infundibulum. b Frontalschnitt caudal vom Infundibulum durch die Regio caudalis tuberis. — NISSL-Färbung. Celloidin-Paraffin 15 μ. Vergr. etwa 10mal. Aus CHRIST 1951.

auch Nervenfasern aus dem Nucleus paraventricularis befinden, kann auf Grund von Durchschneidungsversuchen bejaht werden. Wie O'CONNOR (1947) zeigte, ent-halten beide Nuclei supraoptici des Hundes im Durchschnitt etwa 85000 Ganglien-zellen, die Nuclei paraventriculares 16800. Nach Entfernung oder Zerstörung des

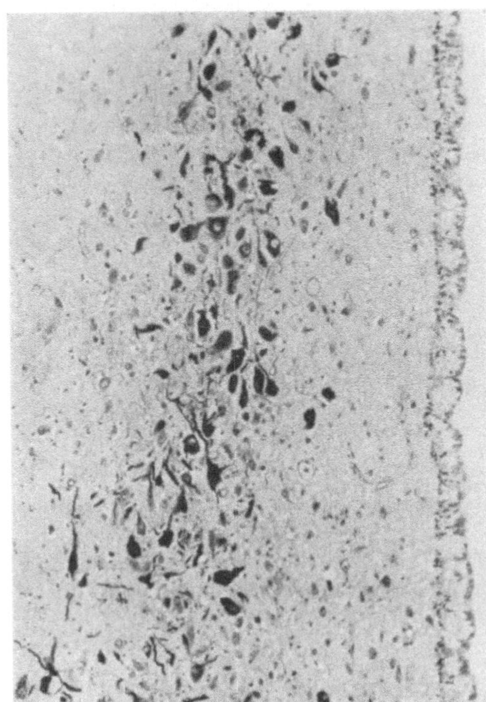

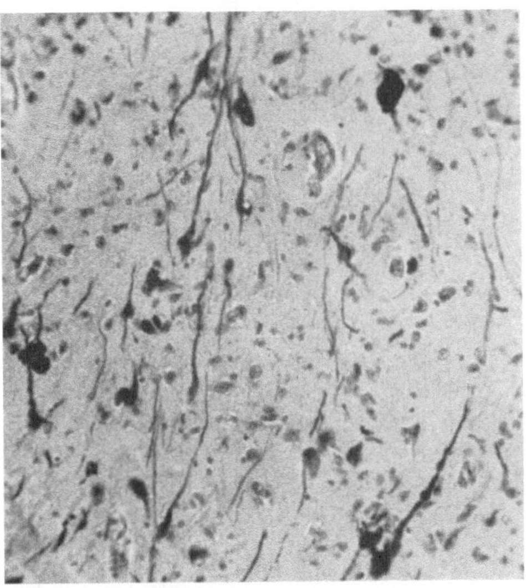

Abb. 29. Nucleus paraventricularis des Hundes mit elektiv gefärbten neurosekretorischen Ganglienzellen. Am rechten Bildrand 3. Ventrikel. (Chromalaunhämatoxylin-Phloxinfärbung, Vergr. 120fach.) Aus BARGMANN 1953.

Abb. 30. Neurosekrethaltige Nervenfasern des Tractus paraventriculo-supraoptico-hypophyseus des Hundes (Färbung wie in Abb. 29, Apochrom. 20, Okular 7×). Aus BARGMANN 1949.

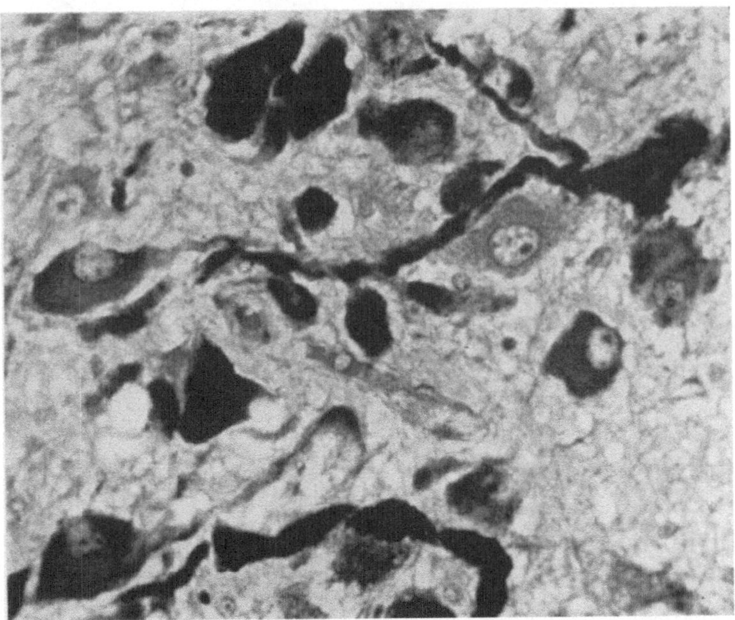

Abb. 31. Ausschnitt aus dem Nucleus supraopticus des Hundes. Beachte die verschiedenen Zustandsbilder der neurosekretorischen, elektiv gefärbten Ganglienzellen und deren Ausläufer. (Chromalaunhämatoxylin-Phloxinfärbung, Vergr. 550fach.)

Hinterlappens wie der Eminentia mediana (Tractus supraoptico-hypophyseus) kommt es zu einer erheblichen Kernatrophie durch Untergang von Zellen nicht nur im Nucleus supraopticus (KARY 1924), sondern in beiden Kernen. Die Tat-

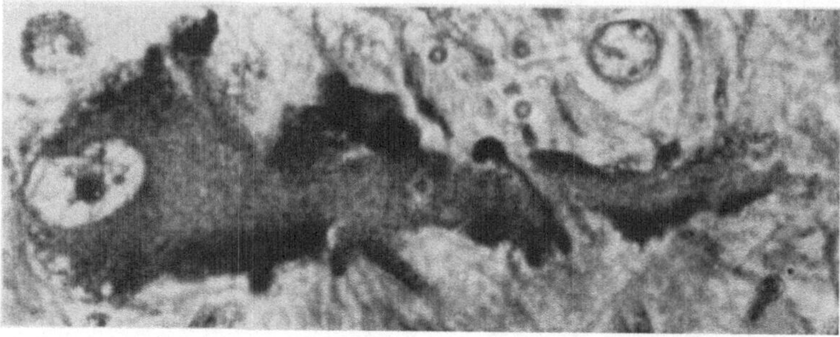

Abb. 32. Ganglienzelle aus dem Nucleus supraopticus des Hundes. Periphere Vacuolenbildung. NISSL-Schollen verwaschen, aus Körnchen bestehend. Langer Fortsatz mit buckelartigen granulierten Erhabenheiten. (Gomorifärbung, Ok. 5fach, Immersion 1/12 min, Panphot.) Aus BARGMANN 1949.

sache des Erhaltenbleibens von 14% bzw. 20% der Normalwerte nach Bahnunterbrechung (s. auch MAGOUN und RANSON 1939) dürfte darauf zurückzuführen sein, daß die vegetativen Neurone sich zu erholen vermögen und zum Teil infolge ihrer Kürze von der Bahndurchschneidung nicht betroffen werden.

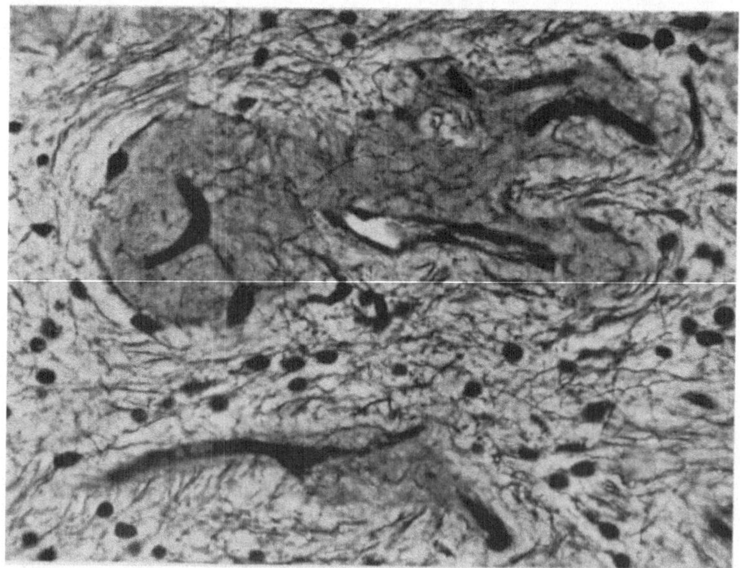

Abb. 33. Hinterlappen der Hypophyse einer Katze mit perivasculärer Anreicherung von Neurosekret (dunkelgrau). Gefäße mit Tusche injiziert; Pituicytenkerne dunkel (Kernechtrotfärbung). Durch Imprägnation nach BODIAN sind die Nervengeflechte dargestellt. Beachte deren zarte Kaliber in Gefäßnähe, ferner die gefäßferne Lage der kernhaltigen Partien der Pituicyten. Vergr. 310fach.

Ein Teil der die Trichterwand durchsetzenden Fasern endet unmittelbar unter dem zarten Ependymbelag mit sekrethaltigen Anschwellungen, der Ventrikellumen und Trichtergewebe trennt (Abb. 34), ein anderer Teil an den Spezialgefäßen (Abb. 87) innerhalb der Trichterwandung.

Dem Nucleus supraopticus und paraventricularis der Säuger und Sauropsiden entspricht der *Nucleus praeopticus* (Abb. 38, 39) der niederen Wirbeltiere, der die

Verbindung des Diencephalon — sofern er sich räumlich auf dieses beschränkt — mit der Hypophyse durch den *Tractus praeoptico-hypophyseus* herstellt Von manchen Forschern wird eine Homologie des Nucleus praeopticus mit Nucleus supraopticus und paraventricularis angenommen. Auch die großen Ganglienzellen des Nucleus praeopticus sind neurosekretorisch aktiv — die kleineren Elemente sind in der Regel sekretfrei — und entsenden sekretführende Fasern zur Neurohypophyse, die im Chromhämatoxylinpräparat markant hervortreten. Hier gewinnen die Faserenden engsten Kontakt mit den Blutgefäßen. Bei manchen Formen (Teleostier) erreichen sekrethaltige Fasern auch die Grenzfläche zum Ventrikel (BARGMANN 1953, STUTINSKY 1953, Abb. 39); bei Selachiern bestehen enge Beziehungen des Tractus praeoptico-hypophyseus zur Auskleidung des Saccus vasculosus (BARGMANN 1954).

Die Sekretbildung in den Nervenzellen und das Verhalten des Neurosekrets zu den Zellfortsätzen wird im einzelnen in anderem Zusammenhange zu betrachten sein (vgl. S. 78f.). Hier sei lediglich bemerkt, daß der Vorgang der Neurosekretion einen bei Wirbellosen wie Wirbeltieren weitverbreiteten Produktionsprozeß darstellt, der in der Ausarbeitung granulären oder tropfigen, kolloidalen Sekrets im kernhaltigen Abschnitt des Neurons besteht. Dieses Neurosekret gelangt bei den Wirbeltieren auf dem Wege der Nervenfasern bis in den Hinterlappen, wo man Sekretanreicherungen an der Oberfläche der Blutgefäße und — damit in Zusammenhang — an der Grenzfläche zur Pars intermedia (BARGMANN 1949, WAAGE 1953 u. a., Säuger Abb. 37) beobachten kann.

Zu den Besonderheiten der hypophysenfernen Nuclei supraoptici und paraventriculares und des Nucleus praeopticus gehört die starke *Capillarisierung* des Kerngebietes, die besonders auf Injektions-

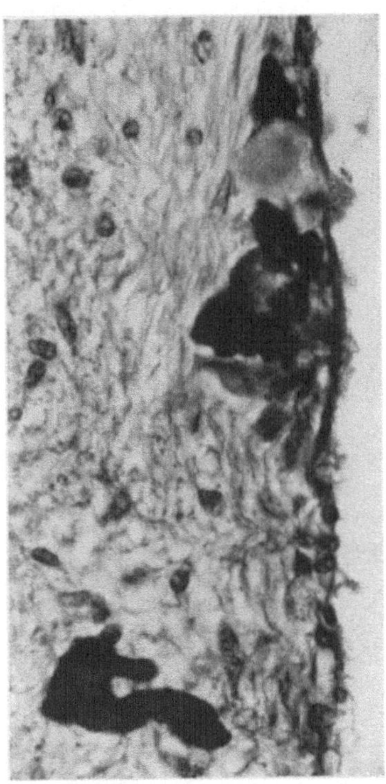

Abb. 34.
Neurosekrethaltige Faserverdickungen unter dem Ependym der Trichterwand des Hundes. Rechts 3. Ventrikel.
(Färbung wie in Abb. 31, Vergr. 550 ×.)
Aus BARGMANN 1953.

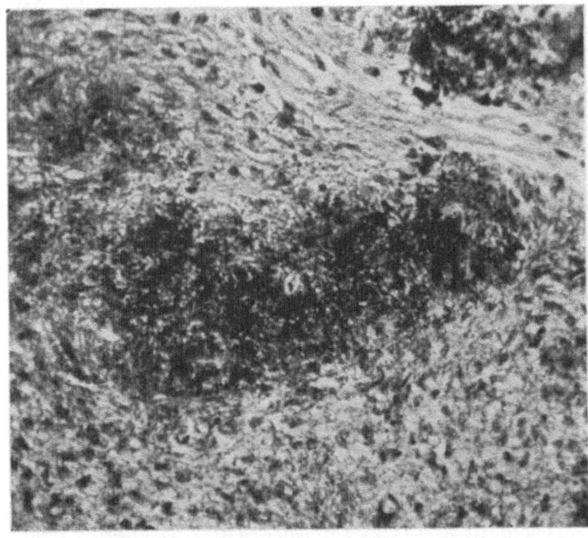

Abb. 35. Perivasculäre Neurosekretanreicherung im Hinterlappen einer Katze. (Färbung wie in Abb. 31, Vergr. etwa 300fach.)

präparaten hervortritt (vgl. CRAIGIE 1940, E. u. B. SCHARRER 1954). Der starke Gehalt der Kerne an alkalischer und saurer Phosphatase (SCHIEBLER 1951,

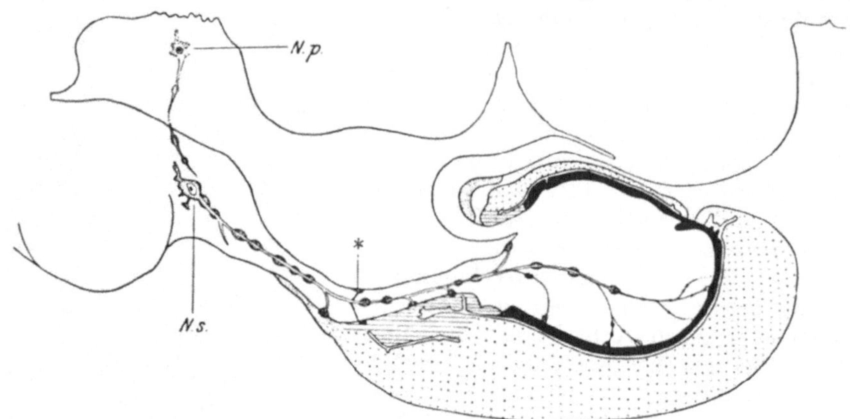

Abb. 36. Schema der neurosekretorischen Bahn, eingezeichnet in einen medianen Sagittalschnitt des Hypothalamus und der Hypophyse des Hundes (unter Benutzung einer Figur von ROMEIS 1940). *N.p.* Nucleus paraventricularis, *N.s.* Nucleus supraopticus. Sekrethaltige Faseranschwellungen. * Neurosekret unmittelbar unter dem Ependym. Punktiert = Vorderlappen, schwarz = Zwischenlappen. Aus BARGMANN 1949.

ERÄNKÖ 1951) dürfte in erster Linie mit dem Capillarreichtum der Kerne zusammenhängen. Bekanntlich pflegt die unmittelbare Nachbarschaft der Haargefäße eine positive Phosphatasereaktion zu geben. Nach CLARA (1953) sollen sich die Capillaren beider Kerne in ihrem Feinbau von dem anderer Hirnbezirke insofern unterscheiden, als ihr Grundhäutchen argyrophile Fibrillen enthält, deren Darstellung im Tuber cinereum, Nucleus dentatus cerebelli und Nucleus olivae inferioris nicht gelingt. Außerdem soll im Bereich beider Kerne keine dem Capillargrundhäutchen anliegende Membran gliae limitans vorhanden sein. CLARA bringt diese Befunde mit den besonderen Permeabilitätsverhältnissen in den betreffenden Kerngebieten in Zusammenhang.

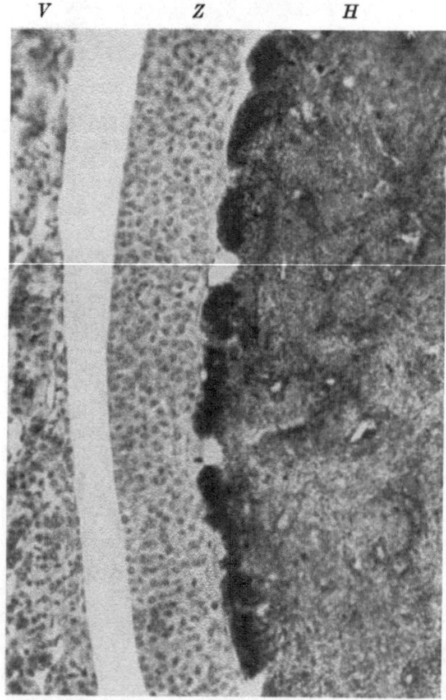

Abb. 37. Anreicherung von Neurosekret (dunkel) an den Gefäßen zwischen Hinterlappen (*H*) und Zwischenlappen (*Z*). *V* Vorderlappen. (Färbung wie in Abb. 31, Apoch. 20, Ok. 5×.) Aus BARGMANN 1949.

Die bisherige Darstellung schildert zwar den nervösen Zusammenhang hypophysennaher und hypophysenferner Kerne mit dem Infundibulum und dem Hinterlappen, also der Neurohypophyse, läßt aber die Frage offen, ob und wie weit *Zwischenhirnfasern in dem Gebiet der Adenohypophyse* vorkommen. Ihre Beantwortung wird — vor allem hinsichtlich der Säuger — durch die Unzulänglichkeit der Imprägnationsmethoden erschwert. Das Eindringen von Nervenfasern des Tractus praeoptico-hypophyseus in die *Pars intermedia* bei Fischen wurde bereits erwähnt (S. 14). Hinzu kommt das Auftreten von *Ganglienzellen* in der Adenohypophyse von Fischen

(Metuzals 1952, Bargmann 1953), die vermutlich aus dem Tubergebiet stammen. Vereinzelte Fasern des Tractus supraoptico-hypophyseus, die sich durch ihren

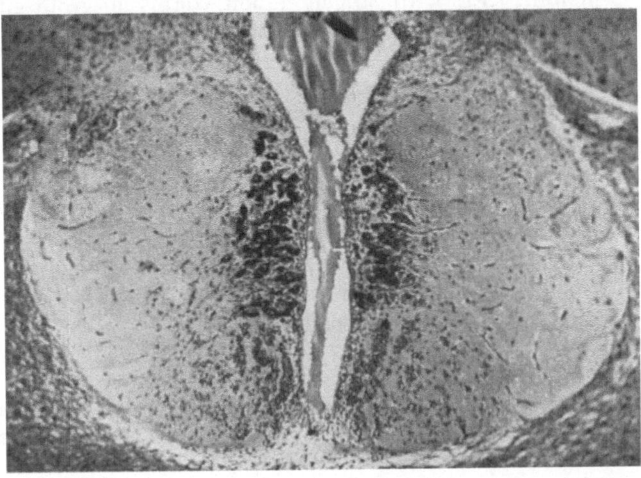

Abb. 38. Der Nucleus praeopticus der Schleie tritt auf Grund der tief dunkelblauen Darstellung der Ganglienzellen schon bei schwacher Vergrößerung scharf hervor. (Apochr. 10, Ok. 5, Abstand 30 cm.) Aus Bargmann und Hild 1949.

Neurosekretgehalt verraten, können beim Hunde gelegentlich an der Oberfläche von Follikeln des Zwischenlappens gefunden werden (Bargmann 1949, 1951), dem auch frühere Untersucher eine Versorgung durch infundibulare Nerven zuschreiben (Romeis 1940, Literatur). Einen spezifisch hypothalamischen Ursprung schreiben Hillarp und Jacobsohn (1943) dem Nervenplexus zu, den man in der Pars intermedia der Ratte findet, da er nach Stielunterbrechung degeneriert. Spärliche, vom Hinterlappen über die Zwischenzone den Vorderlappen erreichende Fasern erwähnen Tello (1912), Rasmussen (1938) und Romeis (1940). Auf in der *Pars tuberalis* vorkommende Nervenfasern der hypothalamisch-hypophysären Bahn macht Stutinsky (1948, Literatur) und Metuzals (1954) aufmerksam. Vazquez-Lopez (1948) glaubt in allen Teilen der Adenohypophyse des Kaninchens viele Nervenfasern aus dem Hypothalamus in Verbindung mit den Drüsenzellen (Cajals Silbernitratmethode) fest-

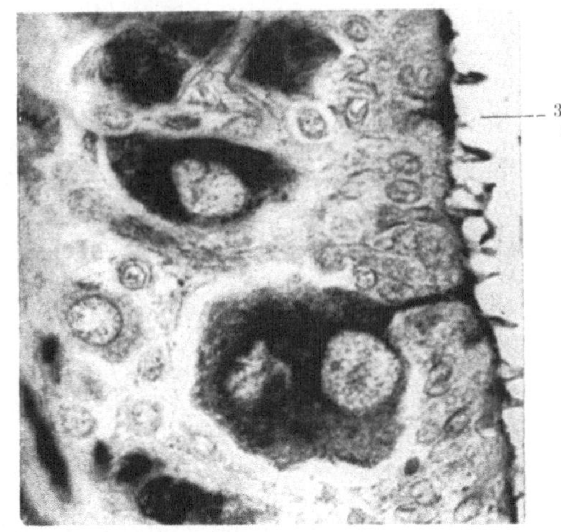

Abb. 39. Ganglienzelle des Nucleus praeoptico-hypophyseus, die das ventrikuläre Ependym des 3. Ventrikels mit einem dünnen Fortsatz erreicht (Vergr. 600fach, Chromalaunhämatoxylinfärbung). Aus Stutinsky 1953.

stellen zu können. Harris (1951) hebt demgegenüber die Notwendigkeit hervor, die Verwechselung der gleichfalls mit Silbermethoden darstellbaren Retikulinfasern mit Nervenfäserchen auszuschließen. Neuerdings bilden Hagen (1950) und Metuzals (1954) zarte nervöse Endformationen auch in der Pars distalis (Vorderlappen) ab. Alle diese Angaben bedürfen der Ergänzung und Nachprüfung.

Die überwiegende Mehrzahl der in der Adenohypophyse anzutreffenden Nervenfasern scheint dem peripheren vegetativen System angehören, dessen Fasern die Blutgefäße begleiten. Es wird angenommen, daß sie größtenteils dem Sympathicus (Ganglion cervicale craniale), zum kleineren Teil dem Parasympathicus entstammen (vgl. hierzu ROMEIS 1940, dort Einzelheiten).

4. Das hypothalamisch-hypophysäre Gefäßsystem.

Die Betrachtung der morphologischen Grundlagen des Zwischenhirn-Hypophysensystems möge ihren Abschluß mit einer Schilderung des hypothalamisch-hypophysären *Gefäßsystems* finden, nachdem die arterielle Versorgung der Hypophyse durch die Arteriae hypophyseos inferiores und superiores und ihre Anastomosen sowie der venöse Abfluß zu den Kapselgefäßen bereits gestreift wurden. Besonderes Interesse verdienen die *Venen* des Hypothalamus und die Hypophysenvenen. Seit den Untersuchungen von POPA und FIELDING (1930) ist wiederholt auf die Existenz eines *Pfortadersystems* hingewiesen worden, welches die Verbindung der Adenohypophyse mit dem Hypothalamus herstellt (s. auch LANDSMEER 1951). Schon beim menschlichen Neugeborenen soll das hypophysäre Pfortadersystem voll ausgebildet sein (NIEMINEVA 1950). Nach STUTINSKY (1948) ist das hypophysäre Gefäßsystem (Pferd) gut mit Nerven ausgestattet.

Nach der Darstellung von POPA und FIELDING nehmen 12—15 Venen in der Pars tuberalis Blut aus den Capillaren der gesamten Hypophyse auf. Diese gestreckt verlaufenden Venen ziehen in dem Trichterlappen aufwärts und dringen in den Neuralstiel ein, innerhalb dessen sie kräftige Gliascheiden besitzen. Nach Erreichen des Recessus infundibularis verlieren sie diese Scheiden und brechen in ein sekundäres Capillarnetz auf, welches die Tuberregion durchsetzt. Aus dem Vorhandensein von Kolloidkugeln in den Sinus des Vorderlappens und in den Pfortadergefäßen der Pars tuberalis, ferner im Gewebe des Stiels der Umgebung des sekundären Capillarnetzes schlossen POPA und FIELDING auf eine Blutströmung von der Hypophyse zum Tuber, da dieses Kolloid nicht im Gehirngewebe entstanden sein könne. ROMEIS (1940) weist mit Recht darauf hin, daß der Nachweis einer Kolloidbildung im Zwischenhirn (SCHARRER u. a.) der Argumentation von POPA und FIELDING Schwierigkeiten bereite. Später glaubt POPA (1937, 1938) unter anderem aus dem Ergebnis von Stielabklemmungen (Kaninchen) auf die Richtigkeit seiner Auffassung schließen zu können, da sich die Pfortadergefäße unterhalb der Abklemmung als durch Stauung gefüllt, oberhalb entleert erwiesen. Auch C. G. SCHMIDT (1952) nimmt — für den Menschen — eine hypophysär-hypothalamische Stromrichtung an, da sich in Fällen allgemeiner Hirndrucksteigerung und bei pathologischen Prozessen an der Hirnbasis eine erhebliche venöse Stauung des Pfortadersystems mit ihren Folgen wie Blutungen, Ödem und Fibrose einstellt, die ihren Höhepunkt im hypophysären Verteilungsnetz erreicht.

Gegen die Aussagen von POPA und FIELDING haben besonders WISLOCKI und KING (1936), ferner MERÉNYI (1948) Einwände erhoben. Nach ihrer Auffassung, die sich auf die Untersuchung von Rhesusaffe, Kaninchen, Katze und Mensch stützt, nimmt das Blut in den Pfortadergefäßen den umgekehrten Weg, indem es vom Capillarnetz des Hypophysenstieles zu den Sinuscapillaren der Hypophyse fließt. Auch besäßen Stiel und hypothalamische Kerne keine wesentliche gemeinsame Blutversorgung. Lebendbeobachtungen von TÖRÖK (1954) am Hunde sprechen ebenfalls für das Bestehen einer distal gerichteten Blutströmung, wenn man von der dem Hypophysenspalt zugekehrten Fläche des Vorderlappens absieht. Dort wurde in einigen Gefäßen eine umgekehrte Stromrichtung festgestellt. Mahoney und Sheehan (1936) machen auf Unterschiede im Verhalten der Gefäßapparate verschiedener Species aufmerksam; die Abklemmung des Stieles führt infolge Schädigung der Blutversorgung beim Hunde zu beachtlichen Degenerationsprozessen in der Hypophyse, während beim Affen derartige Störungen nicht nachgewiesen wurden.

Der von Romeis ausgesprochene Gedanke eines *Wechsels der Strömungsrichtung* erfährt durch neuere morphologische Beobachtungen von Spanner (1952) an der menschlichen Hypophyse eine Stütze, die auch die Fragwürdigkeit der Übertragung bei Tieren gewonnener Befunde auf die Verhältnisse beim Menschen unterstreichen. Nach Spanner unterliegt es keinem Zweifel, daß die hypophysären Pfortadern beim Menschen tatsächlich Verbindungsstämme zwischen Hypothalamus und Hypophyse darstellen (Abb. 8). Ihre cerebrale Strecke geht in ein Capillarnetz innerhalb des Tuber über, ihr distales Wurzelgebiet haben sie in den Sinuscapillaren des Vorderlappens. Zufluß erhalten die Pfortadern außerdem aus den Knäueln der „Spezialgefäße" im Neuralstiel, die aus senkrecht in diesen eindringenden Ästchen der Hypophysenarterien hervorgehen (s. auch Merényi 1948, Nowakowski 1951 u. a.). Die Eintrittsstellen dieser kleinen Arterienästchen findet man in ziemlich regelmäßigen Abständen an der Grenze von Pars tuberalis und neurohypophysärem Stiel. Wie Spanner darlegt, ist das hypophysäre Gefäßsystem durch eine Reihe von *Drosselvorrichtungen* ausgezeichnet, so arteriovenöse Anastomosen, muskuläre Gefäßscheiden der Pfortadern, deren Spiel wechselnde Druckverhältnisse schafft und möglicherweise einen Wechsel der Strömungsrichtung bedingt. Inwiefern das Pfortadersystem der Träger besonderer humoraler Beziehungen zwischen Hypothalamus und Hypophyse sein könnte, soll später erörtert werden.

II. Die funktionellen Beziehungen zwischen Diencephalon und Hypophyse und ihr Substrat.

Nachdem im vorangegangenen Kapitel die morphologischen Besonderheiten des markarmen Hypothalamus und der Hypophyse sowie ihrer nervösen und vasculären Verknüpfung umrissen wurden, soll nunmehr auf jene klinischen und physiologischen Beobachtungen und Hypothesen hingewiesen werden, welche die *funktionelle Bedeutung* dieser Zusammenhänge beleuchten bzw. zum Gegenstande haben. Dabei wird auf die morphologischen Sachverhalte jeweils erneut eingegangen, teilweise sogar ausführlicher als in Kapitel I.

Die vom Zwischenhirn-Hypophysensystem nachweislich vollzogenen oder ihm zugeschriebenen Leistungen sind außerordentlich verschiedenartiger Natur. Sie äußern sich einmal in der hormonalen Tätigkeit der Neurohypophyse, welche den *Wasserhaushalt* und die *Osmoregulation*, den *Blutdruck* und die *Tätigkeit der Uterusmuskulatur* reguliert. Offenbar zählt auch die *Steuerung der Lactation* zu den diencephal-neurohypophysären Funktionen. Eine Reihe von Feststellungen läßt vermuten, daß das Zwischenhirn-Hypophysensystem den *Pigmenthaushalt* beeinflußt. Beachtlich ist die Zahl der Untersuchungen, die für das Bestehen enger funktioneller Beziehungen zu den *Keimdrüsen* sprechen. Weitere Beobachtungen betreffen die *Regulation des Fettstoffwechsels* und *Kohlenhydrathaushalts*. Es ist anzunehmen, daß von dem Zwischenhirn-Hypophysensystem eine Fülle weiterer regulatorischer Funktionen ausgeübt wird. Jores (1949) meint sogar, das Zusammenspiel der Hypophyse mit dem Zwischenhirn sei für die Regulation sämtlicher Stoffwechselvorgänge von Bedeutung. Derartige Auffassungen würden an Wahrscheinlichkeit noch gewinnen, wenn sich eine ausgiebigere nervöse Verbindung von Hypothalamus und Adenohypophyse, als wir

Bargmann, Zwischenhirn.

sie bislang kennen, nachweisen lassen sollte und wenn in der Frage der Gefäß-
verbindungen zwischen Hypothalamus und Hypophyse größere Klarheit erreicht
werden könnte.

Angesichts der immer wieder hervorgehobenen funktionellen Vielseitigkeit
des Zwischenhirn-Hypophysensystems fragt man sich, welche Beziehungen zwischen seinen eingangs geschilderten, morphologisch faßbaren Gliederungen und
den mannigfachen regulatorischen Funktionen bestehen. Auf diese Frage wird
in der Folge jeweils eingegangen.

1. Wasserhaushalt und Osmoregulation.

Die ersten Hinweise auf eine hypophysäre Steuerung des Wasserhaushaltes
verdanken wir der *Klinik*, die das Krankheitsbild des *Diabetes insipidus* — wie
wir heute wissen irrtümlicherweise — auf eine Überfunktion der Pars intermedia
(FRANK 1912), also eines Abschnittes der Adenohypophyse bezog (vgl. BIEDL
1913, UMBER 1919). Der beim Diabetes insipidus auftretenden Polyurie mit
folgender Polydipsie sollte die gesteigerte Produktion eines diuretisch wirksamen
Inkretes zugrunde liegen. Der Diabetes insipidus wurde somit als Ausdruck
einer Störung der inneren Sekretion aufgefaßt, nachdem man ihn um die Jahr-
hundertwende noch als Ergebnis einer Neurose, d.h. Erkrankung des Nervensystems gedeutet hatte („Polyuria nervosa"). Die auf einen Teil der Adenohypophyse bezugnehmende Überfunktionstheorie wurde später durch die Vorstellung einer Unterfunktion der *Neurohypophyse* abgelöst, nachdem sich heraus-
gestellt hatte, daß der Hinterlappen der Hypophyse unter anderem ein antidiuretisch wirksames Prinzip enthält, nämlich das Adiuretin.

Der Hinterlappen wurde als *Bildungsstätte des Adiuretins* aufgefaßt, deren
Ausfall oder Exstirpation zur Enthemmung der Wasserausscheidung führen muß.
Freilich tauchten frühzeitig Zweifel auf, ob es berechtigt sei, den Diabetes insipidus
auf eine Erkrankung oder auf einen Ausfall *allein* der Hypophyse, im besonderen
des Hinterlappens, zurückzuführen. Diese Zweifel wurden durch Tierexperimente
genährt, in denen eine Polyurie entweder durch Reizung der *Zwischenhirnbasis*
oder deren Zerstörung (z.B. HOUSSAY, CARULLA und ROMANA 1920), d.h. nicht
allein durch Hypophysenschädigung hervorgerufen werden konnte. Zunächst
wandte sich die Aufmerksamkeit besonders den Kernen des Tuber cinereum zu.
Die Auffassung gewann an Boden, eine Läsion an irgendeiner Stelle des Zwischenhirn-Hypophysensystems könne eine Polyurie bzw. einen Diabetes insipidus zur
Folge haben. Schon LHERMITTE (1922, zitiert nach KARY) und F. H. LEWY (1922,
zitiert nach KARY) beschrieben Fälle von Diabetes insipidus mit Unversehrtheit
der Hypophyse, jedoch mit Veränderungen im Hypothalamus.

Mit Erweiterung unserer Kenntnisse über die Struktur dieses Systems stellte
sich die Aufgabe, die Regulation des Wasserhaushaltes zu seinen einzelnen
Gliedern in Beziehung zu setzen. Als wichtigste nervöse Elemente des Zwischenhirn-Hypophysensystems kennen wir heute den Tractus supraoptico-hypophyseus
und Tractus tubero-hypophyseus. Man muß sich also fragen, ob einer dieser
Bahnen, deren jede den Hypothalamus mit dem Hinterlappen verbindet, vielleicht eine führende Rolle in der Steuerung der Wasserausscheidung zufällt.
Eine befriedigende Beantwortung dieser Frage ist nur mit Hilfe des Tierexperi-
mentes möglich.

In grundlegenden experimentellen Arbeiten von RANSON und seinen Mitarbeitern (vgl. FISHER, INGRAM und RANSON 1938, RANSON und MAGOUN 1939),
MAHOUNEY und SHEEHAN (1935, 1930), ferner FARR, HARE und PHILIPPS (1937)
sowie HEINBECKER und WHITE (1941) hat sich nun ergeben, daß der eben

erwähnte *Tractus supraoptico-hypophyseus* für die Regulation des Wasserhaushaltes von großer Bedeutung ist, d. h. das Fasersystem, welches vom Nucleus supraopticus und paraventricularis zur Neurohypophyse zieht. Unterbrechung des Tractus durch Anlegen einer Klemme am Hypophysenstiel oder dessen Durchtrennung durch einen Schnitt (FARR, HARE und PHILIPPS, MAHOUNEY und SHEEHAN) hat einen Diabetes insipidus zur Folge. Es gelang ferner RANSON und seiner Schule vermittels feiner Elektroden — mit Hilfe der HORSLEY-CLARK-Apparatur — bei Katzen (85) und Affen (2), umschriebene kleine bilaterale Elektrokoagulationen des Tractus supraoptico-hypophyseus zu setzen und auf diese Weise Polyurie und Polydipsie zu erzeugen. Die vier Orte der Bahnunterbrechung lagen im vorderen Hypothalamus, je zwei beiderseits des 3. Ventrikels, zwei rostral-lateral befindliche Läsionen in Höhe des Chiasma opticum innerhalb des Faserzuges, der caudal-medial über das Chiasma verläuft. Durch die zwei caudal und mehr medial von der Eminentia mediana gesetzten Läsionen wurden Fasern unterbrochen, die von der rostralen Läsion möglicherweise nicht erfaßt worden waren. Es war RANSON und Mitarbeitern möglich, die Bahnunterbrechung in 50% der Fälle in der geschilderten Weise zu erreichen.

Die sorgfältige histologische Untersuchung der Gehirne der Versuchstiere ergab eindrucksvolle *degenerative Veränderungen des Systems* (vgl. hierzu auch STUTINSKY, BONVALLET und DELL 1949/50). Es kommt im Anschluß an den Eingriff zu einem fast völligen Schwund der Ganglienzellen des Nucleus supraopticus. Wie aus den Versuchen von HEINBECKER und WHITE (1941), O'CONNOR (1947), PICKFORD und RITCHIE (1945) hervorgeht, wird bei operativer Unterbrechung des Tractus (Hund) auch der Nucleus paraventricularis durch retrograde Degeneration in seinem Zellbestand getroffen. Auch eine Hinterlappenentfernung, die einer Bahnunterbrechung bzw. einem Abbruch des Bahnendes entspricht, zieht eine retrograde Degeneration des Nucleus supraopticus nach sich (KARY 1924 u. a., BODIAN und MAREN 1951). Bemerkenswert ist weiterhin nach RANSON und MAGOUN eine starke Atrophie der Eminentia mediana als der Durchgangsstelle der Bahn und eine erhebliche Schrumpfung des Hinterlappens, die eine Erweiterung der Hypophysenhöhle bedingt. Über eine Atrophie der Neurohypophyse nach Durchschneidung des Tractus hypothalamo-hypophyseus (Hund), die zu Diabetes insipidus führt, berichten auch STUTINSKY, BONVALLET und DELL (1950).

Die *Stärke des Diabetes insipidus* entspricht jeweils dem Ausmaße der Unterbrechung des Tractus supraoptico-hypophyseus. Mehr als die Hälfte der Fasern muß beidseitig durchtrennt sein, damit es zu einem Ansteigen der Wasserausscheidung kommt. Hinsichtlich des operativen Effektes grundsätzlich gleichartige Ergebnisse erzielten Durchschneidungsversuche von HEINBECKER und WHITE (1941) an Hunden (150). Bleiben nur 50% der Ganglienzellen des Nucleus supraopticus erhalten, dann tritt kein permanenter Diabetes insipidus auf, während bei einem Restbestand von nur 15% 4—5mal soviel Harn wie in der Norm ausgeschieden wird. Dieser Aussage steht jedoch die auf sorgfältigen Zählungen beruhende Angabe von O'CONNOR (1947) gegenüber, nach der eine eindeutige Beziehung zwischen der Zahl der überlebenden Ganglienzellen und dem Ausmaß der Polyurie nicht festzustellen ist.

Der durch Elektrokoagulation verursachte Diabetes insipidus verläuft nach RANSON und MAGOUN folgendermaßen: Unmittelbar nach dem Eingriff setzt eine gesteigerte Harnflut (s. auch BAILEY und BREMER 1921, STUTINSKY, BONVALLET und DELL 1949/50) und Flüssigkeitsaufnahme ein, die nach einigen Tagen abklingt („transient phase of the diabetes insipidus"). Etwa 10—14 Tage nach dem Eingriff beginnt die Harnflut in der Mehrzahl der Fälle anhaltend zu steigen

(,,permanent phase"). Die zwischen dem vorübergehenden und dauernden Diabetes insipidus gelegene, durch normale Aufnahme und Abgabe von Wasser gekennzeichnete Periode wird als ,,normale Interphase" bezeichnet. Der Phase der permanenten Polyurie folgt die der Polydipsie.

Die Ergebnisse der Experimente sprechen zunächst dafür, daß das System Hypothalamus-Neurohypophyse eine Rolle in der Steuerung des Wasserhaushaltes spielt, da sein Ausfall einen Diabetes insipidus zur Folge hat. In den Erörterungen über den Mechanismus der Regulation des Wasserhaushaltes nimmt jedoch auch die Frage nach einer *Beteiligung der Adenohypophyse* einigen Raum ein. Schon v. HANN (1918) vertritt auf Grund pathologisch-anatomischer Erfahrungen den Standpunkt, der Vorderlappen sondere eine diuretisch wirkendes Hormon ab, da ein Diabetes insipidus besonders bei Zerstörungen des Hinterlappens mit gleichzeitiger völliger oder teilweiser Erhaltung des Vorderlappens vorliegt. MARESCH (1930) macht darauf aufmerksam, daß eine typische Wasserharnruhr nach Untergang des Hinterlappens wieder verschwand, nachdem im Zuge der Ausbreitung des bösartigen Prozesses auch der Vorderlappen vernichtet worden war. Diesen Aussagen kommt meines Erachtens deswegen keinerlei Beweiskraft zu, weil im erstgenannten Falle eben doch eine Ausschaltung des Hinterlappens vorlag; er spricht keineswegs zugunsten der Annahme, es könne auch ohne eine Schädigung des in der Neurohypophyse endenden Tractus supraoptico-hypophyseus zu einem Diabetes insipidus kommen. Der von MARESCH angeführte Fall läßt die Möglichkeit der Regeneration des Tractus supraoptico-hypophyseus außer acht, auf die später eingegangen werden muß.

Indessen liegen auch *experimentell* untermauerte Mitteilungen vor, nach denen die Anwesenheit des Vorderlappens für das Zustandekommen eines Diabetes insipidus erforderlich sein soll. CURT P. RICHTER (1934) nimmt zwar auf Grund seiner Beobachtungen an hypophysektomierten Ratten an, daß die Entfernung des Hinterlappens für die Erzeugung eines Diabetes insipidus notwendig sei, dessen Dauer aber von der Anwesenheit vom Vorderlappengewebe abhängt. Ebenso vertreten INGRAM und FISHER (1936) die Ansicht, ein typischer Diabetes insipidus lasse sich nur durch Zerstörung des Hinterlappens bei Erhaltung des Vorderlappens hervorrufen. RANSON und MAGOUN (1939) glauben, die negativen Ergebnisse mancher Untersucher, die durch totale Hypophysenentfernung oder Exstirpation nur des Hinterlappens einen Diabetes insipidus zu erzeugen versuchten, könnten auf einer Entfernung oder Schädigung des Vorderlappens beruhen. Es liegen jedoch auch Aussagen vor, denen zufolge ein Zusammenhang zwischen Diabetes insipidus und Vorderlappen nicht besteht, so von HEINBECKER und WHITE (1941). Angesichts der Verschiedenheit der Meinungen erscheint eine Nachprüfung der Experimente erforderlich, wobei einmal die neueren Erkenntnisse über die Struktur des Zwischenhirn-Hypophysensystems Berücksichtigung finden müssen, insbesondere aber — wie KOELLA (1951) bemerkt — die Frage der korrelativen Verknüpfung von Adenohypophyse und Nebenniere zu beachten ist. Wir wissen, daß die Nebenniere gleichfalls an der Regulation des Wasserhaushaltes teilhat.

Trotz der noch bestehenden Unklarheiten hinsichtlich einer Beteiligung der Adenohypophyse an der Steuerung des Wasserhaushaltes ist es nicht zweifelhaft, daß das System Nucleus paraventricularis, Nucleus supraopticus-Neurohypophyse die *entscheidende Rolle* in diesem Regulationsprozeß spielt. Es taucht nunmehr die Frage auf, welcher Art diese steuernde Tätigkeit des Systems ist und auf welche Weise es zu regulatorischem Wirken veranlaßt wird.

Die Antwort auf die erste der beiden Fragen erscheint auf den ersten Blick verhältnismäßig einfach, wenn man sich auf den Standpunkt stellt, die

Gliaelemente des Hinterlappens, die Pituicyten, bildeten das Adiuretin. Es liegt dann nahe, den zahlreichen Nervenfasern aus dem Hypothalamus, unter ihnen vor allem den aus dem Nucleus paraventricularis und supraopticus stammenden, die Aufgabe der sekretorischen Innervation der Pituicyten zuzuschreiben. Der Sinn dieser Innervation wäre einmal darin zu erblicken, die Hormonbildung durch die Pituicyten zu steuern und zweitens, die Ausschwemmung von Wirkstoff aus dem Hinterlappengewebe in den Kreislauf zu veranlassen. Die Versuchsergebnisse RANSONs und seiner Schule sind bisher als Stütze für die Richtigkeit dieser Auffassung angesehen worden. Die hier geschilderten Störungen im Wasserhaushalt in Gestalt eines permanenten Diabetes insipidus müßten demnach auf einem Fortfall nervöser, vom Kerngebiet zur Neurohypophyse geleiteter Impulse und der anschließenden Degeneration des Hinterlappens beruhen. Die transitorische Phase des Diabetes insipidus dagegen soll auf der vermehrten Abgabe eines diuretisch aktiven Prinzips des gereizten Vorderlappens zurückzuführen sein. Auch neuere Versuche von KOELLA (1949, 1951), die mit der von W. R. HESS entwickelten Methode der zentralnervösen Reizung gewonnen wurden, befinden sich mit der skizzierten Anschauung scheinbar in Einklang, hinter der das in der Neurophysiologie übliche Vorstellungsschema einer nervösen Organsteuerung steht.

KOELLA setzte bei Katzen im Kerngebiet des Nucleus paraventricularis und supraopticus und seiner Nachbarschaft, d.h. im Bereich der von ihnen ausgehenden Faserzüge, dosierte Gleichstromreize, während die Harnausscheidung mit Hilfe eines Tropfenzählers (Ureterkanüle) gleichzeitig kontrolliert wurde. Während die Ausschaltung der Bahn eine Harnflut zur Folge hat, bewirkt die elektrische Reizung ihrer Kernregion, aber auch des Stieles (HATERIUS 1939) bzw. Tractus supraoptico-hypophyseus (HARRIS 1947) eine deutliche *Hemmung* des Harnflusses. Dieser Effekt läßt sich durch Reizung nach vorangegangener Stieldurchtrennung nicht mehr erzielen (HATERIUS, vgl. auch die zusammenfassende Darstellung von M. PICKFORD 1945).

Auch die Ergebnisse *pharmakologischer Forschungen* scheinen dafür zu sprechen, daß die Steuerung der Adiuretinabgabe aus dem Hinterlappen durch den Tractus supraoptico-hypophyseus, also auf der Grundlage eines nervösen Mechanismus erfolgt. Der Tractus ist somit als eine efferente Bahn anzusprechen. MARY PICKFORD (1947) ist es gelungen, eine Lösung von Acetylcholin unmittelbar in einen oder beide Nuclei supraoptici des mit Chloralose anaesthesierten Hundes während einer Diurese zu injizieren. Dem Eingriff ging eine Entnervung der Niere voraus. Die Injektion des Acetylcholins hat eine deutliche Hemmung der Harnflut zur Folge, die nicht erzielt werden kann, wenn die Hypophyse vorher entfernt wurde. Die hemmende Wirkung bleibt aus, wenn die Injektion in die Corpora mamillaria oder in den lateralen Thalamus erfolgt. Nach der Auffassung von PICKFORD kommt dem Acetylcholin eine die Ganglienzellen des Nucleus supraopticus stimulierende Wirkung zu, die zu einer Abgabe von Adiuretin aus dem Hinterlappen der Hypophyse führt. Die Tatsache, daß es nicht möglich war, durch Acetylcholininjektion einen völligen Stillstand des Harnflusses zu erzeugen, findet einmal ihre Erklärung in der regional beschränkten Applikation des Pharmakons, das nicht alle Zellen zu erreichen vermag. Überdies müßte, wie ich erwähnen möchte, auch eine Wirkung des Nucleus paraventricularis in Rechnung gestellt werden, dessen Neurone sich gleichfalls am Aufbau des Tractus supraoptico-hypophyseus beteiligen.

Die ausgezeichneten Untersuchungen von PICKFORD lassen den Schluß zu, daß die bereits bekannte antidiuretische Wirkung intravenös zugeführten Acetylcholins (PICKFORD 1939), die nach Hinterlappenentfernung nicht auftritt, auf einer zentral erregenden Wirkung des Acetylcholins beruht. Als zentraler

Angriffspunkt des Acetylcholins sind die diencephalen Kerne zu betrachten, deren Fasern zur Neurohypophyse verlaufen. Die Vorstellung liegt nahe, daß die beim Hunde nach „emotional stress" auftretende Abgabe von Adiuretin aus dem Hinterlappen, die nach dessen Entfernung stark eingeschränkt wird

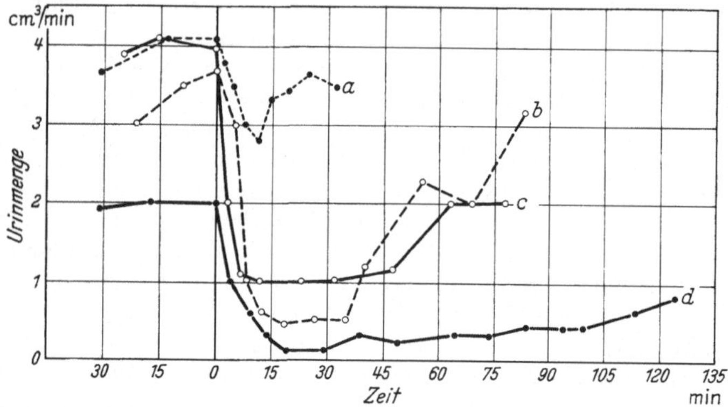

Abb. 40. Wirkung einer Injektion von Morphin in die Nuclei supraoptici auf die Wasserdiurese mit Chloralose behandelter Hunde (4 Versuche). Dosen: $a = 4$ μg, $b = 8$ μg, $c = 16$ μg, $d = 32$ μg. Aus Duke, Pickford und Watt 1951.

(O'Connor und Verney 1942, Rydin und Verney 1938, Verney 1947), das Ergebnis einer Freisetzung von Acetylcholin im Kerngebiet darstellt.

Die Anschauungen über ein zentrifugales, die Adiuretinabgabe aus dem Hinterlappen nervös beeinflussendes System erfahren durch Verneys (1947)

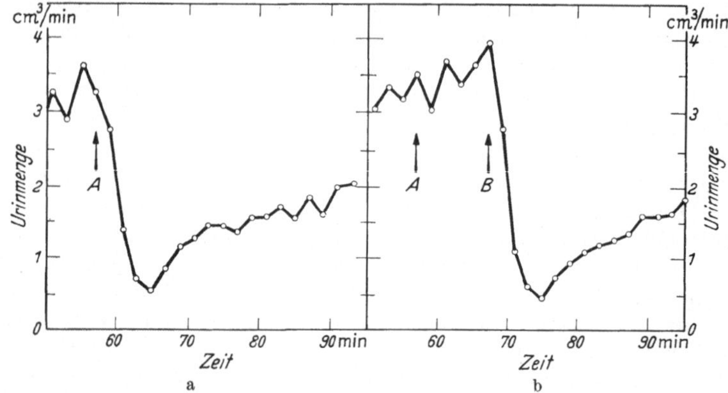

Abb. 41 a u. b. Wirkung der Injektion von NaCl-Lösung in die Carotis des Hundes. a) A Injektion von 10,5 cm³ einer Kochsalzlösung 0,257 M in die linke Carotis in 9 sec. b) A Injektion von 2 cm³ einer Kochsalzlösung 0,257 M in die rechte Carotis in 7 sec, bei B Injektion von 11 cm³ derselben Lösung in die rechte Carotis in 13 sec, Abszisse: Zeit nach der Testdosis von Wasser. Aus Verney 1947.

Beobachtungen einen weiteren Ausbau, ferner durch Duke, Pickford und Watt (1951). Nach Mitteilung dieser Autoren, die Hunden intravenös oder durch Injektion in die Nuclei supraoptici Morphin verabfolgten (Abb. 40), veranlaßt diese Substanz durch direkte Einwirkung auf die Ganglienzellen eine Abgabe von Adiuretin aus dem Hinterlappen. Die antidiuretische Wirkung tritt nicht auf, wenn der Tractus supraoptico-hypophyseus durchtrennt wurde. Wie Verney zeigen konnte, wird Adiuretin bei Hunden mit starker Diurese nicht nur nach „emotional stress" ausgeschüttet, sondern auch bei Steigerung des osmotischen Druckes im arteriellen Blut durch Injektion von hypertonischen Lösungen (NaCl, Sucrose) in die Arteria carotis (Abb. 41). Nach Auffassung VERNEYs ist der Nucleus supraopticus mit *Osmoreceptoren* ausgestattet, welche die Schwankungen des osmotischen Druckes im inneren Milieu mit effektorischen, d.h. der Neurohypophyse zufließenden Erregungen beantworten, ein Vorgang, bei dem im Kernbereich eine „transmitter-Substanz" auftreten dürfte. Die morphologische Grundlage der Osmo-

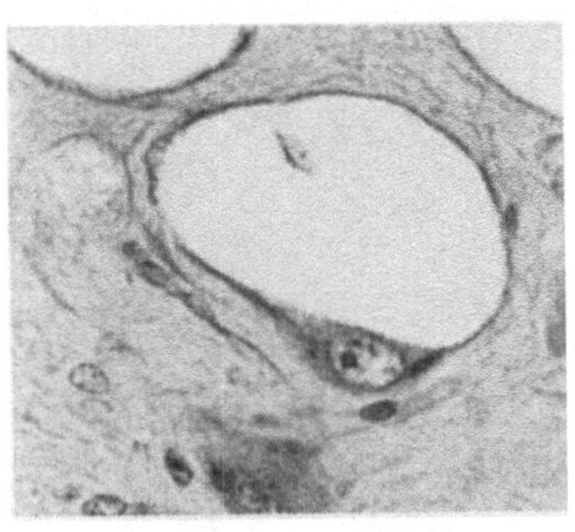
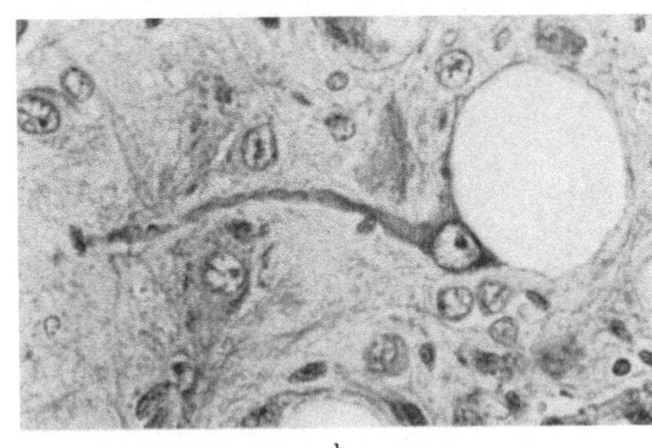

a   b

Abb. 42a u. b. Blasige Ganglienzellen bei 800facher Vergrößerung. Normaler Zellkern, Abgangsstelle des Neuriten von der Zelle. Aus HILD und ZETLER 1953.

reception erblickt VERNEY in zartwandigen blasigen Gebilden im Nucleus supraopticus (Abb. 42), die keine Fettsubstanzen enthalten. VERNEY hält es für möglich, daß die Oberflächen dieser Osmometer, deren Durchmesser etwa rund 50—60 μ beträgt, mit den Dendriten von Supraopticus-Neuronen als „stretch-receptors" verbunden sind. Spannungsänderungen des Bläschens könnten eine Erregung der receptorischen Dendriten und damit eine Signalgebung zu den Endigungen des Tractus supraopticohypophyseus auslösen.

VERNEYs mit meisterhafter Methodik gewonnene Feststellungen über die Bedeutung des intraarteriellen osmotischen Druckes für die Ausschüttung des Aduretins im Hinterlappen sind fraglos überaus wertvoll und aufschlußreich. Indessen begegnet die Hypothese über die osmotische Funktion der „vesicles"

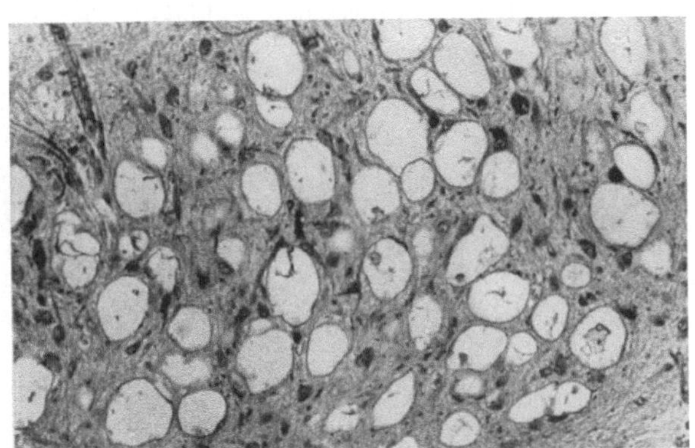

Abb. 43. Retrochiasmatischer Teil des Nucleus supraopticus eines Hundes, der während einer 8tägigen Durstperiode zusätzlich 5%ige Kochsalzlösung trank. Die Ganglienzellen enthalten jeweils eine große, optisch meist leere Vacuole. Vergr. 360mal. Aus HILD und ZETLER 1953.

starker Skepsis von seiten der Neurohistologen. Wie aus den Untersuchungen von BARGMANN (BARGMANN, HILD, ORTMANN und SCHIEBLER 1950) sowie von HILD und ZETLER (1953) und JEWELL (1953) hervorgeht, stellen die „vesicles" Anschnitte vacuolisierter Ganglienzellen dar, deren kernhaltiger, den Bläscheninhalt umschließender Anteil im Schnittbild in Gestalt eines Siegelringes sichtbar wird. Receptoren wird man eine gewisse Stabilität zuerkennen wollen. Es zeigt sich jedoch, daß die Zahl der „vesicles" unter osmotischer Belastung (Versuche am Hund) im retrochiasmatischen Supraopticusanteil wie auch im Nucleus paraventricularis stark ansteigt (Abb. 43), daß die Vacuolisierung der Ganglienzellen ferner reversibel sein dürfte. Die „vesicles" sind also keine selbständigen Gebilde, sondern Vacuolen in Nervenzellen.

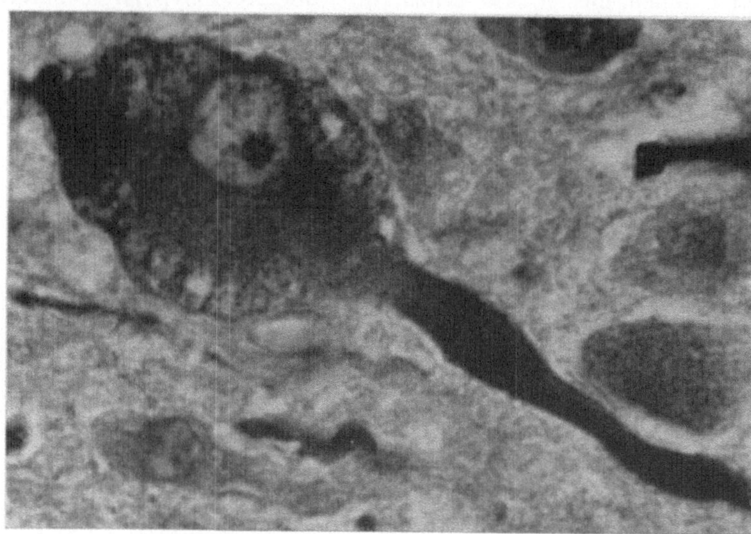

Abb. 44. Neurosekrethaltige Ganglienzelle aus dem Nucleus supraopticus eines Hundes mit langem, sekretreichem Fortsatz. (Chromalaunhämatoxylinfärbung, Vergr. 1600fach.) Aus BARGMANN 1953.

Trotz der Einwände, die gegen VERNEYs Bewertung der „vesicles" zu erheben sind, ist an der receptorischen Fähigkeit des Nucleus supraopticus gerade im

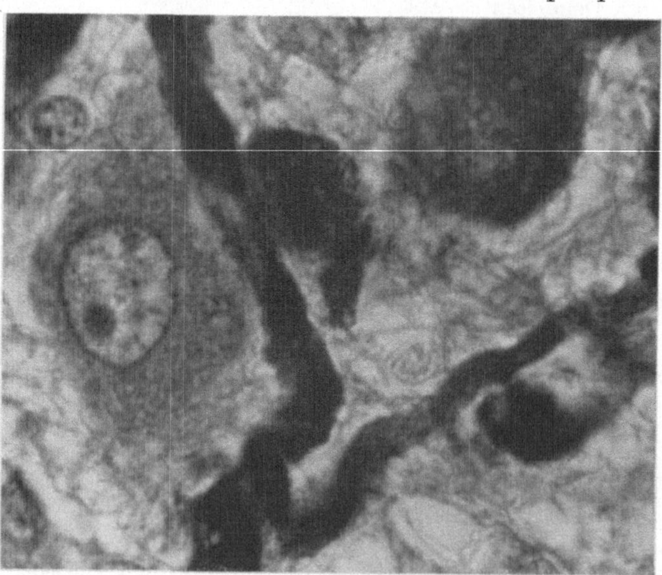

Abb. 45. Sekretarme Ganglienzelle aus dem Nucleus supraopticus eines Hundes. Rechts daneben sekretgefüllte Fortsätze anderer Nervenzellen. (Angaben wie bei Abb. 44.) Aus BARGMANN 1953.

Hinblick auf die Versuche des Autors mit hypertonischen Lösungen kaum zu zweifeln. Diese Fähigkeit dürfte jedoch eine Eigenschaft der Ganglienzellen selbst darstellen. Wie v. EULER (1953) zeigte, treten nach Injektion hypertonischer Lösungen von Kochsalz (2%) und Glucose (10%) in die A. carotis communis (Katze), d.h. nach Änderung des osmotischen Druckes im Blute, langsame Aktionsströme auf, die von einer in die Regio supraoptica eingeführten Elektrode abgeleitet werden können. Die Annahme erscheint plausibel, daß die reiche

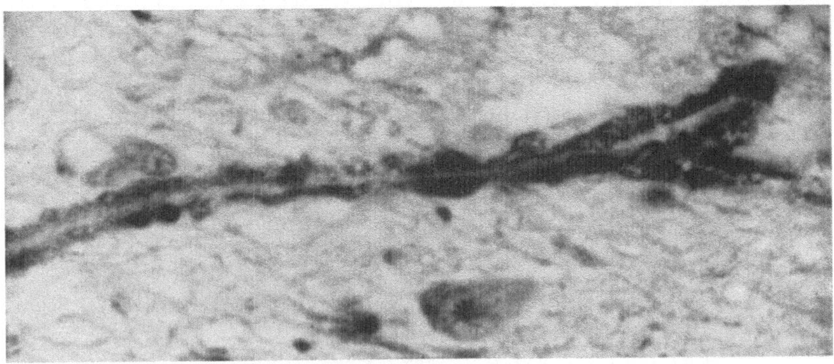

Abb. 46. Dünner Fortsatz einer Ganglienzelle aus dem Nucleus supraopticus des Hundes. Nähe des Hypophysenstieles, randständige Ansammlungen körnigen Sekretes, zentrales Neuroplasma hell. (Gomorifärbung, Ok. 5fach, Immersion 1/12 min, Panphot.) Aus BARGMANN 1949.

Capillarisierung des Kernes mit der Registrierung von Schwankungen des osmotischen Druckes etwas zu tun hat.

Überblickt man die dargelegten wesentlichsten Ergebnisse experimenteller Erforschung des Zwischenhirn-Hypophysensystems, so gewinnt man den Eindruck, die Theorie der nervösen Steuerung des Hinterlappens im Dienste des

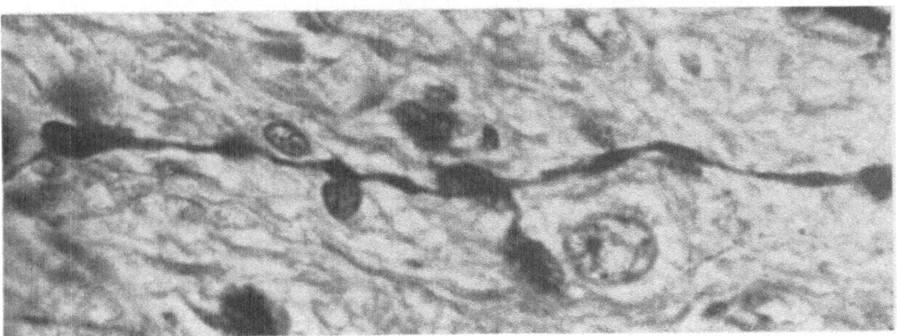

Abb. 47. Dünne Nervenfaser aus dem Hypophysenstiel mit Anschwellungen, durch Ansammlung von Sekret bedingt. (Gomorifärbung, Ok. 5fach, Immersion 1/12, Panphot.) Aus BARGMANN 1949.

Wasserhaushaltes sei befriedigend gestützt. Eine Tatsache jedoch hat in der allgemein üblichen Konzeption vom Wirkungsmechanismus des Systems Nucleus paraventricularis-Nucleus supraopticus-Neurohypophyse erst neuerdings Berücksichtigung gefunden, nämlich jene, daß die Neurone dieses Systems eine *Sonderstellung* einnehmen.

Wie ausgeführt wurde, zählen gerade die Nervenzellen des Nucleus paraventricularis und supraopticus zur Gruppe der *neurosekretorisch tätigen Neurone*, also jener Ganglienzellen, in deren Cytoplasma — vermutlich unter Beteiligung der NISSL-Substanz (SCHARRER, PALAY, BARGMANN) — ein im mikroskopischen Schnittpräparat wie im Frischpräparat sichtbares Sekret hervorgebracht wird. Das granuläre oder tropfige Produkt der Ganglienzellen des Nucleus paraventricularis und supraopticus des Menschen und der Säuger zeichnet sich durch die

Eigentümlichkeit aus, sich mit Chromalaunhämatoxylin (BARGMANN 1949), aber auch mit anderen Hämatoxylinen nach einer Vorbehandlung der Objekte mit BOUINscher Flüssigkeit elektiv anfärben zu lassen (SCHIEBLER 1952). Das Neurosekret erfüllt nicht nur den kernhaltigen Abschnitt des Zelleibes in von Zelle zu Zelle wechselndem Ausmaß (Abb. 44, 45), sondern nimmt auch die periphere Zone der marklosen Ausläufer (Abb. 46) und mit wachsender Entfernung vom Perikaryon den Querschnitt der Fortsätze (Abb. 47) ein, um schließlich im Bereich der Endaufsplitterungen der Neurone — im Hinterlappen — in Gestalt feinster Tröpfchen aufzutreten (Abb. 49, 50). Die Zugehörigkeit dieser Granula zu den zartesten Nervenfäserchen ist lichtmikroskopisch nicht überall mehr zu erkennen.

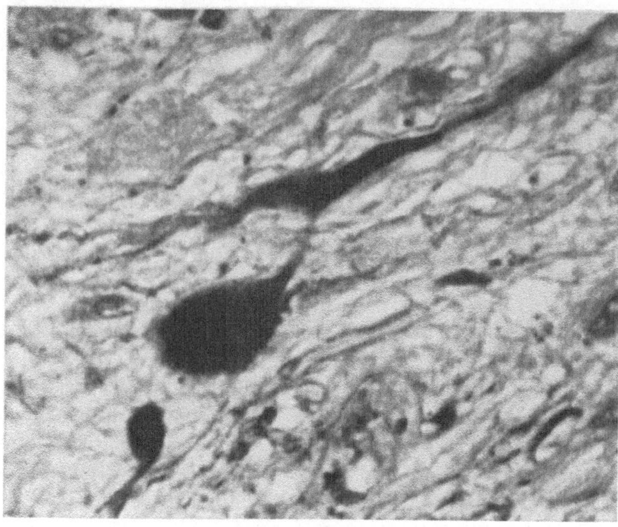

Abb. 48. Sekrethaltige sich gabelnde Nervenfaser mit Sekretanreicherung (HERRING-Körper) aus der Zone des Überganges von Hypophysenstiel im Hinterlappen. (Gomorifärbung. Ok. 5fach, Immersion 1/12 min, Panphot.) Aus BARGMANN 1949.

Teilweise sehr dicke Anschwellungen der Nervenfasern, früher als scheinbar isolierte Gebilde unter der Bezeichnung „HERRING-Körper" bekannt, enthalten besonders zahlreiche feine Neurosekretkörnchen (Abb. 48, 51). Das Vorhandensein von Neurofibrillen innerhalb der knotigen Verdickungen geht aus Beobachtungen von E. HAGEN (1950) hervor. Bei manchen Tierformen tritt das Sekret in den Nervenfasern in Gestalt homogener, mit Chromalaunhämatoxylin stark tingierbarer Massen im Schnittpräparat in Erscheinung (BARGMANN 1953). In besonders klarer Weise lassen sich die neurosekretorischen Prozesse bei Hund und Katze zur Darstellung bringen. Daß auch das Äquivalent des Systems Nucleus paraventricularis-Nucleus supraopticus-Neurohypophyse bei niederen Formen, der *Nucleus praeopticus* mit dem *Tractus praeoptico-hypophyseus*, gleichfalls überaus deutliche Kennzeichen einer Neurosekretion aufweist, wurde bereits erwähnt (Abb. 38, 39). Auch hier erweist sich die Neurohypophyse als der am stärksten mit Neurosekret beladene Anteil des Zwischenhirn-Hypophysensystems.

Es liegt nun auf der Hand, die auch eingangs bereits kurz geschilderte sekretorische Aktivität der Neurone des Nucleus paraventricularis und supraopticus mit der *Bildung des Adiuretins* in Zusammenhang zu bringen. Das Neurosekret könnte die *Trägersubstanz* des Adiuretins verkörpern. Von der Frage nach etwaigen Beziehungen des Neurosekrets zu den übrigen Hinterlappenhormonen soll zunächst Abstand genommen werden.

Wenn tatsächlich ein solcher Zusammenhang besteht, dann darf zunächst eine histologisch greifbare Reaktion des neurosekretorischen Systems auf *Belastungen des Wasserhaushaltes* bzw. der *Osmoregulation* erwartet werden. Von der Vorstellung geleitet, daß eine starke osmoregulatorische Inanspruchnahme der dem Hinterlappen zugeordneten hypothalamischen Kerne eine Aktivitätssteigerung ihrer Neurone zur Folge haben müsse, die ihren Ausdruck in cytologischen Veränderungen finden könnte, unterwarf HILLARP (1949) Ratten einer parenteralen oder enteralen Kochsalzzufuhr, um anschließend die Veränderungen ihrer Zwischenhirnzentren histologisch zu untersuchen. Eine Tiergruppe erhielt 6—10 cm³ einer 5%igen NaCl-Lösung intravenös oder subcutan. Die Tötung der Tiere erfolgte 10 min bis 22 Std nach der Injektion. Die Versuchstiere einer 2. Gruppe wurden mit Trockenfutter ernährt und erhielten Trinkwasser mit einem Kochsalzgehalt von 1,5%, der nach der ersten Woche auf 2% und dann auf 2,5% gesteigert wurde. Kontrolltiere wurden in der gleichen Weise gefüttert, doch enthielt ihr Trinkwasser keinen Kochsalzzusatz. Obwohl HILLARPs Untersuchung nicht von der Vorstellung einer neurosekretorischen Tätigkeit der Zwischenhirnzellen ausgeht, die zur Zeit der Durchführung seiner Studien noch nicht erneut zur Erörterung gestellt worden war, vielmehr auf die osmoreceptorische Leistung der Kerne abhebt, sei sie hier berücksichtigt, da sich ihre Ergebnisse zwanglos in eine Reihe weiterer Beobachtungen eingliedern, die sich auf die diencephale Neurosekretion beziehen.

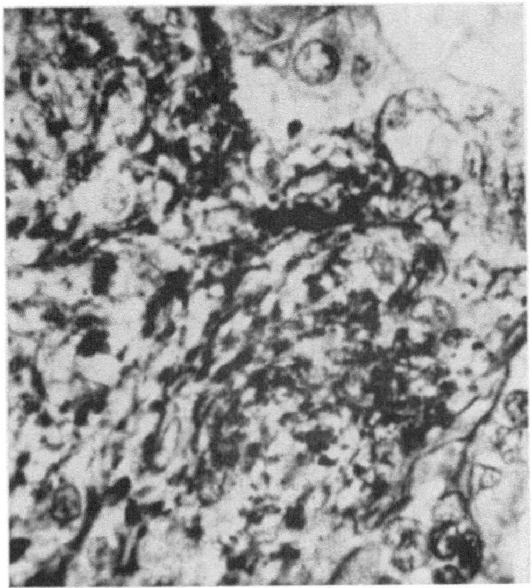

Abb. 49. Neurosekret im Hinterlappen des Hundes, durch Chromalaunhämatoxylin elektiv hervorgehoben. Rechts oben Anschnitt eines Zwischenlappenfollikels. (Vergr. 1000×.) Aus BARGMANN 1953.

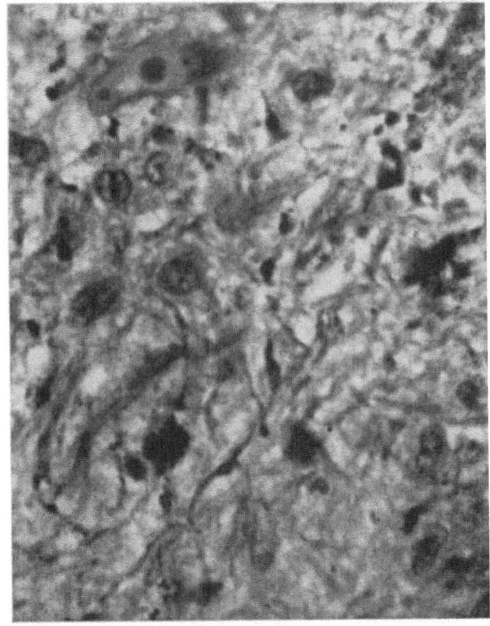

Abb. 50. Reihenstellung sekrethaltiger Faserverdickungen im Hinterlappen eines Hundes. (Vergr. etwa 1000fach.)

Die Folge einer *akuten Überbelastung* der Osmoregulation macht sich am Nucleus supraopticus von Tieren bemerkbar, die frühestens $2^1/_2$ Std nach Injektion einer Kochsalzlösung histologisch untersucht wurden. Man verzeichnet nunmehr bei vielen Ganglienzellen, die normalerweise mit wohlentwickelten peripher gelegenen NISSL-Schollen ausgestattet sind, einen weitgehenden Schwund der NISSL-Substanz. Es entsteht somit ein der Chromatolyse bei retrograder Reaktion ähnliches Bild. Die gleichen Veränderungen spielen sich, wenngleich in etwas geringerem Umfange, im großkernigen Anteil des Nucleus paraventricularis ab. Die Wirkung einer verhältnismäßig schwachen, aber chronischen Belastung macht sich in einer Zellhypertrophie und Vergrößerung der Nucleolen (s. auch ORTMANN 1951) bemerkbar; hier liegen also keine Anzeichen einer Erschöpfung vor. Bemerkenswerterweise wurden an anderen hypothalamischen Kernen keine cytologischen Veränderungen beobachtet. HILLARP deutet die

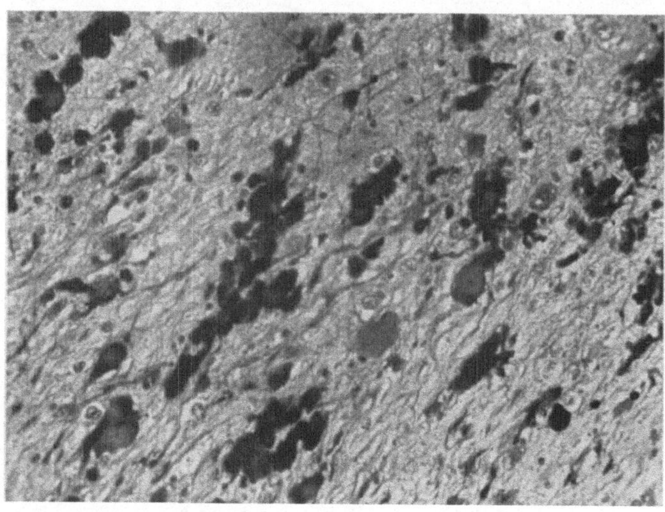

Abb. 51. Neurosekrethaltige Faserverdickungen, sog. HERRING-Körper, im Tractus supraoptico-hypophyseus des Hundes. (Färbung wie in Abb. 48, Vergr. etwa 200fach.)

geschilderten Zellreaktionen im Hinblick auf Erfahrungen an anderen Nervenzellen (EINARSON 1933, HYDEN 1943) als Ausdruck einer *Aktivitätssteigerung*.

Mit dieser Auffassung stehen auch Untersuchungen von EICHNER (1952, 1954) und MACHER (1952) in Einklang, die sich mit dem Verhalten der Zellkerne in den neurosekretorischen Ganglienzellen des Zwischenhirns von Dursttieren beschäftigen. Wie EICHNER feststellte, erfahren die Kerne der Ganglienzellen des Nucleus supraopticus und paraventricularis des Hundes beim Dursten eine echte Vergrößerung. Die Zellkerne vergrößern sich binnen 8 Tagen um 16% (Nucleus supraopticus) bzw. 19% (Nucleus paraventricularis), in 14 Tagen um 37 bzw. 49% gegenüber den Durchschnittswerten bei Normaltieren. Wenn sich der 14tägigen Durstperiode eine 8tägige Periode unbeschränkter Wasseraufnahme anschließt, dann nehmen die erreichten Kernvolumina im Nucleus supraopticus und paraventricularis um 7 bzw. 17% ab. Die beim Dursten auftretende Kernvergrößerung ist also *reversibel*. Die Mitteilungen von MACHER beziehen sich auf den Nucleus paraventricularis weißer Mäuse, denen das Trinkwasser für 3 bzw. 7 Tage entzogen worden war, während eine 2. Gruppe Wasser während dreier Tage im Übermaß subcutan erhalten hatte. Während die Nuclei 3 und 5 in der Nachbarschaft des Nucleus supraopticus sowie 10, 12 und 13 (Zählung nach GRÜNTHAL) nahe dem Nucleus paraventricularis während des Durstens eine signifikante Schrumpfung der Zellkerne zeigen, schwellen die Kerne des

Nucleus paraventricularis im 7tägigen Durstversuch um 12%, im 3tägigen sogar um 17,5% an. MACHERs Kernmessungen am Nucleus supraopticus der weißen

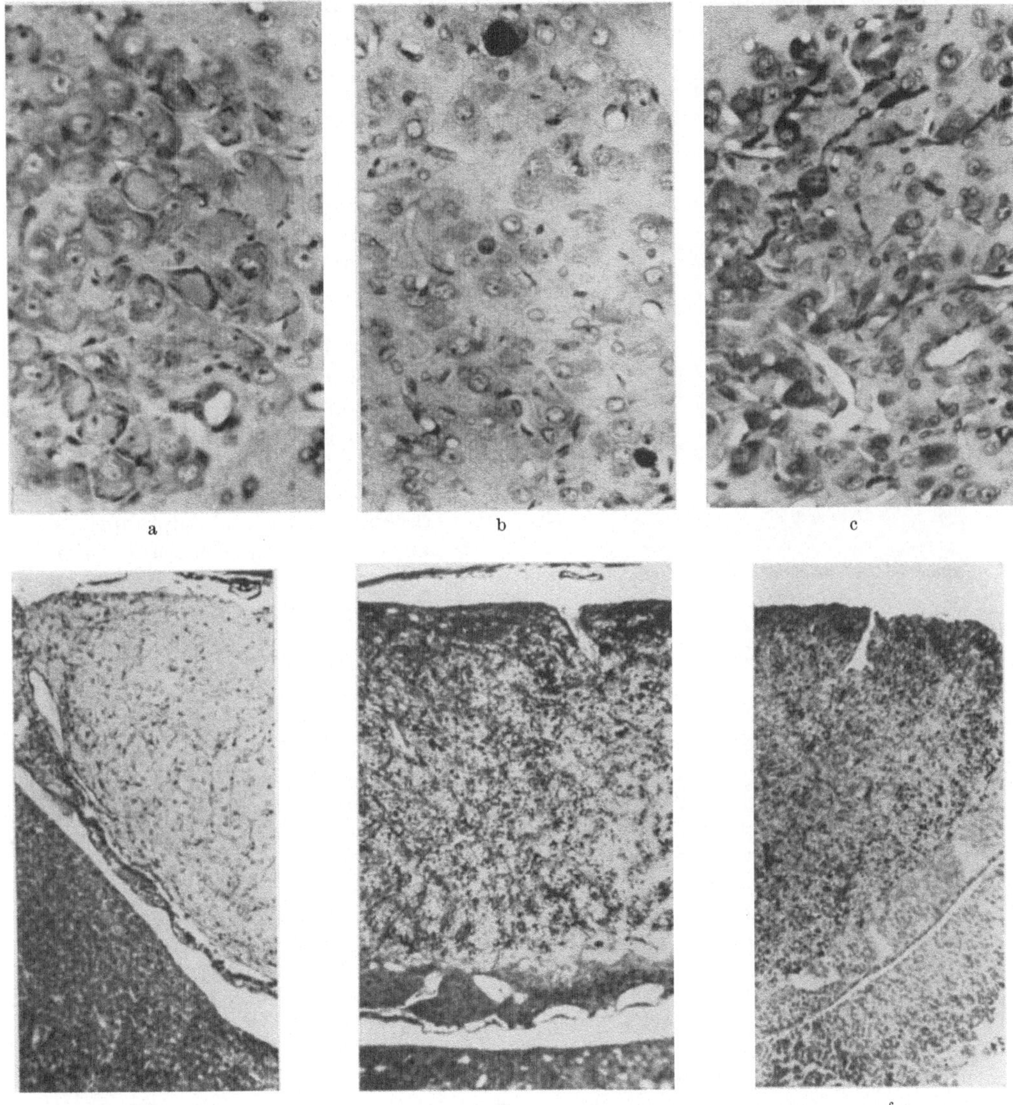

Abb. 52a—f. a Übersicht aus dem Nucleus paraventricularis vom Dursttier (15 Tage). Man beachte die Zellvergrößerung gegen b und c. b Dasselbe vom Normaltier. Man beachte die Herringkörper und die gleichmäßige Struktur der Ganglienzellen. c Dasselbe vom Ausscheidungstier (4mal 18% des Körpergewichtes 5% Dextrose). Die Ganglienzellen sind sehr dunkel tingiert, ihre Fortsätze reichlich mit Neurosekret angefüllt. a—c Chromalaunhämatoxylin-Phloxinfärbung, etwa 167fach. d Übersicht über den Hypophysenhinterlappen vom Dursttier (13 Tage). Das Neurosekret ist praktisch verschwunden. e Dasselbe vom Normaltier. Normaler Gehalt an Neurosekret in grob- und feinscholliger Form. f Dasselbe vom Speichertier (13 Tage Dextrosefütterung zwischen 40 und 100% des Körpergewichtes pro die). Gegenüber dem Normaltier zeigt sich eine gewisse Vermehrung des Neurosekrets, die vor allem dichter liegt. d—f Chromalaunhämatoxylin-Phloxinfärbung. Vergr. etwa 84fach. Aus ORTMANN 1951.

Maus stießen insofern auf technische Schwierigkeiten, als die optische Abgrenzung des Kernraumes in zu geringem Umfange gelang. Die Beobachtung eines zu den

Kernen des Nucleus paraventricularis spiegelbildlichen Verhaltens der Zellkerne im Nucleus supraopticus möchte der Autor daher mit größter Zurückhaltung aufgefaßt wissen.

Die von EICHNER und MACHER nachgewiesene Zellkernvergrößerung im Nucleus supraopticus und paraventricularis darf im Hinblick auf Volumenbestimmungen an Kernen anderer Organe (HINTZSCHE 1945, KRANTZ 1951 u. a.) als *„funktionelles Kernödem"* (BENNINGHOFF) gelten, das eine *Funktionssteigerung* anzeigt. Da die Kernschwellung in Ganglienzellen auftritt, die nachweislich eine granuläre oder tropfige, färberisch charakterisierbare Substanz produzieren, das Neurosekret, wird man zunächst eine Beziehung zwischen der in der Kernschwellung sich kundgebenden Tätigkeit und der Stoffbildung ins Auge fassen.

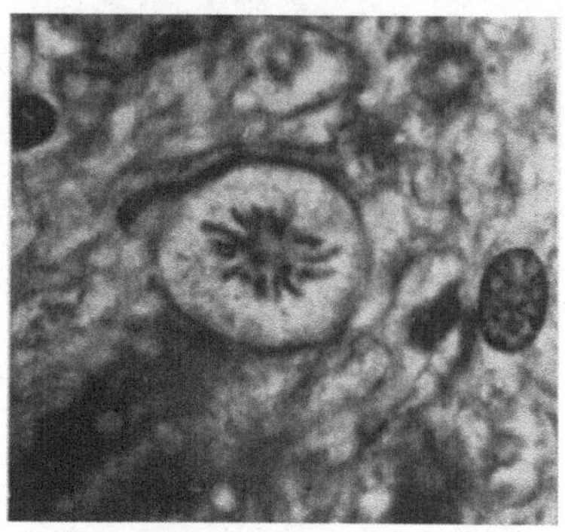

Abb. 53. Pituicytenmitose im Hinterlappen einer Durstratte. (Chromalaunhämatoxylin-Phloxinfärbung, Vergr. 750fach.) Aus ORTMANN 1951/52.

Es ist daher von größtem Interesse, das Bild der Zellreaktion unter der Bedingung der Osmobelastung durch Untersuchungen abzurunden, die das *Verhalten des Neurosekrets* unter experimenteller Belastung berücksichtigen, und zwar in allen Abschnitten des Tractus supraoptico-hypophyseus.

In eingehenden Untersuchungen hat zunächst ORTMANN (1951) die Veränderungen des neurosekretorischen Systems sowohl am Nucleus paraventricularis und supraopticus der Ratte als auch an der Endstation der von diesen Kernen gebildeten Bahn im Hinterlappen unter verschiedenen Bedingungen aufgedeckt; ORTMANN, dessen Befunde CASTALDI (1953), LEVEQUE (1953), MONACI (1933), ferner KOVACS, BACHRACH, JACOBOVITS, HORVÁTH und KORPASSY (1954), schließlich EICHNER (1954) ganz oder teilweise bestätigen, bediente sich der Chromalaunhämatoxylin-Methode. Der Hinterlappen von Tieren im Zustande des Durstens kann binnen 13—16 Tagen völlig von Neurosekret („GOMORI-Substanz") entleert werden (Abb. 52 d). Bemerkenswert ist ferner eine ansehnliche Zahl von Mitosen der Pituicyten (Abb. 53), deren Bedeutung noch nicht geklärt werden konnte. Die rascheste Entleerung des Hinterlappens erfolgt bei Kombination von Durst- und Wärmeeinwirkung. Das bei der Ratte im Gegensatz zu Hund und Katze in den Zwischenhirnkernen spärlich vorhandene Neurosekret läßt dagegen keine signifikanten quantitativen Schwankungen erkennen. Jedoch treten konstante Veränderungen der NISSL-Substanz, des Cytoplasmas und der Nucleolen in Erscheinung (Abb. 54). Vom 6. Tage des Wasserentzuges an nimmt die Menge der NISSL-Substanz zu, während gleichzeitig ein von NISSL-Schollen freier Hof um den Zellkern herum auftritt, der sich im Sudanschwarzpräparat als lipoidhaltig erweist. Die Nucleolen der so veränderten Ganglienzellen sind etwas vergrößert und häufig vacuolisiert. In der Zeit vom 10.—16. Tag des Durstens wird der NISSL-Schollen enthaltende Randsaum schmäler, um schließlich ganz zu schwinden. Der Zellkern gerät in exzentrische Lage. Im Bereich der NISSL-Zone treten kleine Vacuolen auf, zwischen perinucleärem Hof und NISSL-Substanz entsteht eine Aufhellungszone, die aus dem Zusammenfließen kleiner Vacuolen hervorzugehen scheint. Die Aufhellungszone kann sich auf Kosten der NISSL-Substanz bis zum Rande hin ausdehnen, sofern nicht das ganze blaßgetönte Cytoplasma das Gebiet zwischen Zellkern und Zelloberfläche einnimmt. Der Kernoberfläche lagert nicht selten eine acidophile Verdichtungszone an. Der Eindruck einer Zell-, Kern- und Nucleolusvergrößerung

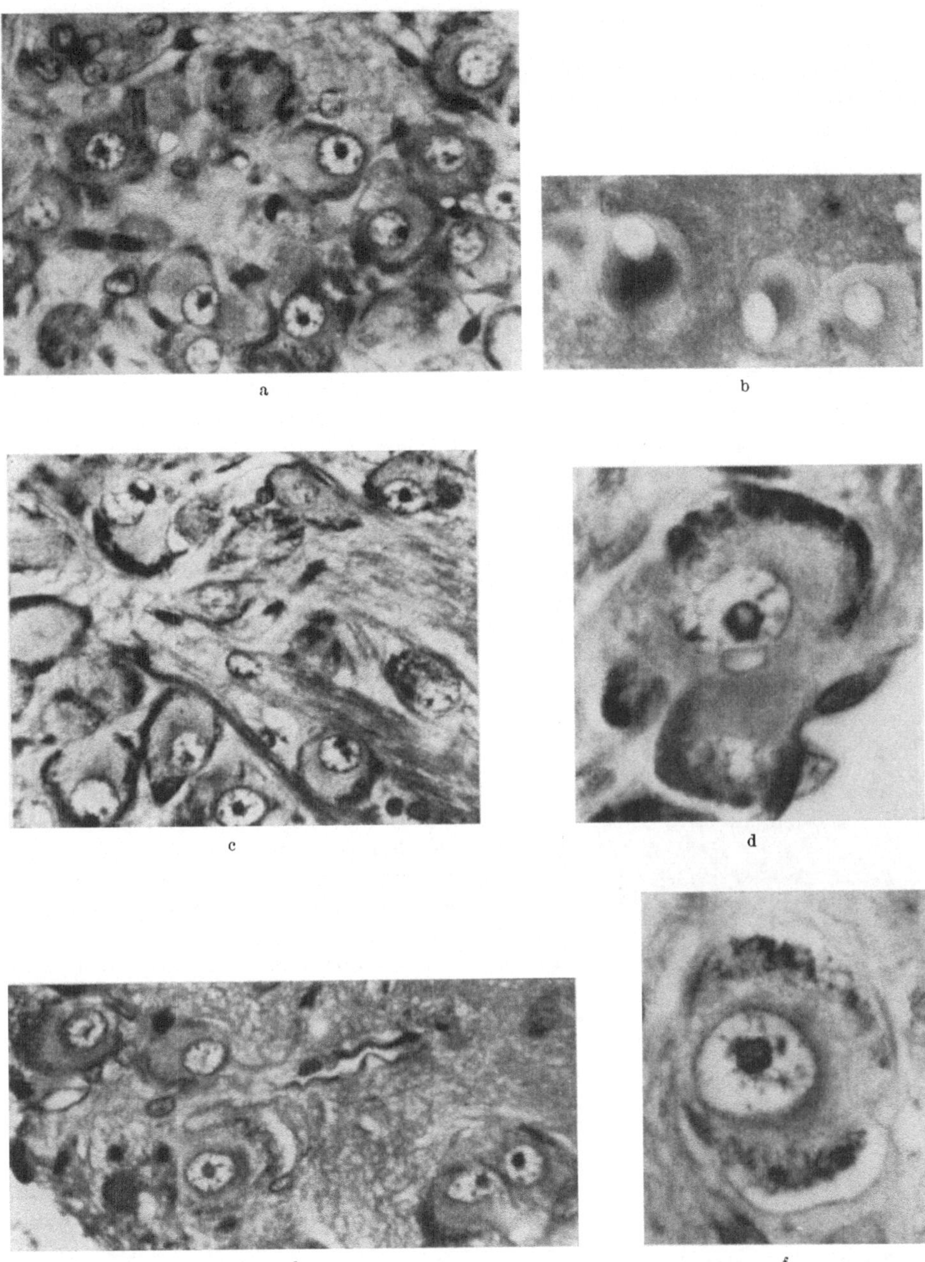

Abb. 54a—f. a Zellen aus dem Nucleus paraventricularis vom Dursttier (15 Tage). Man beachte die Hofbildung, die exzentrische Kernlage und die Größe der Nucleolen. Etwa 330fach. b Zellen aus dem Nucleus supraopticus (hinterer Teil) vom Dursttier in einer Darstellung des Fettgehaltes. Die Aufhellung der Hofzellen entspricht einer Fettanreicherung. Sudanschwarz, etwa 330fach. c Zellen aus dem Nucleus supraopticus vom Dursttier (6 Tage). Zu beachten ist die maximal exzentrische Kernlage und die große Hofbildung, etwa 330fach. d Hofzelle aus dem Nucleus supraopticus vom Dursttier (6 Tage) mit deutlich vacuolisierten Nucleolen. NISSL-Substanz in der Randzone noch reichlich vorhanden. Vergr. etwa 750fach. e Hofzellen aus dem Nucleus supraopticus (hinterer Teil, entspricht der Abb. b vom Dursttier (15 Tage). Etwa 330fach. f Zelle aus dem Nucleus paraventricularis vom Dursttier (16 Tage). Man beachte die Reduktion der NISSL-Substanz, die acidophile Cytoplasmaverdichtung am Kern, den großen vacuolisierten Nucleolus. Vergr. etwa 1000fach. a, c—f Chromalaunhämatoxylin-Phloxinfärbung. Aus ORTMANN 1951.

ist am deutlichsten während der Zeit der Hofbildung zwischen dem 7.—12. Versuchstag.

Auch bei parenteraler Verabfolgung von Kochsalz (Abb. 55, s. auch EICHNER 1951) schwindet das Neurosekret aus dem Hinterlappen, während an den Ganglienzellen des Nucleus paraventricularis und supraopticus teils die geschilderten Veränderungen, teils andere Reaktionsbilder auftreten. Bei geringfügiger Kochsalzbelastung erscheint die NISSL-Substanz vielfach in die Zellperipherie verlagert (Hofbildung), ohne jedoch Anzeichen einer Vermehrung gegenüber der Norm zu verraten. Viele Zellen sind besonders bei steigender Kochsalzbelastung ganz im Gegenteil stark aufgehellt. Die Randpartien können grob vacuolisiert sein. Der acidophile Kernanteil ist weniger regelmäßig anzutreffen. Als besonders hervortretendes Phänomen tritt nach ORTMANN in den Kochsalzversuchen eine Degeneration der Zellkerne als neues Element in Erscheinung. Zum Teil besteht diese Degeneration in einem Verlust der Kernmembran und einer Homogenisierung von Kernsubstanz und Cytoplasma, die sich durch Acidophilie auszeichnet. Weiterhin treten Kernpyknosen auf. Schließlich fallen ganze Zellen einer *Degeneration* anheim. Zugrunde gehende Ganglienzellen treten im Schnittpräparat in Gestalt vacuolärer Cytoplasmareste hervor, die Kerntrümmer enthalten. Schwere, nach starker Kochsalzzufuhr einsetzende Zelldegenerationen im Nucleus supraopticus der Ratte beschreibt auch LEVEQUE (1953).

Der neurosekretorische Apparat von Kochsalztieren, deren antidiuretisch wirkendes System durch Traubenzucker entlastet wurde, ist nach den Beobachtungen ORTMANNs durch eine Wiederzunahme des Neurosekrets im Hinterlappen gekennzeichnet; sein Bestand steigt wieder auf etwa 50% der Norm an. Die Hofstruktur der Ganglienzellen verschwindet, die NISSL-Substanz verteilt sich wieder gleichmäßig über den Zelleib. Auch nimmt die Zahl der HERRING-Körper zu, die feingranuläres Neurosekret enthalten.

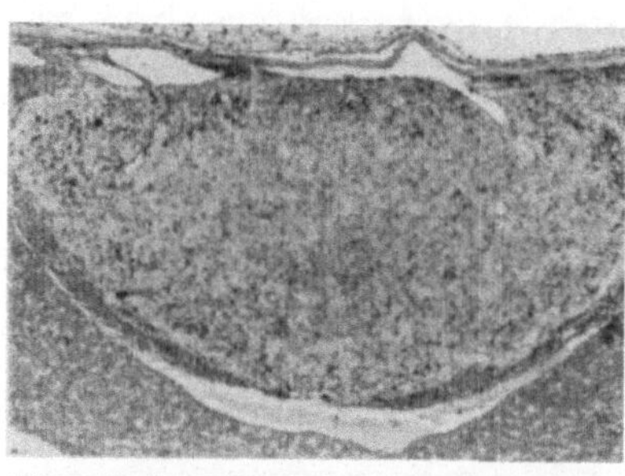
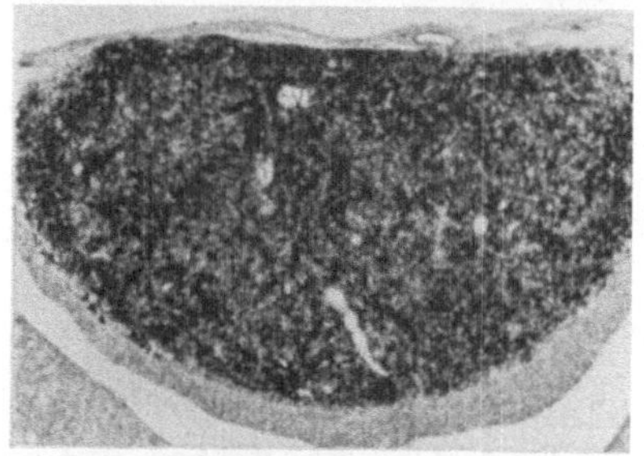
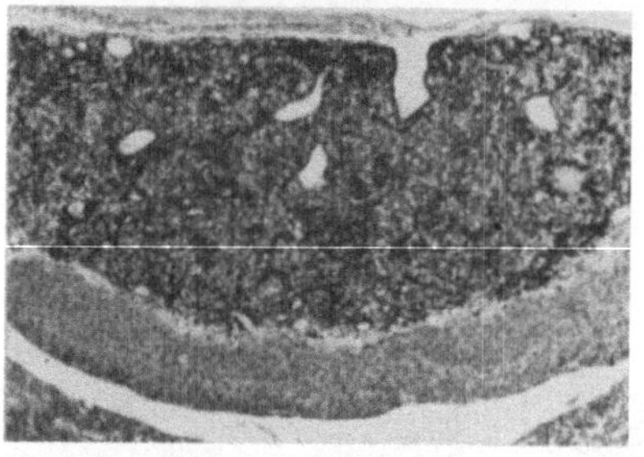

Abb. 55a—c. Hypophysenhinterlappen von Ratten. a NaCl-Fütterung über 4 Wochen. Nur noch Spuren von Neurosekret nachweisbar. b Kontrolle. c Na-arme Ernährung über 4 Wochen. (Chromalaunhämatoxylin-Phloxinfärbung. Vergr. 44fach.) Aus EICHNER 1953.

Ist die *Belastung des Wasserhaushaltes durch Dursten und Kochsalzzufuhr* mit einer *Abnahme des Neurosekrets* im Hinterlappen verbunden, so führt eine *Steigerung des Wasserstoffwechsels* durch Zufuhr von Aqua destillata oder Dextroselösung zu einer *Vermehrung des Neurosekrets* im Hinterlappen, die noch im Bereiche des Normalen liegt. Im Infundibulum als der Durchgangsstelle der Nervenfasern fand ORTMANN eine deutliche Speicherung des Neurosekrets in Gestalt intensiv färbbarer HERRING-Körper, die wir als Verdickungen der marklosen Nervenfasern auffassen (BARGMANN 1949, NOWAKOWSKI 1951, CHRIST

1951, SCHARRER 1954). Auch in den Ganglienzellen des Nucleus supraopticus und paraventricularis läßt sich eine kräftigere, mit Chromalaunhämatoxylin darstellbare Granulation weit häufiger als beim Normaltier nachweisen, ferner

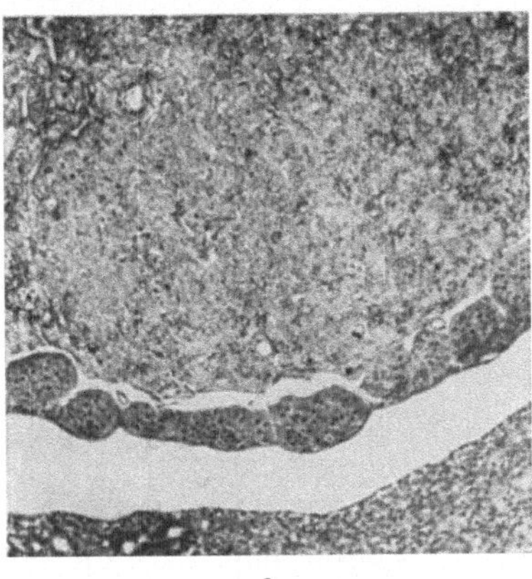

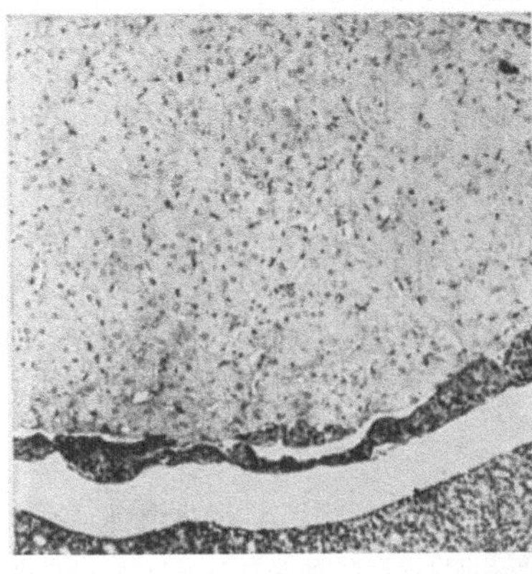

a   b

Abb. 56 a u. b. a Frontalschnitt durch den Hinterlappen einer normalen Ratte mit gespeichertem Neurosekret. b Frontalschnitt durch den von Neurosekret entleerten Hinterlappen eines mit Alloxan vergifteten Tieres. (Chromhämatoxylin-Phloxinfärbung nach GOMORI. Vergr. 74fach.) Aus KRATZSCH 1951.

eine Sekretanreicherung in den Zellfortsätzen. Hofbildungen fehlen in der Regel, ebenso die acidophilen Cytoplasmaverdichtungen an der Kernoberfläche; die Nucleolen erscheinen relativ klein.

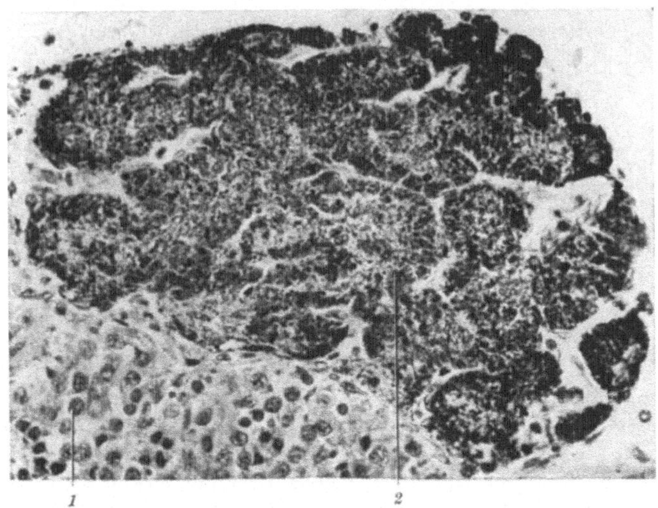

Abb. 57. Rana esculenta. Hypophysenhinterlappen eines Normaltieres. Die in den Fasergeflechten des Hinterlappens gelegenen Neurosekretgranula beherrschen fast völlig das Bild. Beachte die engen Capillarlumina gegenüber Abb. 58. (Panphot. Apochr. 20, Ok. 10, Abstand 30 cm.) *1* Zwischenlappen; *2* Hinterlappen. Aus HILD 1951.

Die Befunde ORTMANNs, die sich mit den cytologischen Angaben HILLARPs in Einklang befinden, sprechen eindeutig für das Bestehen eines *Zusammenhanges zwischen färberisch faßbarem Neurosekret im hypothalamisch-hypophysären System und Steuerung des Wasser- und Salzhaushaltes.* Bezüglich des Hinterlappens finden sie eine Ergänzung durch Beobachtungen von KRATZSCH (1951) an alloxandiabetischen Ratten und von HILD (1951) und MAZZI (1953) an Amphibien, die einer Belastung ihres Wasserhaushaltes ausgesetzt wurden. Diuresesteigerung infolge Alloxandiabetes (Ratte) ist mit einer im Färbungsbild sich manifestierenden Entleerung des Hinterlappens von Neurosekret verbunden (Abb. 56), während sich in den Ganglienzellen des Nucleus paraventricularis und supraopticus gleichzeitig ein von NISSL-Schollen freier, als Zeichen der Überfunktion gedeuteter Hof um den Zellkern herum ausbildet. Dieser Beobachtung von KRATZSCH steht die Angabe von CAVALLERO und DOVA (1948) zur Seite, daß die antidiuretische Wirksamkeit der Neurohypophyse von polyurischen und alloxandiabetischen Ratten herabgesetzt ist. Gleichzeitig ist der Gehalt des Hinterlappens an ,,osmiophiler Substanz" — diese entspricht dem Neurosekret — gemindert. Über Verarmung der Neurohypophyse an antidiuretischem Hormon bei Salzzufuhr (Ratte) berichten BARKER und ADOLPH (1953). Die Verarmung der Neurohypophyse an Neurosekret und damit Adiuretin kann als Ausdruck einer Anstrengung des Organismus aufgefaßt werden, der Wasserverarmung Einhalt zu gebieten. Die Untersuchungen von HILD (1951) an Fröschen, die einer Austrocknung unterworfen wurden, führten zu gleichsinnigen Ergebnissen.

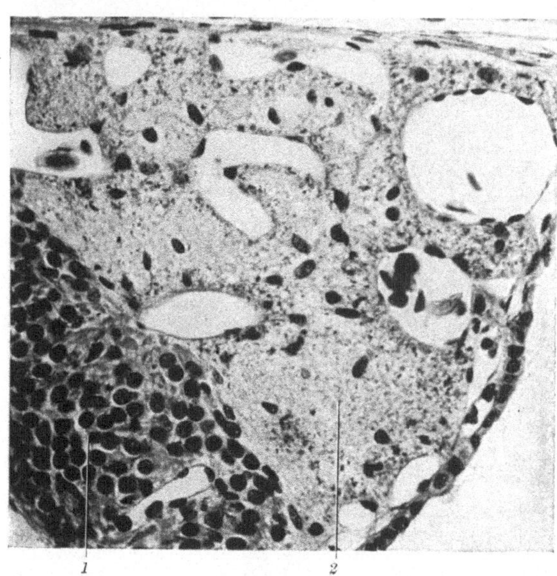

Abb. 58. Hypophysenhinterlappen eines Frosches, der 9 Tage einer Belastung der Osmoregulation ausgesetzt war. Das Neurosekret ist weitgehend aus den Fasergeflechten ausgeschwemmt. Die Gefäße sind weit gestellt. (Panphot. Apochrom. 20, Ok. 10, Abstand 30 cm.) *1* Zwischenlappen; *2* Hinterlappen. Aus HILD 1951.

Es kommt sowohl im Hinterlappen als auch in der neurosekretorischen Bahn zu einer deutlichen Verminderung des Neurosekretbestandes, desto auffallender, je länger die Tiere in trockenem Milieu lebten. Ebenso stellte MAZZI (1953) bei Molchen, die im Trockenen gehalten wurden, unter anderem eine Hinterlappenentleerung fest. Das Stadium der Sekretausschwemmung ist durch eine ausgesprochen perivasculäre Ansammlung des Neurosekrets gekennzeichnet, dessen Körnchen normalerweise annähernd gleichmäßig im Hinterlappengewebe verteilt sind (Abb. 57). In besonders eindrucksvoller Weise tritt die Sekretabgabe bei Tieren zutage, die in hypertonischer Kochsalzlösung lebten (Abb. 58). Im Verlaufe von 7—9 Tagen stellt sich ein fast völliger Sekretschwund ein, der sich auch auf den Tractus praeoptico-hypophyseus erstreckt (vgl. hierzu auch MAZZI 1953). Das Auftreten von Mitosen der Pituicyten bei Steigerung der Sekretabgabe seitens des Hinterlappens hängt möglicherweise mit einer Steuerung der ausschwemmenden Tätigkeit dieser Elemente zusammen (vgl. S. 64f.). Die Angaben über Pituicytenmitosen bei Belastung des Systems sind freilich widerspruchsvoll.

Die bei Belastung des Wasserhaushalts und der Osmoregulation sowohl in den genannten Zwischenhirnkernen als auch im Hinterlappen auftretenden Veränderungen bestätigen einmal die Annahme, daß der Tractus supraoptico-hypophyseus bzw. praeoptico-hypophyseus zu der Steuerung der Wasserausscheidung und des Salzhaushaltes in Beziehung steht. Mit der Feststellung dieser Veränderungen erhebt sich aber auch die schon aufgeworfene Frage, ob das an den Tractus und seine Endausbreitungen gebundene Sekret vielleicht die *Trägersubstanz des Adiuretins* darstellt. Diese Frage soll zunächst beantwortet werden. Außerdem ist das Problem zu erörtern, wo innerhalb des neurosekretorischen

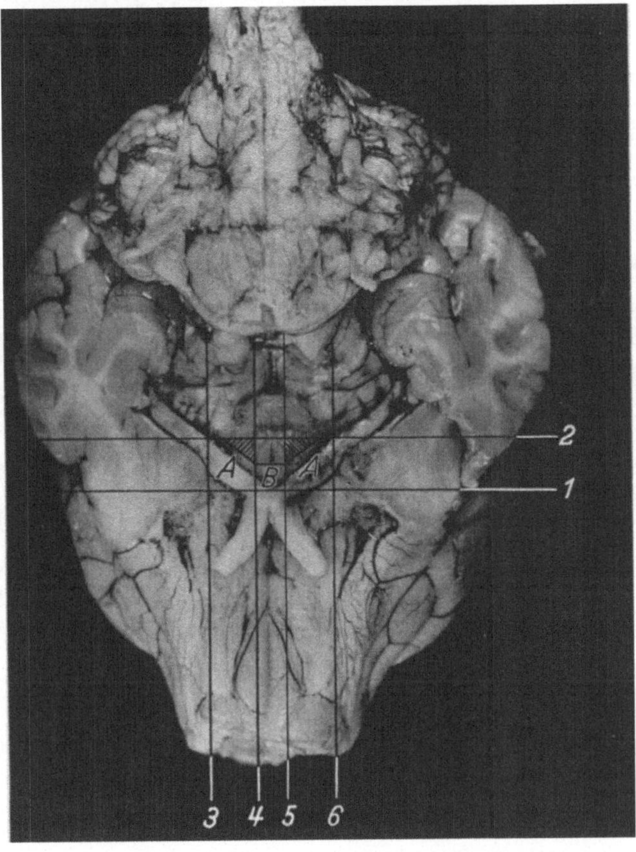

Abb. 59a. Ansicht der Hirnbasis des Hundes nach Abtragung der Hypophyse und der den Tractus opticus überdeckenden Schläfenlappen. Die Linien *1—6* zeigen die primären Schnittführungen.

Systems sich die Bildung der Trägersubstanz vollzieht und auf welche Weise es zur Ansammlung von Trägersubstanz in der Neurohypophyse kommt. Schließlich stellt sich die Frage nach der Natur der sog. Trägersubstanz.

Wenn die Annahme zutrifft, daß die als Neurosekret bezeichnete Substanz, die sich mit Chromalaunhämatoxylin in elektiver Weise sichtbar machen läßt, Adiuretin enthält, dann kann eine antidiuretische Wirksamkeit aller derjenigen Systemabschnitte erwartet werden, welche dieses Material beherbergen. Einen gewissen Hinweis enthält unter anderem bereits die Untersuchung von MELVILLE und HARE (1945), denen die Extraktion von Adiuretin aus dem Nucleus supraopticus gelang, ferner die Mitteilung von KóVACZ und BACHRACH (1951) sowie M. VOGT (1953), wonach im Hypothalamus wie in der Neurohypophyse von Ratten eine antidiuretisch wirksame Substanz vorkommt. Eine umfassendere

4*

systematische Untersuchung der isolierten sekrethaltigen Zwischenhirnteile verdanken wir HILD und ZETLER (1951), denen es mit Hilfe einer einfachen Schnittführung möglich war, Hundegehirnen Gewebsblöcke zu entnehmen, die jeweils den Nucleus paraventricularis, Nucleus supraopticus und das Tuber als Durchgangsstelle des Tractus supraoptico-hypophyseus enthielten (Abb. 59). Zur pharmakologischen Aufarbeitung dieser Gewebspartien trat noch die des Hinterlappens hinzu. Unmittelbar angrenzende, d.h. das zu untersuchende System nicht enthaltende Hirnpartien wurden zur Kontrolle gesondert ausgewertet. Die Extraktion der nach Acetonbehandlung getrockneten und pulverisierten Gewebsblöcke erfolgte mit 0,25% Essigsäure durch 3 min langes Kochen. Die Extraktionslösungen

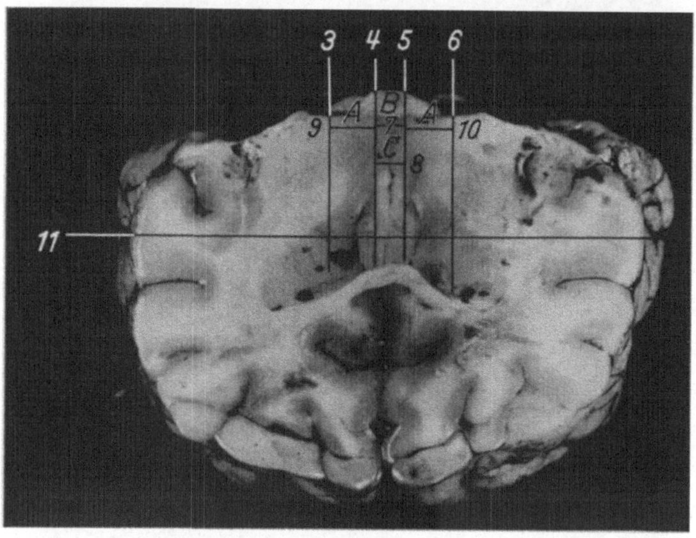

Abb. 59b. Ansicht der durch die Schnitte *1* und *2* (Abb. 59a) gewonnenen Gehirnscheibe von vorn. Die Linien *7—11* zeigen die sekundären Schnittführungen. Aus HILD und ZETLER 1951.

(methodische Einzelheiten bei HILD und ZETLER) wurden nach der Methode von BURN (1937) an Ratten gegen Pituglandol (Hinterlappenextrakt der Firma Hoffmann-La Roche) auf ihren Gehalt an Adiuretin geprüft.

Es zeigte sich nun, daß eine antidiuretische Wirksamkeit nur jenen Gewebspartien zukommt, die das mit Chromalaunhämatoxylin färbbare Neurosekret enthalten. Wie Abb. 60 z.B. zeigt, übt Extrakt des Nucleus paraventricularis und supraopticus beim Blasenfistelhund die für das Adiuretin charakteristische antidiuretische und gleichzeitig chloridkonzentrierende Wirkung aus. Aus Tabelle 2, die sich auf Mischextrakte aus verschiedenen Systemteilen von je 4 Hunden bezieht, läßt sich entnehmen, daß der Adiuretingehalt (VÖGTLIN-Einheiten) des Systems mit Annäherung an die Neurohypophyse steigt, d.h. die Kerne enthalten die geringsten, die Neurohypophyse die größten Hormonmengen. Diesem Hinweis auf eine quantitative Beziehung zwischen Neurosekret und Hormongehalt entsprechen weitere Feststellungen, die HILD und ZETLER (1952) an menschlichem und tierischem Untersuchungsgut treffen konnten.

Die Erfahrung der Histologen lehrt, daß innerhalb der Säugetierreihe erhebliche Unterschiede im Sekretgehalt des Zwischenhirn-Hinterlappensystems bestehen. Ferner gelangen, besonders beim Menschen, deutliche individuelle Unterschiede zur Beobachtung. Es ist im Hinblick auf die geschilderten Versuchsergebnisse zu vermuten, daß dem Neurosekretreichtum ein hoher, der Sekretarmut ein geringer Hormongehalt entspricht. In diesem Zusammenhang verdient die Feststellung Beachtung, daß die Hinterlappen von *Neugeborenen*, die den Harn nicht im gleichen Maße wie der Erwachsener zu konzentrieren vermögen, weniger

Tabelle 2.

Hund Nr.	Nuclei paraventricularis	Nuclei supraoptici	Tuber cinereum	Hinterlappen
18, 19, 20, 26	0,29	0,49	0,99	13,40
27, 28, 29, 30	0,33	0,73	1,60	14,36
Mittel	0,31	0,61	1,24	13,88

Adiuretin als die Hinterlappen der Erwachsenen enthalten (HELLER 1954, Literatur), auch einen geringen Neurosekretbestand aufweisen. Durch niedrigen Sekretgehalt sind ferner die neurosekretorischen Hypothalamuskerne und die Neurohypophyse von Rind und Schwein ausgezeichnet, während man beim

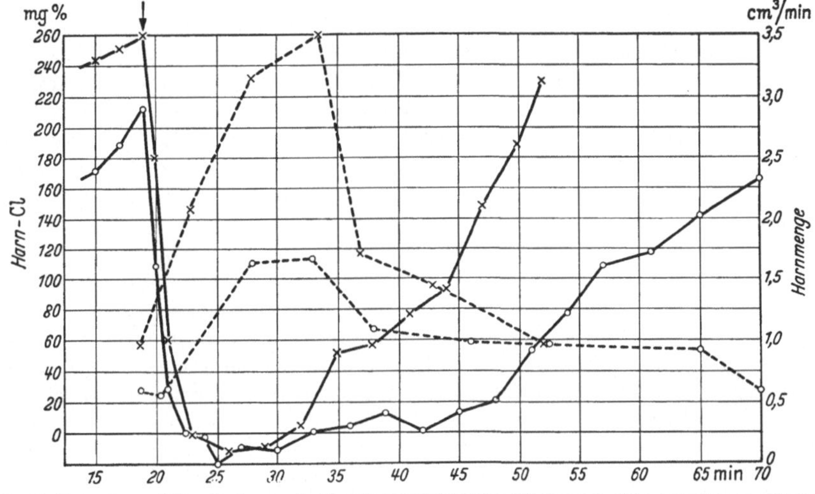

Abb. 60. Prüfung der antidiuretischen und chloridkonzentrierenden Wirkung der Kernextrakte am Blasenfistelhund Fiffi (6,7 kg) nach STEHLE (1934). 2 Std vor Versuchsbeginn 100 cm³ Wasser per Schlundsonde, zum Versuch 300 cm³ Wasser per Schlundsonde. Bei einer Diurese von 2—3 cm³ Harn/min intravenöse Injektion der Extrakte in einer Dosis entsprechend dem 4,0 , 10⁻⁵ten Teil des jeweiligen Kerns (↓).

—×——×— Harnmenge in cm³/min } (Nucleus supraopticus
- - ×- - - - -×- - Chloridkonzentration in mg-% }
—o——o— Harnmenge in cm³/min } (Nucleus paraventricularis)
- -o- - - - -o- - Chloridkonzentration in mg-% }

Aus HILD und ZETLER 1951.

Hunde eine auffallend starke Anreicherung von Neurosekret in denselben Bezirken regelmäßig nachweisen kann. Auch der für den Hund bezeichnende Reichtum des neurosekretorischen Systems an HERRING-Körpern, d. h. sekrethaltigen Faserverdickungen, läßt sich bei Rind und Schwein nicht feststellen.

In Parallele zum histologischen Bild findet man nun beim Hunde hohe, bei Rind und Schwein niedrige Werte für den Hormongehalt des neurosekretorischen Systems (HILD und ZETLER). In 1 mg Trockensubstanz vom Hinterlappen des Hundes sind 4,20 VÖGTLIN-Einheiten Adiuretin enthalten, des Schweines 2,48 und des Rindes 1,55 Einheiten. Bezieht man den Hormongehalt der Hypothalami auf den des Hinterlappens, so ergeben sich in prozentualer Berechnung folgende

Adiuretinwerte: 1. Hund 17,3; 2. Schwein 0,36; 3. Rind 0,24 %. Es zeigt sich also, daß neurosekretorische Zwischenhirnkerne und Hinterlappen in der Tat viel, neurosekretarme dagegen wenig Adiuretin enthalten. Grundsätzlich gleichartige Ergebnisse erzielten HILD und ZETLER (1952) in histologisch-pharmakologischen Untersuchungen am Zwischenhirn-Hinterlappensystem des Menschen, das starke Schwankungen seines Neurosekretbestandes, damit Hormongehaltes, aufweist. Inwieweit Alter, Lebensweise und Krankheit — es gelangte Sektionsgut zur Untersuchung — für diese Schwankungen verantwortlich sind, muß dahingestellt bleiben. Solange diese Frage nicht geklärt ist, wird man die Neurosekretion beim Menschen nicht mit JUNG (1953) als „ein phylogenetisches Relikt von neurohormonalen Funktionen" auffassen können, die bei niederen Tieren stärker ausgeprägt sind. Im Verlaufe dieser Darstellung wird übrigens darauf hinzuweisen sein, daß die für die Beziehung zwischen Neurosekret und Adiuretin zutreffenden Feststellungen auch für das Oxytocin und Vasopressin Geltung beanspruchen.

Ein Überblick über die Ergebnisse histologischer und pharmakologischer Studien läßt erkennen, daß *sämtliche Fundstellen des färberisch charakterisierbaren Neurosekrets Adiuretin enthalten.* Es wäre freilich verfehlt, den Schluß zu ziehen, eine antidiuretische Wirksamkeit der Neurone des Nucleus paraventricularis und supraopticus liege *ausschließlich* dann vor, wenn im Schnittpräparat mit Chromalaunhämatoxylin färbbares Neurosekret nachgewiesen werden kann. WINGSTRAND (1953) stellte eine wenn auch geringe antidiuretische Wirkung von Extrakten der Hypothalamusregion des Hühnchens (Testobjekt Kröte) schon 3—4 Tage vor dem Termin der färberischen Nachweisbarkeit der „Gomorisubstanz" fest, deren Menge in der Folge mit steigender Wirksamkeit der Extrakte zunimmt. Dieser Befund läßt sich einmal zwanglos dahingehend interpretieren, daß *Hormone* schon gebildet werden, bevor die *Trägersubstanz* vorliegt. Er spricht auf der anderen Seite aber auch für die Sonderstellung der hier zur Diskussion stehenden Zwischenhirnneurone. Man wird nun geneigt sein, das neurosekretorische Zwischenhirn-Hinterlappensystem als den Produzenten dieses Wirkstoffes anzusprechen. Dies um so mehr, als das morphologische Verhalten der Ganglienzellen im Nucleus supraopticus und paraventricularis am zwanglosesten im Sinne einer Stoffproduktion zu deuten ist. Es ist indessen zu fordern, daß die Richtigkeit dieser Auffassung in noch eindeutigerer Weise dargelegt wird. In experimentellen Untersuchungen bemühten sich daher HILD und ZETLER (1953), den Beweis für die Entstehung des Adiuretins — und der übrigen sog. Hinterlappenhormone — (vgl. S. 67, 72) — im Hypothalamus zu erbringen. Die Frage nach dem Bildungsort der Hinterlappenwirkstoffe ist auf das engste mit jener verknüpft, dank welchem Mechanismus es zur Ansammlung hormonhaltigen Sekrets im Hinterlappengewebe kommt. Da die Untersuchungen von HILD und ZETLER (1953) über die Bildungsstätte der Hinterlappenhormone von einer *Hypothese* bezüglich des Vorganges der Sekretanreicherung im Hinterlappen ausgehen, soll zunächst auf diese eingegangen werden. Es handelt sich um die Vorstellung eines *Neurosekrettransportes* von den Zwischenhirnkernen und Neurohypophyse. Diese Hypothese, deren Stichhaltigkeit nochmals in größerem Zusammenhang zu betrachten sein wird (vgl. S. 74), verdankt ihre Entstehung einer Interpretation des histologischen Bildes des neurosekretorischen Systems, wie es sich vor allem mit der Chromalaunhämatoxylinfärbung gewinnen läßt.

Wie erwähnt, zeigen die Ganglienzellen der hier in Frage kommenden Zwischenhirnkerne wechselnde Zustände ihrer Beladung mit Neurosekret, granulärem oder tropfigem Material, dessen Menge bei manchen Formen zu jener der NISSL-Substanz im umgekehrten Verhältnis steht (BARGMANN 1949, SCHARRER 1954,

Literatur). Das gleiche Material läßt sich innerhalb bzw. in der Oberfläche der
von den Zellen ausgehenden marklosen Axone beobachten und schließlich auch
in der Neurohypophyse einwandfrei nachweisen. Da es keine Hinweise auf eine
lokale Entstehung des mit Chromalaunhämatoxylin färbbaren Materials im Hinterlappen gibt und es außerdem nicht wahrscheinlich wäre, daß diese Substanz von
den Nervenendigungen im Hinterlappen aufgenommen und in Richtung auf
den Hypothalamus weitergeleitet wurde, schien die Hypothese eines *zentrifugalen*
Stofftransportes die einleuchtendste zu sein (vgl. BARGMANN 1949), wie sie schon
von SCHARRER (1930) und PALAY (1943) zu einer Zeit vorgetragen wurde, als
der Sekretbestand des Tractus supraoptico-hypophyseus und praeoptico-hypophyseus noch nicht vollständig erfaßt werden konnte. Eine gewisse Stütze findet

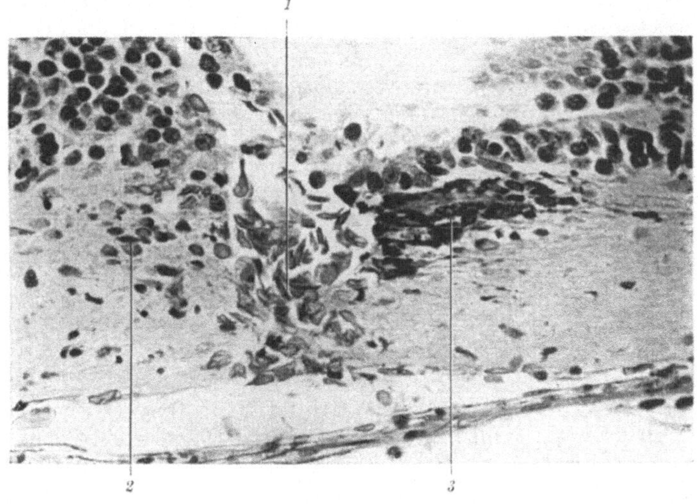

Abb. 61. Schnittstelle (*1*) durch den Tractus praeoptico-hypophyseus einer Kröte *(Buto vulgaris)*. Distale Faserstümpfe (*2*) fast frei von Neurosekret, proximale Faserstümpfe (*3*) verdickt und sekretreich.
(Chromalaunhämatoxylinfärbung, Apochr. 20, Ok. 10×, Abstand 30 cm.) Aus HILD 1951.

die Hypothese eines Transportes innerhalb der neurosekretorischen Bahn („neurosecretory pathway") unter anderem durch Untersuchung des radioaktiven P^{32},
das innerhalb von Nervenfasern in cellulifugaler Richtung weitergeleitet wird
(SAMUELS und Mitarbeiter 1951, vgl. auch S. 74f.).

Anhaltspunkte für den tatsächlichen Ablauf eines Sekrettransportes vom
Hypothalamus zur Neurohypophyse ergeben sich aus Experimenten von HILD
(1951), die an Fröschen und Kröten durchgeführt wurden. Untersucht man
den Tractus praeoptico-hypophyseus der Kröte nach Hypophysektomie, dann
sieht man vom 2. Tage nach der Operation an eine erhebliche Dickenzunahme
der Fasern des Tractus besonders in Nähe der Verletzungsstelle, verbunden mit
einer starken Beladung der verdickten Partien mit Neurosekret (Abb. 61). Noch
aufschlußreicher sind Versuche, bei denen einer Stieldurchtrennung eine Entleerung des Hinterlappens durch Einsetzen der Tiere in 1—1,2%ige Kochsalzlösung, also eine Belastung der Osmoregulation, vorausgeschickt wurde. Mit
dieser Maßnahme ist auch eine Aktivierung der Ganglienzellen des Nucleus
praeoptico-hypophyseus verbunden. Untersucht man den Tractus praeoptico-
hypophyseus 9—11 Tage nach der Operation, dann sieht man *distal* von der
Unterbrechungsstelle weder Fasern der neurosekretorischen Bahn noch Neurosekret. Offenbar sind die distalen Bahnabschnitte degeneriert. Auch der

atrophisch gewordene Hinterlappen läßt keine Nervenfasergeflechte mehr erkennen. In den *proximalen* Faserstümpfen dagegen, die über eine größere Strecke hin mäßig verdickt sind, findet sich eine starke Sekretanreicherung. Die Sekretkörnchen nehmen hauptsächlich die peripheren Bezirke des Axoplasmas ein. Die Versuche von HILD, aus denen sich ein cellulifugaler, bei Bahnunterbrechung gestoppter Stoffstrom folgern läßt, haben ihre Bestätigung durch STUTINSKY (1951) an der Ratte, SCHARRER und WITTENSTEIN (1952) am Hunde gefunden. MAZZI (1953) konnte diese Beobachtungen durch die Feststellung ergänzen, daß auch bei Hypothalamusläsion eine Neurosekretstauung im proximalen Abschnitt des Tractus praeoptico-hypophyseus (Triton) auftritt. Gleichsinnige Befunde beim Vogel verdanken wir BENOIT und ASSENMACHER (1952, 1953). Neuerdings konnte HILD (1954) an dem Fortsatz einer lebenden, in vitro gehaltenen Ganglienzelle des Nucleus paraventricularis (Hund) eine Cytoplasmaströmung beobachten

Tabelle 3. *Normaler Adiuretingehalt (I) des Zwischenhirn-Neurohypophysensystems des Hundes (Mittelwerte von 10 Tieren) in IE je Individuum, verglichen mit dem Adiuretingehalt nach 8 tägigem Dursten.*

	Nucleus paraventricularis	Nucleus supraopticus	Tuber cinereum	Hinterlappen
I	0,31	0,61	1,29	13,88
II	0,144 (46,4%)	0,18 (29,5%)	0,22 (17,0%)	2,1 (15,1%)

Aus HILD und ZETLER (1953).

und mikro-kinematographisch festhalten (Abb. 77, S. 78), die nach Erhöhung des osmotischen Druckes im Kulturmedium in cellulifugaler Richtung beschleunigt ablief.

Im Lichte dieser Untersuchungen bedürfen unsere Vorstellungen von der funktionellen Bedeutung der Neurohypophyse insofern einer Revision, als dieser Abschnitt der neurosekretorischen Bahn nunmehr lediglich als *Stapel-* und *Abgabeort* eines im Hypothalamus gebildeten Wirkstoffes erscheint (BARGMANN 1951, BARGMANN und SCHARRER 1951). Um dieser Auffassung von der *Depotfunktion der Neurohypophyse* eine weitere Stütze zu verleihen, haben HILD und ZETLER (1953) Stieldurchtrennungen am Hunde in Kombination mit Durstversuchen und Bestimmungen des Hormongehaltes in den einzelnen Hirnabschnitten vorgenommen. Im Hinblick auf die Parallelität der Konzentration von Neurosekret und Hormongehalt war zu erwarten, daß der Ort der Sekretstauung nach Bahndurchschneidung auch einen Ort der Hormonanreicherung darstellt. Aus der Lokalisation der Hormonstauungen muß sich die Herkunft der Wirkstoffe erschließen lassen. Ferner sind Rückschlüsse auf den Depotcharakter der Neurohypophyse zu erhoffen, wenn es gelingt, dieses Depot zu entleeren, seine Wiederauffüllung zu beobachten und unter Umständen zu verhindern.

Die Untersuchungen von HILD und ZETLER (1953), denen ein Material von insgesamt 91 Hunden zugrunde liegt, erstrecken sich auf folgende Gruppen: 1. Normale Kontrolltiere, 2. und 3. Dursttiere, Wasserentzug für 8 bzw. 14 Tage, 4.—7. Dursttiere, die nach 14tägigem Dursten über einen verschieden langen Zeitraum (12 Std bis 8 Tage) Wasser erhielten, 8. Dursttiere, bei denen eine Durchtrennung des Hypophysenstieles (Methode von ASCHNER) vorgenommen wurde. Der Operation folgte eine Phase der Wasseraufnahme.

Ziel der Durstversuche war, eine *Entspeicherung* des neurosekretorischen Systems von Neurosekret und damit *Abgabe von Hormon* zu erreichen. Bei einer Durchtrennung des Tractus supraoptico-hypophyseus im Zustande der Entspeicherung müßte sich in einer anschließenden Erholungsphase eine erneute Anreicherung hormonhaltiger Trägersubstanz in Zuordnung zum Bildungsorte, d. h. proximal oder distal, einstellen. Erwartet wurde ferner eine Aussage über den wichtigsten Ort der Hormonspeicherung, da anzunehmen ist, daß sich bei einer Belastung des Systems in erster Linie der Stapelplatz entleert. Da der Adiuretinhunger des Organismus bei Durst wächst,

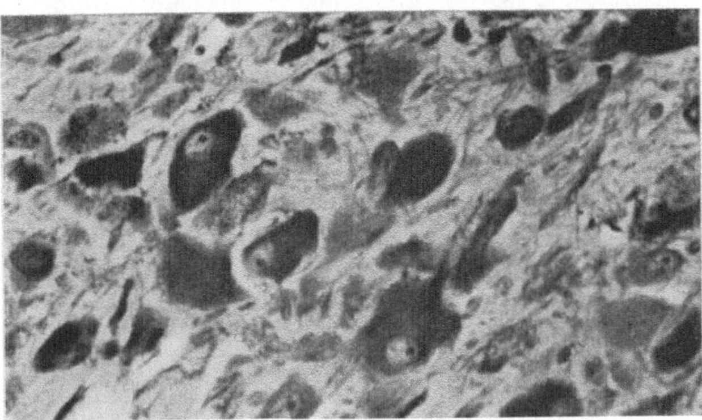

Abb. 62. Ganglienzellen aus dem Nucleus supraopticus eines Normalhundes, die große Mengen von Neurosekret enthalten.

ist weiterhin mit der Möglichkeit zu rechnen, daß die gesteigerte Tätigkeit der Hormonbildungsstätten histologisch erfaßt werden kann. Schließlich erwarteten die Autoren eine Wiederauffüllung des Speicherungsorgans Hinterlappen, der ein Rückgang der Aktivitätssteigerung in den Bildungsstätten entsprechen müßte.

Ein Vergleich der Hormonmengen in allen Abschnitten des neurosekretorischen Systems von Normaltieren (Tabelle 3, Abb. 62, 63) und von Hunden, die 8 Tage gedurstet hatten, ergibt eine deutliche *Verringerung des Adiuretinbestandes bei den Dursttieren.* Insbesondere die Neurohypophyse ist von diesem Verlust betroffen. Entsprechend weicht auch das histologisch-färberische Bild der Ganglienzellen, des Faserzuges und des Hinterlappens von dem der Norm ab. Das Cytoplasma der Ganglienzellen des Nucleus supraopticus und paraventricularis des normalen

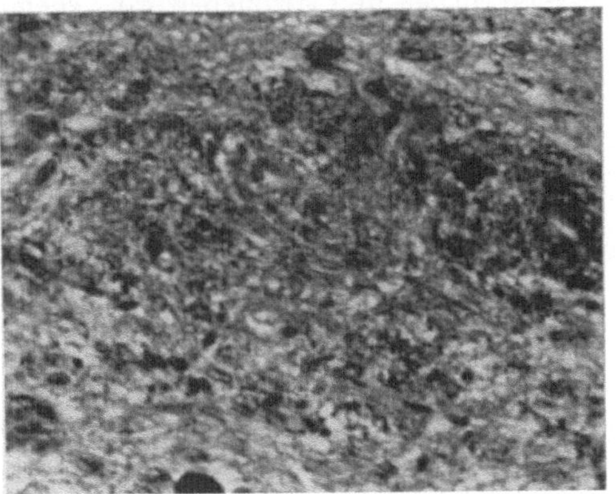

Abb. 63. Ausschnitt aus den Hypophysenhinterlappen eines normalen Hundes. Starke Anhäufung von Neurosekret.

Hundes ist bei der Mehrzahl der Zellelemente stark mit Sekretkörnchen beladen. Bei den Dursttieren dagegen findet man sehr viel mehr Nervenzellen, die keine oder nur wenige Granula enthalten. Unter den Ganglienzellen der Dursttiere sieht man weit mehr Elemente mit randständiger Lage der NISSL-Substanz als beim Normaltier, ein Zustandsbild, das HILD und ZETLER (1953) als Ausdruck einer beginnenden Produktionssteigerung auffassen, zumal es mit einer Vergrößerung der Zellkerne einhergeht (EICHNER 1952, vgl. S. 46f.). Noch auffälliger als im Kerngebiet tritt die Verarmung an Neurosekret im Hinterlappen in Erscheinung, wo besonders die capillarfernen Gewebsbezirke entleert erscheinen. Zwischen histologischem Befund und pharmakologischer Auswertung besteht also Übereinstimmung.

Nach 14tägigem Dursten ist der Adiuretinbestand in allen Teilen des Systems weiterhin abgesunken, wiederum in Übereinstimmung mit dem histologischen Bilde. Die Neurosekretgranula sind weitgehend aus den Zellen verschwunden, deren NISSL-Substanz in praktisch allen Fällen periphere Lage einnimmt. Der Hinterlappen ist so erheblich entspeichert, daß die Nervenfasergeflechte in

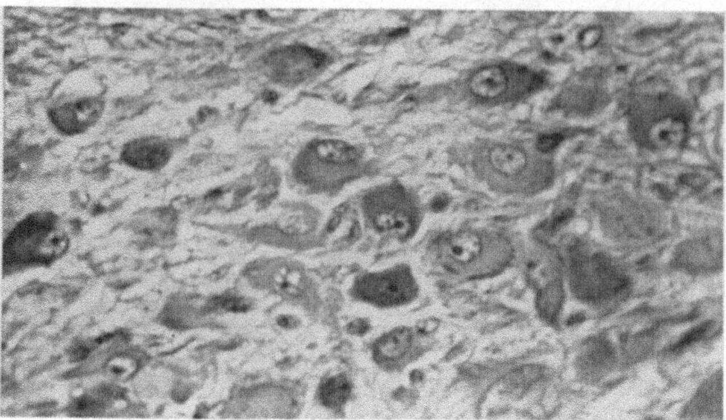

Abb. 64. Ganglienzellen aus dem Nucleus supraopticus eines Hundes nach 8tägigem Dursten. Das Neurosekret ist aus den Zellen mehr oder weniger geschwunden.

weitem Maße freigelegt sind. Der im Chromalaunhämatoxylinpräparat normalerweise ausgezeichnet sichtbare Tractus supraoptico-hypophyseus ist mit der gleichen Färbemethode kaum mehr darstellbar, da die an ihn gebundenen Neurosekretkörnchen und -tröpfchen weitgehend verschwunden sind.

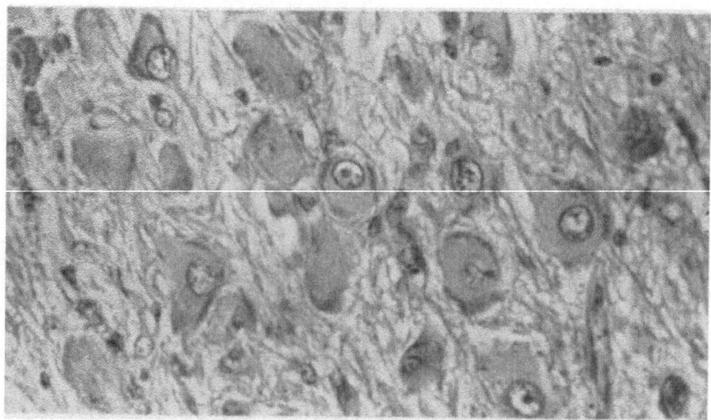

Abb. 65. Ganglienzellen aus dem Nucleus supraopticus eines Hundes nach 14tägigem Dursten. Das Neurosekret hat die Zelleiber nahezu völlig verlassen, die NISSL-Substanz liegt ausgesprochen peripher. Frontalschnitte 7 μ. Gomorische Chromalaunhämatoxylin-Phloxinfärbung. Vergr. etwa 360mal. Aus HILD und ZETLER 1953.

Die Übereinstimmung zwischen Hormongehalt und Schnittbild fällt auch bei den Tieren ins Auge, die sich nach 14tägigem Dursten durch Wasseraufnahme für 12 Std erholten. Interessanterweise sinkt der Adiuretingehalt der Neurohypophyse innerhalb der 12stündigen Erholungszeit noch weiter ab, ebenso der Neurosekretbestand (vgl. Tabelle 4, Abb. 67), der wie in den oben skizzierten Versuchen mit Hilfe der Lichtabsorptionsmessung beurteilt wurde. Im Zwischenhirn ist ein leichter Anstieg der Adiuretinwerte zu verzeichnen.

Nach 24stündiger Erholung läßt sich eine Zunahme des Adiuretingehaltes des Hinterlappens ermitteln, während sich das Kerngebiet durch eine sinkende

Tendenz der Hormonwerte auszeichnet. Dementsprechend hat die Neurosekretmenge in der Neurohypophyse wesentlich zugenommen. Es kommt also zur beschleunigten Auffüllung des durch Durst entleerten Speicherorgans. Einen weiteren Anstieg der Hormonwerte, dem eine Vermehrung des Neurosekrets entspricht, beobachtet man bei den Tieren, denen eine 4tägige Erholungszeit mit Wasserzufuhr ad libitum vergönnt war (Tabelle 5). Die Hyperaktivität der Ganglienzellen macht allmählich einem normalen Verhalten Platz. Die Zellkerne kehren langsam zu den Volumwerten der Norm zurück, es treten zunehmend mehr Sekretkörnchen im Cytoplasma auf. Dieses Phänomen wird von HILD und ZETLER als Ausdruck einer Stapelung betrachtet. Auch nach 8tägiger Er

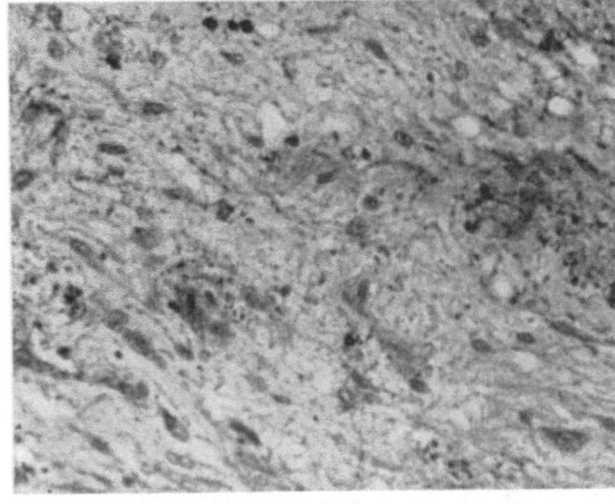

Abb. 66. Ausschnitt aus dem Hypophysenhinterlappen eines Hundes nach 14tägigem Dursten. Weitgehender Schwund der Neurosekretgranula. Weitere Angaben wie Abb. 65. Aus HILD und ZETLER 1953.

holung sind die Hormonwerte und das histologische Bild noch nicht normalisiert (Tabelle 6). Immerhin weisen die Zwischenhirnkerne kaum mehr entleerte Ganglienzellen auf. Der im Laufe der Durstperiode an Sekret verarmte und daher nicht mehr färberisch klar darstellbare Tractus supraoptico-hypophyseus ist durch die Chromalaunhämatoxylinfärbung wieder deutlich sichtbar zu machen. Im Hinterlappen beherrscht das nunmehr auch in den capillarferneren Regionen wieder nachweisbare Neurosekret das Blickfeld.

Die von HILD und ZETLER (1953) an Hunden durchgeführten Versuche geben Einblick in das Verhalten des neurosekretorischen Systems während des Durstens und nach anschließender Wasseraufnahme. Sie schaffen die Voraussetzung für eine Prüfung der Transporthypothese am gleichen Objekt. Die Autoren *durchtrennten den Hypophysenstiel bei Tieren*

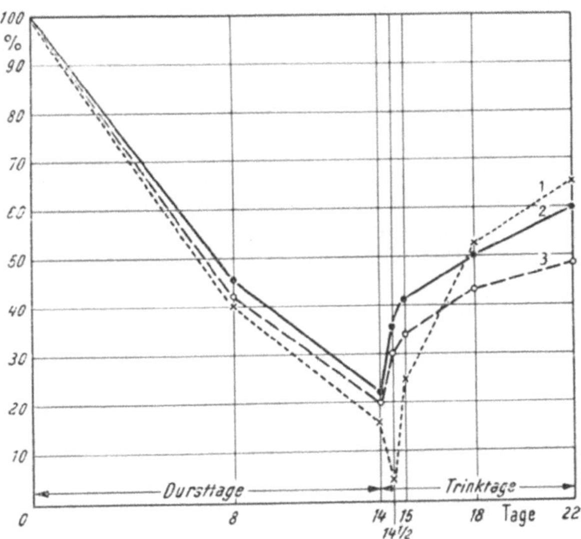

Abb. 67. Graphische Darstellung der Änderungen des mittels Lichtabsorptionsmessung im histologischen Schnitt erfaßten Neurosekretkonzentration in verschiedenen Durst- und Erholungsphasen. Die erhaltenen absoluten Meßwerte wurden mit Hilfe von Nomogrammen, die für jeden Abschnitt der neurosekretorischen Bahn gesondert aufgestellt wurden, auf die numerische Ordinate umgerechnet. Ordinate: Relative Neurosekretkonzentration (Mittelwerte aus je 10 Einzelmessungen bei je 10 Tieren); Abszisse: Die seit dem Beginn des Durstens verstrichene Zeit in Tagen. *1* Neurohypophyse; *2* Nucleus paraventricularis; *3* Nucleus supraopticus. Aus HILD und ZETLER 1953.

(Abb. 68—71), *die 14 Tage gedurstet hatten* und ließen der Operation eine *Trinkperiode folgen.* Als besonders günstiger Zeitpunkt der histologischen Untersuchung erwies sich der 4. Tag nach dem Eingriff. In dieser Erholungsphase weisen die zentralen Stümpfe der Fasern des Tractus supraoptico-hypophyseus eine erhebliche Anreicherung von Neurosekret auf (Abb. 69, 71). Zur gleichen Zeit ist es noch nicht zum Auftreten schwererer degenerativer Prozesse gekommen. Als Beginn einer Degeneration ist sicherlich die Anschwellung der marklosen Nervenfasern zu bewerten, die auch an den peripheren Faserstümpfen in Erscheinung tritt. Hier allerdings fehlen die Neurosekretkörnchen. Aus diesem Befunde kann man folgern, daß ein Sekretstrom unterbrochen und hirnwärts

Tabelle 4. *Adiuretingehalt des Zwischenhirn-Neurohypophysensystems bei Hunden (Mittelwert von 10 Tieren) nach 14 tägigem Dursten und 12 stündiger Erholung (Wasserzufuhr ad libitum) in IE je Individuum.*

Nucleus paraventricularis	Nucleus supraopticus	Tuber cinereum	Hinterlappen
0,081 (26,1 %)	0,175 (28,7 %)	0,086 (6,7 %)	0,54 (3,9 %)

von der Läsion zum Stehen kam. Die Lichtabsorptionsmessung des gefärbten Neurosekrets ergab einen Sekretbestand im zentralen Stumpf, der den Neurosekretgehalt des normalen Faserzuges an dieser Stelle eindeutig *übertrifft*. Der Sekretgehalt des peripheren Stumpfes dagegen ist gegenüber der Norm signifikant *herabgesetzt*. In der Neurohypophyse von Hunden, die sich nach Stieldurchtrennung 4 Tage lang erholten, findet man eine Neurosekretmenge wie bei Tieren, die 14 Tage gedurstet und sich nicht erholt hatten, d. h. ein entleertes Organ.

Tabelle 5. *Adiuretingehalt des Zwischenhirn-Neurohypophysensystems des Hundes (Mittelwert von 10 Tieren) nach 14 tägigem Dursten und 4 tägiger Erholung (Wasserzufuhr ad libitum) in IE je Individuum.*

Nucleus paraventricularis	Nucleus supraopticus	Tuber cinereum	Hinterlappen
0,092 (29,7 %)	0,135 (22,2 %)	0,196 (15,4 %)	2,36 (17,0 %)

Die Ganglienzellen des Nucleus supraopticus und paraventricularis weisen im Einklang mit den Erfahrungen von HEINBECKER und WHITE (1941), O'CONNOR (1947) sowie BODIAN und MAREN (1951) 4 Tage nach der Operation noch keine typischen Degenerationsmerkmale auf. Ihr Zustand, teilweise durch Verklumpung der NISSL-Substanz, mitunter durch zerrissenes Aussehen der Zellkonturen gekennzeichnet, entspricht dem der primären Reizung. Dies trifft besonders für den Nucleus supraopticus zu, der weniger weit als der Nucleus paraventricularis von der

Tabelle 6. *Adiuretingehalt des Zwischenhirn-Neurohypophysensystems des Hundes (Mittelwert von 10 Tieren) nach 14 tägigem Dursten und 8 tägiger Erholung (Wasserzufuhr ad libitum) in IE je Individuum.*

Nucleus paraventricularis	Nucleus supraopticus	Tuber cinereum	Hinterlappen
0,096 (31,0 %)	0,219 (36,0 %)	0,118 (9,2 %)	4,85 (34,9 %)

Läsionsstelle entfernt ist. Es kann angenommen werden, daß die Nervenzellen nach der Bahnunterbrechung noch eine Weile sekretorisch tätig sind, bevor sie einer Degeneration anheimfallen, enthalten sie doch mehr Neurosekret als die Nervenzellen nichtoperierter Tiere in der gleichen Erholungsphase.

Die morphologischen Ergebnisse der Durchschneidungsversuche an Tieren, die nach einer Durstperiode wieder Wasser zu sich nehmen konnten, finden eine interessante Parallele in der *pharmakologischen Auswertung* der verschiedenen Abschnitte des von der Bahnunterbrechung betroffenen neurosekretorischen Systems (Tabelle 7). Wenn man das Tuber cinereum, praktisch also den proximalen Faserstumpf extrahiert, so erhält man für das Adiuretin einen Wert, der den nach 8tägiger Erholung festzustellenden beträchtlich übersteigt. Da auch die Hormonwerte für die Zwischenhirnkerne ansteigen, kann man

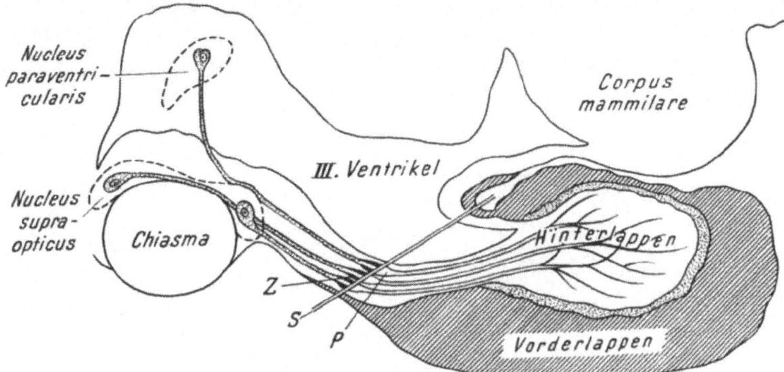

Abb. 68. Schematische Darstellung der neurosekretorischen Bahn beim Hund mit der Lage des Operationsschnittes (*S*). *Z* Zentraler Stumpf des Tractus supraoptico-hypophyseus mit Andeutung der Neurosekretanstauung; *P* peripherer Stumpf des Tractus. Aus HILD und ZETLER 1953.

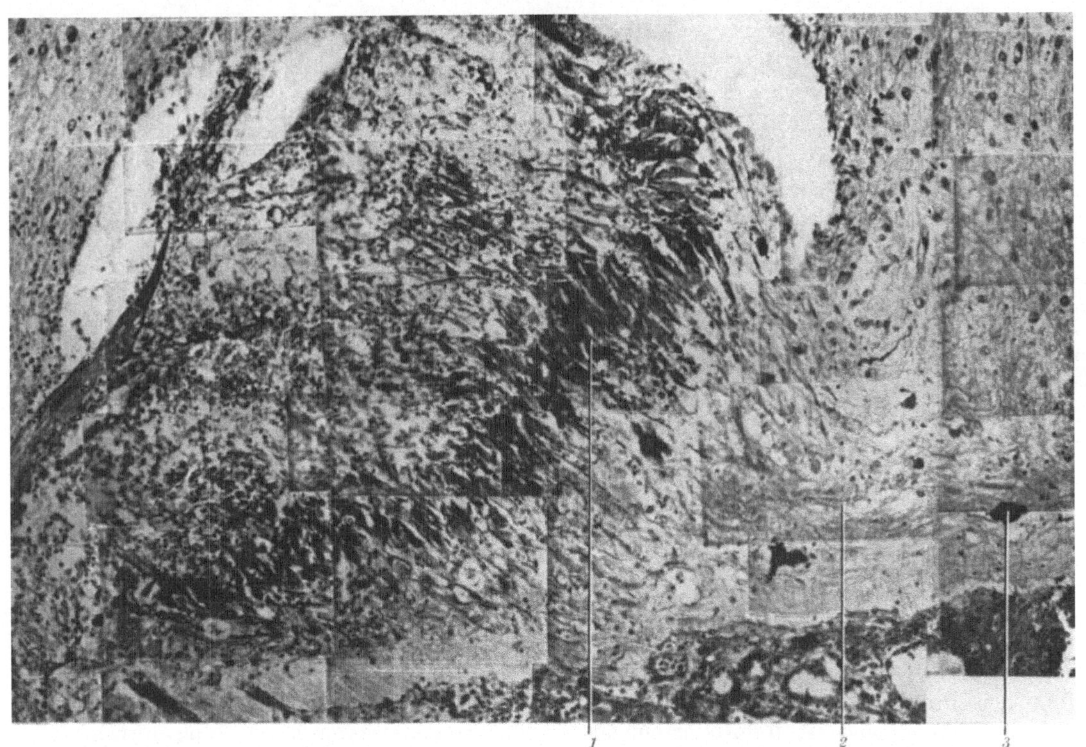

Abb. 69. Photomontage des Operationsgebietes bei 360facher Vergrößerung. Zentraler Stumpf. Schnittdicke 7 μ, Chromalaunhämatoxylin-Phloxinfärbung. Eine Auftrennung in zwei gesonderte Bilder (vgl. Abb. 70) wurde vorgenommen, da zwischen den beiden Stümpfen ein großes Blutcoagulum liegt. *1* Im zentralen Stumpf verquollene, stark neurosekrethaltige Faserenden; *2* Fasern von normaler Dicke; *3* HERRING-Körper (umschriebene sekrethaltige Faserverdickungen). Aus HILD und ZETLER 1953.

behaupten, die Hormonstauung sei nach Stieldurchtrennung zwar im proximalen Stumpf am stärksten, erstrecke sich darüber hinaus aber auch bis in das Kerngebiet, d.h. den Bildungsort. Der Hormonzunahme in den proximal von der

Läsion gelegenen Gebieten steht eine signifikante Abnahme in der Neurohypophyse gegenüber. Die Versuchsergebnisse von HILD und ZETLER sprechen nicht nur dafür, daß die *Zwischenhirnkerne* Nucleus supraopticus und paraventricularis *Hormonbildungsstätten* sind, und daß ein von dort ausgehender *Wirkstoffstrom* der Neurohypophyse zufließt. Sie enthalten auch einen ersten Anhaltspunkt für eine Schätzung der *Geschwindigkeit* dieses Vorgangs: Beim Dursthund findet schon

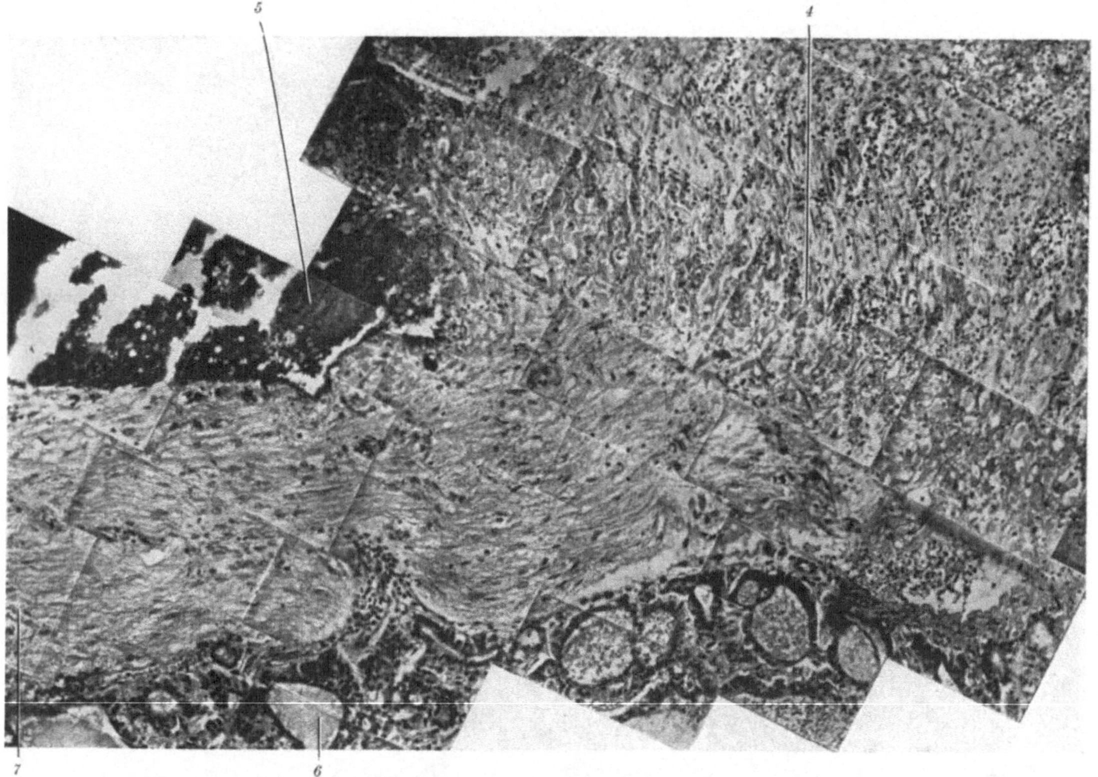

Abb. 70. Peripherer Stumpf. Die Faserverläufe des Tractus in den beiden Abbildungen sind nicht völlig normal, da die Stümpfe bei der Operation etwas aus ihrer normalen Lage verdrängt wurden. *4* Im peripheren Stumpf angeschwollene Faserenden ohne Neurosekretgehalt; *5* Blutcoagulum; *6* Mittellappen der Hypophyse mit Follikeln; *7* Übergang des peripheren Stumpfes in den Hypophysenhinterlappen. Aus HILD und ZETLER 1953.

2 Std nach Unterbrechung des Tractus supraoptico-hypophyseus eine deutliche Sekretanreicherung in den proximalen Faserstümpfen statt.

Wir kommen nunmehr zur Behandlung der Frage nach der *Natur der Trägersubstanz*, die im Hypothalamus gebildet wird. Das Neurosekret, an welches das Adiuretin und, wie noch dargelegt wird, auch das Oxytocin und Vasopressin gebunden sind, ist in unfixiertem Zustande in einigen organischen Lösungsmitteln löslich, so in Alkohol, Chloroform, Benzol und Aceton. Aus frischen Neurohypophysen läßt sich das Sekret mit Alkohol ausziehen und nach Abdampfen des Alkohols im Rückstande wieder färberisch nachweisen (HILD 1951). Die in der Trägersubstanz befindlichen Hormone selbst sind wasserlöslich (HILD 1951, HILD und ZETLER 1951). Eine Charakterisierung der Trägersubstanz, die nach STAMMLER (1952) eine positive Acetalphosphatidreaktion gibt, hat SCHIEBLER (1951, 1952) unter Heranziehung verschiedener histochemischer Reaktionen

(Perjodsäure-SCHIFF-Reaktion, MILLON-Reaktion, Fettnachweis usw.) angestrebt. Es zeigt sich, daß im neurosekretorischen System perjodsäure- und millon-positive, ferner sudanophile Stoffe in gleicher Verteilung wie das Neurosekret enthalten sind. Nach SCHIEBLERs Auffassung liegt in dem Neurosekret ein Glykolipoproteinkomplex vor, d. h. ein Symplex aus Kohlenhydraten, Eiweißen und Lipoiden. Das Vorhandensein von Lipoiden im Hinterlappenkolloid erwähnen

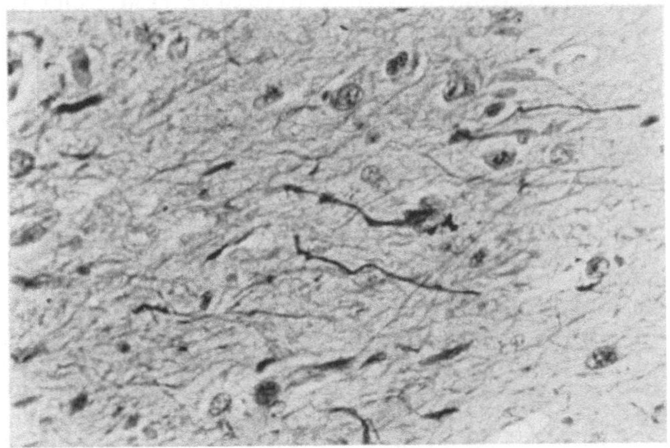

Abb. 71a. Tractus supraoptico-hypophyseus eines Normalhundes an der für die Operation vorgesehenen Stelle.

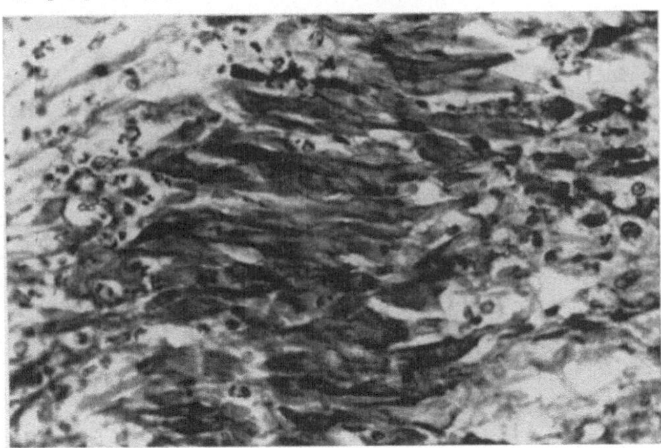

Abb. 71b. Stark neurosekrethaltige aufgeschwollene Faserenden des zentralen Stumpfes des operativ durch-trennten Tractus supraoptico-hypophyseus 4 Tage nach der Operation bei stärkerer Vergrößerung (Ausschnitt aus Abb. 69). Aus HILD und ZETLER 1953.

auch BACHRACH, KOVAĆS, VARRÓ und OLÁH (1952); mit der Färbemethode von SMITH-DIETRICH kann das Kolloid der menschlichen Neurohypophyse hervor-gehoben werden. Es handelt sich um eine feulgennegative Substanz. Aus welchen Gründen das Neurosekret mit Chromalaunhämatoxylin dann darstellbar ist, wenn man — natürlich unter Vermeidung alkoholhaltiger Agentien — der Färbung eine Oxydation am Schnitt vorausschickt, ist unbekannt. Die von SCHIEBLER (1951) hervorgehobene Tatsache, daß eine elektive Darstellung des Neurosekrets auch mit anderen Kernfarbstoffen gelingt, wenn eine Oxydation vorgenommen wird, hält davon ab, die Chromalaunhämatoxylinfärbung mit einer histochemischen Reaktion von hoher Spezifität zu vergleichen.

Faßt man die auf die Steuerung des Wasserhaushaltes und die Osmoregulation sich beziehenden Forschungsergebnisse zusammen, so ergibt sich folgendes Bild: Die Ganglienzellen des Nucleus paraventricularis und supraopticus produzieren ein granuläres, färberisch elektiv darstellbares Sekret, das auf dem Wege des Tractus supraoptico-hypophyseus der Neurohypophyse zugeleitet und dort gespeichert wird. Dieses Neurosekret verkörpert die Trägersubstanz des Adiuretins; auf die kritischen Bemerkungen von GOSLAR (1952) und HAGEN (1952) zu dieser von mir vertretenen Anschauung wird später eingegangen (s. S. 79 f.).

Auf welche Weise es zur *Freisetzung des antidiuretischen Hormons aus dem Depotorgan Hinterlappen* kommt, ist noch unklar. Zwei Möglichkeiten der nervösen, zu einer raschen Ausschwemmung führenden Steuerung der Wirkstoffabgabe sind gegeben. Einmal könnten die sekretorisch tätigen Neurone selbst, in denen außer dem Neurosekret *Neurofibrillen* nachzuweisen sind (STUTINSKY, in SCHARRER 1954), die Ausschwemmung verursachen, nachdem eine Reizung im Kerngebiet erfolgte (vgl. VERNEYs Erfahrungen). Außerdem aber sind sekretfreie marklose Neurone vorhanden, die mit der Leitung von Impulsen in die Neurohypophyse möglicherweise eine Anlassertätigkeit ausüben.

Tabelle 7. *Adiuretingehalt des Zwischenhirn-Neurohypophysensystems des Hundes (Mittelwerte von 10 Tieren) nach 14 tägigem Dursten. Durchtrennung des Tractus supraoptico-hypophyseus und anschließenden 4 Trinktagen in IE je Individuum.*

Nucleus paraventricularis	Nucleus supraopticus	Tuber cinereum	Hinterlappen
0,10 (32,3%)	0,325 (53,3%)	0,675 (52,3%)	1,01 (7,3%)

Beispielsweise könnten die von KOELLA (1949) unter anderem nachgewiesenen raschen Ausschwemmungen von Adiuretin auf das Wirken solcher Anlasserneurone zu beziehen sein. Es muß weiteren experimentellen Untersuchungen vorbehalten bleiben, die Richtigkeit dieser Hypothese zu prüfen.

Zu klären ist weiterhin die Frage, ob dem *Gliagewebe* des Hinterlappens, den Pituicyten eine Funktion bei der Abgabe von Adiuretin zufällt. Die Tatsache, daß den Pituicyten ein wohlentwickelter GOLGI-Apparat eigen ist (ROMIEU und STAHL 1951), scheint für ihre besondere funktionelle Aktivität zu sprechen. Verschiedene Beobachtungen lehren, daß die Entspeicherung der Neurohypophyse mit Veränderungen ihrer Gliazellen verbunden sein kann. Schon SELYE und HALL (1943) haben bei der mit Kochsalz behandelten Ratte Pituicytenteilungen festgestellt, ebenso erwähnt CHAMBERS (1945) eine Vermehrung der Mitosenzahl im Hinterlappen bei chronischer Kochsalzbelastung. Wie HILD (1951, Frosch) und ORTMANN (1951, Ratte) berichten, treten bei Belastungen des neurosekretorischen Systems, d.h. bei gesteigerter Wirkstoffabgabe an die Blutbahn, Mitosen der Pituicyten auf. Die mitotische Aktivität scheint dann ihren Höhepunkt erreicht zu haben, wenn das System beginnt, sich der gesteigerten Belastung anzupassen. Auf diese Weise wird dem Ausschwemmungsprozeß vielleicht eine größere Zahl von Zellelementen dienstbar gemacht. Nach neueren Untersuchungen von ORTMANN (im Druck) läßt sich die Steigerung der Mitoserate im Durstversuch (Ratte) statistisch sichern. KRATZSCH (1951) erwähnt zwar keine Mitosen der Pituicyten bei der alloxandiabetischen Diurese, d.h. Entleerung des Hinterlappens (Ratte), wohl aber eine auffällige Verminderung der abgerundeten Pituicyten mit optisch leerem Cytoplasma, das kaum Vacuolen aufweist. Neuerdings beobachteten HILD und ZETLER (1953) gelegentlich ihrer Durst- und Erholungsversuche am Hunde keine Pituicytenmitosen, auf der Höhe des Durstens jedoch eine blasige Umwandlung der Zellen; diese Zellveränderung ist voll reversibel. Auch MAZZI (1953) vermißt Pituicytenmitosen bei Molchen, die einer Belastung ihrer Osmoregulation durch Aufenthalt in 1%iger Kochsalzlösung ausgesetzt waren. Angesichts der Verschiedenheit der Aussagen, die immerhin für eine Beteiligung der Hinterlappenglia an der Inkretausschwemmung sprechen dürften (s. auch STUTINSKY 1953), sind neue systematische Untersuchungen erforderlich. Nach den Untersuchungen von HILD (1954) an Gewebekulturen des Hinterlappens hat man mit einer erheblichen Wandlungsfähigkeit der Pituicyten als der den örtlichen Gegebenheiten angepaßten protoplasmatischen Astrocyten zu rechnen. Dieses Verhalten macht die Unterschiedlichkeit der Aussagen erklärlich.

Man würde dem diencephalen Kernkomplex sicherlich eine zu eng umgrenzte Funktion in der Beherrschung des Wasserhaushaltes zuschreiben, wollte man sich auf die Nennung der sekretorischen und einer nervalen, die Ausschüttung regulierenden Tätigkeit beschränken. Für die Erhaltung des Wasserbestandes in den Geweben und für die Ausschwemmung ist das Auftreten des *Durstgefühls* von vitaler Bedeutung, dessen Entstehung unter anderem auf Veränderungen der osmotischen Verhältnisse des Blutes zurückgeführt wurde, die auf Zwischenhirnzentren einwirken. Wie MARX (1941) erwähnt, kann die Injektion hochprozentiger Kochsalzlösung in die Blutbahn von Versuchspersonen zu kurz dauerndem starkem Durst führen. Aus den Tierexperimenten von VERNEY (1947, s. S. 38) geht hervor, daß hypertonische Lösungen in der Tat am Zwischenhirn, und zwar am Nucleus supraopticus und zweifelsohne auch am Nucleus paraventricularis angreifen, dessen Anfälligkeit gegenüber Störungen der osmotischen Verhältnisse (EICHNER u. a., s. S. 48) geschildert wurde; die Fähigkeit einer unmittelbaren Reaktion der neurosekretorischen Ganglienzellen auf eine hypertonische Salzlösung beobachtete HILD (1954) an der Gewebekultur, wo er eine Beschleunigung der Cytoplasmaströmung nachweisen konnte. Den Untersuchungen von VERNEY ist zu entnehmen, daß die osmotische Reizung der diencephalen Zentren zur Adiuretinausschüttung führt, also zu einer Sparmaßnahme. Aus neueren Experimenten von ANDERSSON (1952) an Ziegen läßt sich folgern, daß vom Hypothalamus, und zwar offenbar vom Nucleus paraventricularis, nicht nur die Freisetzung des antidiuretischen Hormons aus dem Hinterlappen kontrolliert, sondern auch das Durstgefühl ausgelöst wird. Injektionen von 0,1 cm³ einer 1,5—2,4%igen NaCl-Lösung in die mediale Region des vorderen Hypothalamus der nichtnarkotisierten Ziege lösen nach einer Latenzzeit von $^1/_2$—$1^1/_2$ min eine starke Polydipsie aus. Die vor dem Versuch nicht wasserbedürftigen Tiere tranken nach Injektion (HESSsche Apparatur) 500—2500 cm³ Wasser.

ANDERSSONs Beobachtungen fügen, wie gesagt, dem Bilde des Zwischenhirn-Hypophysensystems — soweit es sich hier um den Regulator des Wasserhaushaltes handelt — einen wichtigen Zug hinzu. Dieser Regulationsapparat ist offenbar das Substrat der Hormonproduktion, Hormonspeicherung und Wirkstoffabgabe und der Entstehung von Durstempfindung. Im Hinblick auf die funktionelle Vielseitigkeit des Systems wäre es nicht angezeigt, von einem Durstzentrum zu sprechen (vgl. hierzu auch MARX 1941).

2. Zur Theorie des Diabetes insipidus
und anderer zentraler Störungen des Wasserhaushaltes.

Den Kliniker und Pathologen dürfte die Frage interessieren, inwieweit die hier umrissene, experimentell-morphologisch begründete Vorstellung von der Wirkungsweise des hypothalamisch-neurohypophysären Systems Handhaben für ein Verständnis des Diabetes insipidus als der Erkrankung bietet, die sich in einer Störung des Wasserhaushaltes infolge von Veränderungen im Zwischenhirn-Hypophysensystem äußert.

Die Beurteilung des seltenen *hereditären Diabetes insipidus des Menschen* unter Berücksichtigung der neuerdings aufgedeckten morphologischen Verhältnisse bereitet insofern Schwierigkeiten, als die Zahl der befriedigend untersuchten Zwischenhirn-Hypophysensysteme an Diabetes insipidus Verstorbener sehr gering ist (FORSSMAN 1945). Überdies fehlt es gänzlich an Untersuchungen, die sich auf die Anwendung modernerer cytologischer Methoden stützen. Wir können lediglich feststellen, daß das Vorliegen eines Diabetes insipidus bei hereditär bedingter Unterentwicklung des Nucleus supraopticus und paraventricularis und damit des Tractus supraoptico-hypophyseus und seiner die Neurohypophyse aufbauenden Endgeflechte (vgl. GAUPP 1934) durchaus verständlich ist, weil die Hormonproduzenten und das Stapelorgan des Adiuretins ebenso in Wegfall geraten sind wie der nervale und — falls vorhanden — gliöse Ausschüttungsapparat. HANHART (1940) macht auf einen von GÄNSSLEN und FRITZ (1924) beschriebenen Fall von Hypoplasie des Nucleus supraopticus und paraventricularis bei einem Abkömmling der von diesen Autoren erforschten Diabetikergruppe aufmerksam. Die Hypophyse einschließlich Pars tuberalis aller mit 40 Jahren an Magenulcus verstorbenen Patienten sei intakt gewesen. Für die Bewertung des neurosekretorischen diencephal-neurohypophysären Systems ist der hereditäre Diabetes insipidus insofern von Interesse, als er offenbar die *Nichtersetzbarkeit dieses Systems* durch andere Zentren und Bahnen beleuchtet.

Für die Beurteilung der *nichthereditären,* häufigeren Form des Diabetes insipidus wichtig scheint mir einmal die Erkenntnis, daß der diencephal-neurophysäre Apparat der Wasserhaushaltssteuerung und Osmoregulation ein topisch stark differenziertes, nämlich in Produktionsort, Leitungsweg und Abgabeort gegliedertes System verkörpert. Noxen können also Produktions- und Abgabeort zusammen oder einzeln treffen und in letzterem Falle eine Funktionsstörung des jeweils vorgeschalteten oder nachgeordneten Gliedes des funktionellen Systems bewirken. Weiterhin ist für dieses System bezeichnend, daß seine Tätigkeit auf dem Ablauf sekretorischer und nervaler Prozesse beruht, d.h. nicht allein vom Standpunkt der klassischen Neurologie und Neurophysiologie aus verstanden werden kann. Man muß also die Möglichkeit einer *Störung der Stoffbildung* wie der *nervösen Steuerung* im Tractus supraoptico-hypophyseus ins Auge fassen. Ferner ist zu berücksichtigen, daß das diencephal-neurohypophysäre System in das Gefüge des Zentralnervensystems in einer im einzelnen noch unbekannten Weise eingebettet ist. Nicht zu vergessen ist schließlich seine enge Verbindung mit einem *Gefäßapparat,* der in Gestalt des hypophysären Pfortadersystems Hypothalamus und Hypophyse miteinander verknüpft. WANKE (1951) hat auf das Auftreten von Durchblutungsstörungen in Vorder- und Hinterlappen (Hyperämie, Ödem) des Menschen bei traumatischen Hirnschädigungen aufmerksam gemacht, die mit Poly- und Oligurie verbunden waren. RABL (1953) glaubt Kreislaufstörungen im Nucleus paraventricularis und supraopticus nachweisen zu können. Die Kompliziertheit von Struktur und Wirkungsmechanismus, die Vielfalt der Angriffsmöglichkeiten am Regulationssystem macht die von klinischer Seite immer wieder erwähnte Mannigfaltigkeit der Anlässe für das Auftreten eines Diabetes insipidus verständlich (vgl. VEIL und STURM 1946). Schon E. J. KRAUS (1926) hat auf die heterogene Natur der krankhaften Prozesse hingewiesen, die zu einem Diabetes insipidus führen können (Tumoren, Traumen, Infektionen, vgl. hierzu auch LÜCHTRATH 1952).

Auch die im Gefolge traumatischer Hirnschädigungen (Contusio, Commotio) auftretenden Störungen des Wasserhaushaltes, die sich in einer Polyurie mit anschließender Oligurie äußern können (WANKE 1947), dürfen nicht unter Zugrundelegen eines Denkschemas beurteilt werden, das allein auf nervale

Hemmungen oder Enthemmungen im üblichen Sinne Bezug nimmt. Es ist WANKE durchaus zuzustimmen, wenn er an Störungen der Adiuretinproduktion bei mechanischen Schädigungen denkt und von einer „vegetativ-hormonellen Reaktion" spricht. Die traumatisch bedingte Polyurie könnte das Resultat einer Hemmung der Adiuretinabgabe sein, die Oligurie das Ergebnis einer überstürzten Adiuretinfreisetzung aus dem Depotorgan.

Das Vorkommen *passagerer Störungen* des Wasserhaushaltes, d.h. das Verschwinden von Polyurie und Polydipsie trotz ausgedehnter Zerstörungen, auf das z.B. PETERS (1951) hinweist, kann gleichfalls auf dem Boden der hier vertretenen Auffassung von der Beschaffenheit des antidiuretischen Systems verstanden werden. Wie aus den Abb. 34, 36 und 95, 96 hervorgeht, findet ein Teil der sekretführenden Fasern des Tractus supraoptico-hypophyseus sein Ende nicht erst im Hinterlappen, sondern schon an den sog. *Spezialgefäßen* des Hypophysenstieles, ferner unmittelbar unter dem ventrikulären *Ependym* des *Infundibulum*. Infolgedessen ist auch bei Ausfall des Hinterlappens stets noch an die Möglichkeit einer Adiuretinabgabe einerseits an die Blutgefäße im Stiel, andererseits an den *Liquor cerebrospinalis* zu denken („Hydroencéphalocrinie" COLLIN), ganz abgesehen von der Möglichkeit einer Hormonabgabe innerhalb des reich vascularisierten Kerngebietes. Außerdem ist mit einer *Regeneration* des Tractus supraoptico-hypophyseus im Falle seiner Unterbrechung zu rechnen, wie aus Untersuchungen von STUTINSKY (1952) sowie SCHARRER und WITTENSTEIN (1952) hervorgeht, welche die Stieldurchschneidungen wie HILD und ZETLER (1953) am Hunde durchführten. Die durchtrennten Fasern der neurosekretorischen Bahn regenerieren nach einigen Wochen und treten zu den Blutgefäßen des proximalen Stumpfes in neue Beziehungen. Auf diese Weise entsteht eine Art von „Ersatzhinterlappen". Die Aussichten auf eine funktionelle Wiederherstellung werden um so geringer sein, je näher die Läsion den hypothalamischen Kernen benachbart ist, da es dann zu einer ausgiebigen Zelldegeneration im Nucleus supraopticus und paraventricularis kommen muß.

3. Zwischenhirn-Hypophysensystem und Blutdruckregulation.

Die klinischen Hinweise auf eine Beziehung des Zwischenhirn-Hypophysensystems zur Regulation des Blutdrucks sind insofern unklar, als eine *Hypotonie* bei Hypophysenerkrankung nicht zum typischen Bilde des Diabetes insipidus gehört, der nachweislich auf einer Schädigung des Systems Hypothalamus-Neurohypophyse beruht. Eine Hypotonie kann aber bei hypophysärer Kachexie (Morbus Simmonds) festgestellt werden, die offenbar an Veränderungen des Vorderlappens geknüpft ist. Über die nervöse oder humorale Verbindung des Vorderlappens mit dem Hypothalamus sind wir jedoch, besonders soweit es den Menschen betrifft, noch nicht befriedigend unterrichtet (vgl. hierzu MARX 1941). Auch die bei der gleichfalls hypophysär bedingten Dystrophia adiposo-genitalis (BABINSKI-FRÖHLICH) vielfach auftretenden Störungen der Regulation des Blutdrucks lassen sich, wie viele der sonstigen Krankheitszeichen (MARX), nicht mit Sicherheit auf bestimmte Gliederungen des diencephal-hypophysären Systems beziehen. Die zum Bilde des Morbus Cushing gehörende *Hypertonie* dagegen scheint ihr Substrat in den basophilen Elementen des Vorderlappens zu besitzen, deren Beziehungen zum Zwischenhirn-Neurohypophysensystem höchst umstritten sind. Von einer konstanten Beziehung der Basophilen zum Hinterlappen bei dieser Erkrankung — in Gestalt einer Basophileninvasion — und damit einer eventuellen Beteiligung der Neurohypophyse an dem Zustandekommen einer Hypertonie dürfte kaum gesprochen werden können.

So vieldeutig die klinischen Beobachtungen über Veränderungen des Blutdrucks bei Erkrankungen der Hypophyse sind, so eindeutig ergibt sich aus dem *Tierexperiment*, daß sich die *Neurohypophyse*, also die Endstation diencephaler Faserzüge, an der hormonalen Steuerung des Blutdrucks beteiligt. Bereits OLIVER und SCHÄFER (1895) konnten die pressorische Wirkung von Hinterlappenextrakt nachweisen, der Versuchstieren intravenös verabfolgt wurde. Diese Blutdrucksteigerung beruht auf einer Verkürzung der glatten Muskulatur der Arterien und Arteriolen, zu einem gewissen Grade auch der Venen. Bei hoher Dosierung soll das vasopressorische Prinzip, das Vasopressin (Pitressin), eine Hemmung der Harnflut durch Drosselung der Blutzufuhr zu den Nierenkörperchen verursachen.

Auf die Frage, inwieweit man im Falle des Vasopressins wie des Adiuretins von einem selbständigen Wirkstoff sprechen darf, wird später eingegangen (vgl. S. 70).

Als *Bildungsort des Vasopressins* wird in der Regel, wie dies auch hinsichtlich des Adiuretins der Fall ist, der Hinterlappen der Hypophyse angesprochen. Auch hier sollen es die Pituicyten sein, die das Hormon hervorbringen. Vertreter dieser Auffassung weisen auf den Befund von GEILING und LEWIS (1935) hin, daß Hinterlappen-Zwischenlappenkulturen von Ratte und Maus neben Melanophorenhormon Vasopressin enthielten. Da Kulturen der Pars intermedia allein lediglich eine Ausbreitung der Melanophoren bewirken (s. auch ANDERSSON und HAYMAKER 1935), ist der Vasopressingehalt dem Hinterlappengewebe zuzuschreiben. Die im Hinterlappengewebe ursprünglich vorhandenen marklosen Nervenfasern degenerieren in der Kultur, so daß es nach Ansicht der Untersucher nahe liegt, die Pituicyten als Hormonbildner anzusehen. In diesem Zusammenhang gibt auch ROMEIS (1940) der Meinung Ausdruck, daß diese Zellen eine innersekretorische Tätigkeit ausüben.

Gegen diese Anschauung läßt sich einmal einwenden, der Nachweis eines Wirkstoffes in der Kultur besage noch nichts bezüglich der *Weiterproduktion* außerhalb des Organismus. Es ist denkbar, daß die Pituicyten an die nun degenerierenden Nervenendigungen gebundenes neurosekretorisches Material übernehmen. Andererseits ergeben die Untersuchungen von HILD und ZETLER die Produktion einer adiuretinführenden Trägersubstanz im Hypothalamus, die im Hinterlappen angereichert wird und aus der Adiuretin bei Bedarf in Freiheit gesetzt werden kann. Man wird sich daher die Frage vorlegen, ob die neurosekretorische Bahn auch mit der Bildung und der Weiterleitung von Vasopressin betraut ist, das in der gleichen Trägersubstanz enthalten ist, deren Adiuretingehalt nachgewiesen werden konnte.

Der Bearbeitung dieser Frage haben sich HILD und ZETLER (1951, 1953) in den eingehenden experimentellen Untersuchungen gewidmet, die anläßlich der Besprechung der Regulation des Wasserhaushaltes geschildert wurden. Einen Anhaltspunkt für eine Beteiligung des Hypothalamus an der Vasopressinbildung nach dem Muster der Adiuretinproduktion gibt bereits die Feststellung von TRENDELENBURG (1928) und SATO (1928), daß im Tuber cinereum Vasopressin enthalten ist.

Mit Hilfe der schon beschriebenen pharmakologischen Methodik, die ihre Ergänzung durch histologische Untersuchungen fand, wiesen HILD und ZETLER außer dem Adiuretin auch das *Vasopressin in allen Abschnitten des neurosekretorischen Systems* von Säugern nach, d.h. in den Nuclei paraventriculares und supraoptici, im Tuber cinereum, durch welches die mit Neurosekret befrachteten marklosen Fasern aus beiden Kernen zur Hypophyse ziehen, und im Hinterlappen. Die Abb. 72, 73 veranschaulichten die Wirkung der verschiedenen Extrakte

auf den Blutdruck der dekapitierten Katze. Der Nachweis sympathicomime-
tischer Stoffe im Gehirn durch RAAB (1948) und HOLTZ (1950) macht es erforderlich, die Wirkung der Extrakte des neurosekretorischen Systems eindeutig

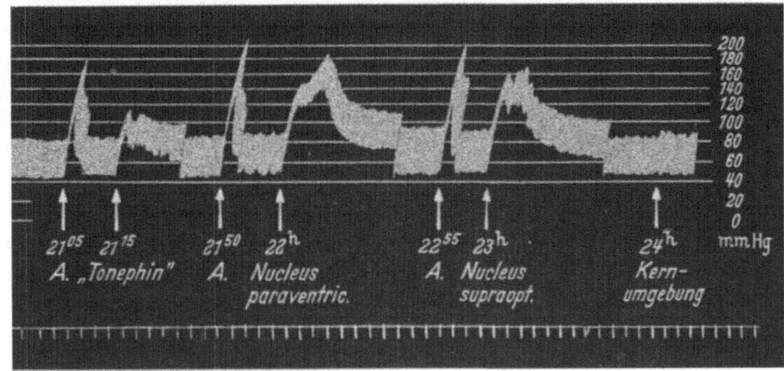

Abb. 72. Blutdruck der dekapitierten Katze (2,5 kg); Registrierung mit Gummimembranmanometer; Zeitschreibung in Minuten. Extrakte von Hund 33, A Adrenalin Liter/kg. „Tonephin": 0,1 VE/kg. Nucleus paraventricularis: Extrakt aus einem ganzen Kern. Nucleus supraopticus: Extrakt aus einem halben Kern. Kernumgebung: Extrakt aus der nächsten Umgebung beider Kerne (gleiche Trockensubstanzmenge wie Nucleus
paraventricularis; nämlich 8,8 mg). Aus HILD und ZETLER 1951.

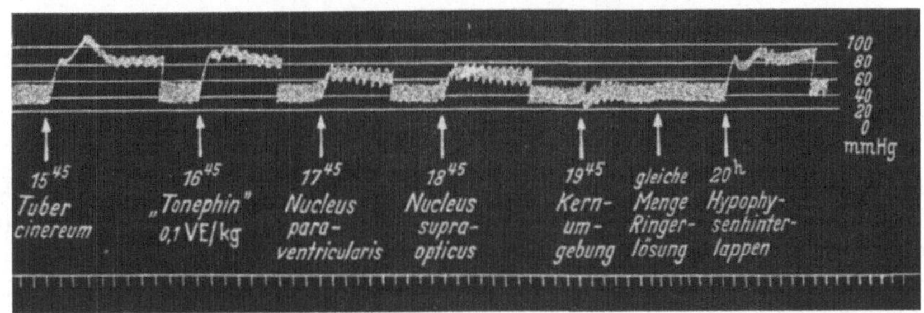

a

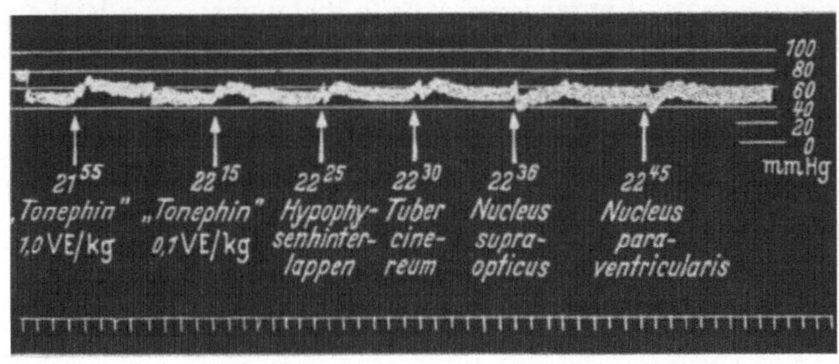

b

Abb. 73a u. b. Blutdruck der dekapitierten Katze (1,5 kg); Registrierung mit Gummimembran-Manometer;
Zeitschreibung in Minuten. Extrakte von Hund 31. — Tuber cinereum: ¹/₂ der gesamten Tub. cin.-Extrakt-
menge. — Nucleus supraopticus und Nucleus paraventricularis: je ¹/₈ Kern. — Kernumgebung Trockengewichts-
äquivalent zu der verabreichten Nucleus supraopticus-Extraktmenge (15,2 mg). — Hypophysenhinterlappen:
¹/₂₀₀ des HHL-Extraktes. — Bild b zeigt die stark verminderte Blutdruckwirksamkeit derselben Kernextrakte
bei Tachyphylaxie der gleichen Katze gegen Vasopressin (erreicht nach Injektion von insgesamt 4,5 VE/kg
Tonephin innerhalb von 60 min). Aus HILD und ZETLER 1951.

als Vasopressinwirkung zu charakterisieren. Ganz abgesehen von der stärkeren
Wirksamkeit des letzteren im Vergleich mit den von HOLTZ aus frischen Ge-
hirnen gewonnenen Auszügen kommt ihm einmal die für Vasopressin bezeichnende

Darmwirksamkeit zu. Die Extrakte brachten isolierte Darmstücke zur Kontraktion. Außerdem weist die nach Extraktzufuhr auftretende Blutdruckkurve die für das Vasopressin charakteristische lang anhaltende Hebung (Plateaubildung) auf. Nach Eintreten einer Vasopressin-Tachyphylaxie kommt es nicht mehr zur Plateaubildung (Abb. 73 b). Die quantitative Analyse der Systemglieder (Tabelle 8) ergibt einen Anstieg der Werte (VÖGTLIN-Einheiten) von den Kernen über das Tuber zum Hinterlappen, so daß eine Analogie zum Verhalten des Adiuretins besteht. Mit dieser Erhebung harmoniert die Tatsache, daß bei verschiedenen Tieren vorhandenen Unterschieden des Neurosekretbestandes auch Differenzen des Vasopressingehaltes entsprechen (HILD und ZETLER 1953). So findet man beim Hunde, dessen Neurosekretreichtum in Kernen und Hinterlappen den bei Schwein, Rind und Mensch anzutreffenden Bestand bei weitem übertrifft, wesentlich höhere Vasopressinwerte als bei den letztgenannten Tieren,

Tabelle 8. *Normaler Vasopressingehalt des Zwischenhirn-Neurohypophysensystems (I) des Hundes (Mittelwerte von 10 Tieren) in IE je Individuum, verglichen mit dem Vasopressingehalt bei Hunden (Mittelwerte von 10 Tieren) nach 14tägigem Dursten, Durchtrennung des Tractus supraoptico-hypophyseus und anschließenden 4 Trinktagen (II).*

	Nucleus paraventricularis	Nucleus supraopticus	Tuber cinereum	Hinterlappen
I	$0,64 \pm 0,106$	$1,13 \pm 0,112$	$1,34 \pm 0,116$	$19,98 \pm 0,787$
II	$0,129 \pm 0,0469$ (30%)	$0,367 \pm 0,0520$ (32,5%)	$2,39 \pm 0,4421$ (178,3%)	$2,73 \pm 0,3166$ (13,7%)

Aus HILD und ZETLER (1953).

bei denen man nur geringe Mengen von Neurosekret histologisch darstellen kann. Mit den histologischen Beobachtungen in Einklang steht auch die Feststellung v. SCHLICHTEGROLLs (1954), wonach die vasopressorische Wirksamkeit des Hinterlappen- und Hypothalamusextraktes besonders bei Nagetieren schwächer ist als beim Hund.

Auch die Ergebnisse der *Stieldurchschneidungen* beim Hunde, auf die in anderem Zusammenhang hingewiesen wurde, beleuchten die Richtigkeit der Auffassung, das Vasopressin werde in den neurosekretorischen Hypothalamuskernen gebildet und in der Neurohypophyse gespeichert und abgegeben. Bei Stauung des mit Chromalaunhämatoxylin färbbaren Neurosekrets im proximalen Stumpf findet man in diesem beachtlich höhere Vasopressinwerte als bei normalen Kontrolltieren (Tabelle 8). Weiterhin ergab sich eine signifikante Abnahme des Vasopressingehaltes der Neurohypophyse, d.h. des von der Bildungsstätte operativ abgetrennten Depot- und Abgabeorgans.

Die bisher zum Ausdruck gebrachte Vorstellung einer Selbständigkeit der sog. Hinterlappenhormone erfährt eine Bekräftigung durch die Erfahrungen von HILD und ZETLER bezüglich des Verhaltens von Adiuretin und Vasopressin und, wie wir später sehen werden, auch des Oxytocins im Durstversuch (Hund). Während des Durstens nimmt mit der Menge des Neurosekrets nicht nur die Quantität des Adiuretins ab — ein Phänomen, das biologisch verständlich ist —, sondern auch die des Vasopressins. Allerdings verarmen alle untersuchten Hirnpartien bei weitem schneller an Adiuretin als an Vasopressin. Diese Erscheinung mag dafür sprechen, daß zwei voneinander unabhängige Hormone vorliegen. Ein unterschiedliches quantitatives Verhalten der Hormone läßt sich auch bei ihrer Wiederanreicherung insbesondere in der Neurohypophyse im Erholungsversuch nachweisen. Nach 14tägiger Erholung übersteigt die Menge des

Vasopressins in der Neurohypophyse jene des wieder angereicherten Adiuretins um mehr als das Doppelte.

Wenngleich die Feststellungen von HILD und ZETLER sehr deutlich darauf hinweisen, daß dem neurosekretorischen System auch die Bildung und Weiterleitung des an eine Trägersubstanz gekoppelten Vasopressins zufällt, so darf die diencephale Regulation des Blutdruckes durch dieses System nicht einzig und allein einem neurosekretorischen Prozeß zugeschrieben werden. Hier gelten also die gleichen Erwägungen, die schon bezüglich der diencephalen Steuerung des Wasserhaushaltes aufgestellt wurden. Nervöse Erregungen müssen das im Hinterlappen gespeicherte Hormon zur Abgabe bringen, mögen sie nun ihren Weg über besondere Bahnen oder über die sekretfreien Neurone des Nucleus paraventricularis und supraopticus selbst nehmen. CLARK und WANG (1939) gelang die Auslösung einer Blutdrucksteigerung an der Katze durch Reizung im vorderen Hypothalamus, die sie auf eine Freisetzung von pressorischem Hormon aus dem Hinterlappen beziehen.

Weitere Untersuchungen müssen lehren, inwieweit sich die Vorstellung einer neurosekretorischen bzw. neuroendokrinen Steuerung des Blutdruckes den Ergebnissen der Reizungsversuche von W. R. HESS (1949) zu- oder unterordnen läßt. Im Augenblick hat es den Anschein, als bestünden nebeneinander zwei, nach ihrer Wirkungsweise verschiedene Mechanismen einer diencephalen Blutdruckregulation. Reizpunkte mit pressorischer Wirkung liegen nach W. R. HESS hauptsächlich in einem Gebiet, das sich seitlich von der hinteren Commissur nach vorn und unten ausdehnt und den gesamten Hypothalamus umfaßt. Die laterale infundibuläre Region und das Tuber cinereum sind in den Bezirk pressorischer Reizstellen einbezogen. Die vordere Grenze dieses Bezirks verläuft zwischen Hypothalamus und Area supraoptica, die hintere zwischen Diencephalon und Mesencephalon (weitere Einzelheiten bei W. R. HESS). Eine Senkung des Blutdrucks erhält man vor allem vom vorderen Abschnitt des seitlichen Hypothalamus aus. Es muß geklärt werden, ob zwischen den neurosekretorischen Kerngebieten und anderen hypothalamischen Zentren, deren Reizung zu Veränderungen des Blutdruckes führt, Verbindungen bestehen.

Die in der vorangegangenen Darstellung vertretene Auffassung einer diencephalen und zwar neurosekretorischen Steuerung des Blutdruckes ist von WEHRLE (1951) zum Gegenstand von Erörterungen gemacht worden, die von einer auf die Untersuchung des Zwischenhirns an *genuiner Hypertonie* Verstorbener ausgehen. WEHRLE fand im Nucleus supraopticus und paraventricularis von 5 Hypertoniekranken weder eine Verminderung noch Vermehrung der Ganglienzellen, noch sah er an diesen cytologische Veränderungen, die sich im Sinne einer Steigerung oder Herabsetzung der Neurosekretion deuten ließen. Insbesondere zeigten sich im Verhalten des mit Chromalaunhämatoxylin färbbaren Neurosekrets keine Differenzen gegenüber der Norm. Gegen WEHRLEs Darstellung muß man freilich einwenden, daß von den 5 untersuchten Zwischenhirnen nur eines mit der Chromhämatoxylinmethode gefärbt und in keinem Falle das Stapelorgan Neurohypophyse untersucht wurde. Außerdem ist folgendes zu bemerken: Die Lehre von der Beteiligung des neurosekretorischen Systems an der Regulation des Blutdruckes besagt nicht, daß die genuine Hypertonie durch eine Störung dieses Systems bedingt sei. Dem Symptom Hypertonie dürften verschiedene Ursachen zugrunde liegen. Immerhin aber wird es lohnend sein, das morphologische und pharmakologische Verhalten des neurosekretorischen Systems von Hypertonikern an einem großen Untersuchungsgut zu analysieren und sei es, um festzustellen, daß sich keine Beziehungen zur Hochdruckkrankheit ergeben.

4. Zwischenhirn-Hypophysensystem und Regulation der Uterustätigkeit.

Das Vorhandensein einer diencephal-hypophysären Steuerung der Uterus-
motilität kann aus einigen klinischen Erfahrungen und experimentellen Studien
gefolgert werden. So weist GAUPP jr. (1940) auf einen Fall von Schwangerschaft bei hereditärem Diabetes insipidus hin, der sich durch so schwierigen
Geburtsverlauf auszeichnete, daß ein operativer Eingriff notwendig wurde.
Nach FISHER, INGRAM und RANSON (1938) führt die Degeneration des Hinterlappens infolge Läsion des Hypothalamus bei der Katze zu einem schweren und
trägen Geburtsablauf. PENCHARZ und LONG (1933) berichten über Verzögerung

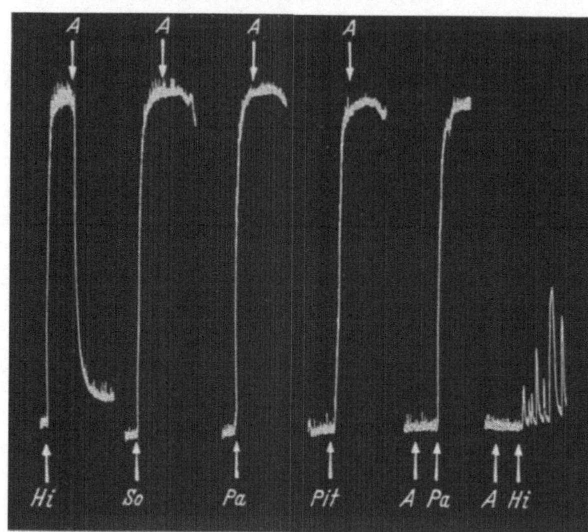

des Wurfs und Tod des
graviden Tieres nach to-
taler Hypophysektomie
(Ratte). Diesen Angaben
stehen freilich die An-
gaben von ALLAN und
WILES (1932, Katze),
ROBSON (1936, Kanin-
chen), SMITH (1932, Rat-
te), SELYE, COLLIP und
THOMSON (1939, Ratte)
gegenüber, wonach die
totale Hypophysektomie
bzw. Entfernung des Hin-
terlappens (SMITH) den
Geburtsablauf nicht be-
einträchtigt. Da indessen
kein Zweifel daran be-
stehen kann, daß die
Neurohypophyse als ein
Teil des Zwischenhirn-
Hypophysensystems eine
uteruswirksame Substanz
abgibt, das *Oxytocin*, können die Ergebnisse der

Abb. 74. Oxytoxische Wirkung der Extrakte aus Nucleus supraopticus und
paraventricularis von Hund 12 am Uterus des virginellen Meerschweinchens.
Badeflüssigkeit 40 cm³ Ringerlösung. *Hi* Histaminchlorhydrat 0,1 cm³
einer 0,001 mol. Lösung; *A* Antistin 0,1 cm³ einer 0,001 mol. Lösung;
So Extrakt entsprechend dem 0,0125. Teil des Nucleus supraopticus;
Pa Extrakt entsprechend dem 0,0125. Teil des Nucleus paraventricularis.
Pit Pituglandol 0,003 VE. Aus HILD und ZETLER 1951.

letztgenannten Autoren nicht als Einwand gegen eine diencephale Steuerung
des Geburtsablaufes gewertet werden; nach DICKER und TYLER (1953) nimmt
der Oxytocingehalt der Säugerhypophyse während des Geburtsvorganges ab.
Es wird sich im folgenden zeigen, daß die erwähnten negativen Resultate eine
zwanglose Erklärung unter dem Gesichtspunkt der Neurosekretion finden können.

Die von GAUPP jr. (1940), FISHER und Mitarbeitern (1938) sowie PENCHARZ
und LONG (1953) erhobenen Befunde wurden bisher auf eine *Störung der Innervation des Hinterlappens* bezogen, dessen Produktion von uteruswirksamem Hormon (Oxytocin) vom Zwischenhirn auf nervösem Wege nicht mehr unterhalten
werden kann (vgl. hierzu R. ABDERHALDEN 1952). Dieses Proteohormon, das
durch KANN, ALDRICH, GROTE, RHOWE und BUGBEE (1928) ebenso wie das
Vassopressin aus dem Hinterlappenextrakt (Pituitrin) abgetrennt wurde, bringt
die glatte Muskulatur des Uterus besonders gegen Ende der Schwangerschaft
zur Verkürzung. Als Bildner des Oxytocins werden die Pituicyten bezeichnet
(GRIFFITH), in denen viele Autoren auch die Quelle des Adiuretins und Vasopressins erblicken. Da auch das Oxytocin durch TRENDELENBURG und SATO
(1928) aus dem Tuber cinereum extrahiert wurde, ist es verständlich, daß HILD

und ZETLER (1952, 1953) seine Bildung der neurosekretorischen Bahn zuschreiben, die als Bildnerin des Adiuretins und Vasopressins erkannt wurde.

Die histologischen und pharmakologischen Untersuchungen von HILD und ZETLER über Vorkommen, Bildung und Abgabe des Oxytocins hatten folgende Ergebnisse: Im Gegensatz zu anderen Partien des Hundegehirns ist *das uteruswirksame Prinzip nur in den Fundstätten des mit Chromalaunhämatoxylin färbbaren Neurosekrets* enthalten, nämlich in den Nuclei paraventriculares und supraoptici, im Tractus supraoptico-hypophyseus und in der Neurohypophyse. Die oxytocische Wirksamkeit des Kernextraktes wurde am isolierten Uterus des virginellen Meerschweinchens festgestellt. Bei der Prüfung dieser Wirksamkeit muß in Betracht gezogen werden, daß eine oxytocische Wirkung auch durch Histamin ausgelöst werden kann, dessen Vorkommen im Zentralnervensystem (CICARDO und STOPPANI 1949) und speziell im Hypothalamus (HARRIS, JACOBSOHN und KAHLSON 1952) nachgewiesen wurde. Unter Verwendung von Antistin konnte jedoch von HILD und ZETLER gezeigt werden, daß die Wirkung der Extrakte auf den sehr histaminempfindlichen Uterus des Meerschweinchens nicht auf Histamin zu beziehen ist.

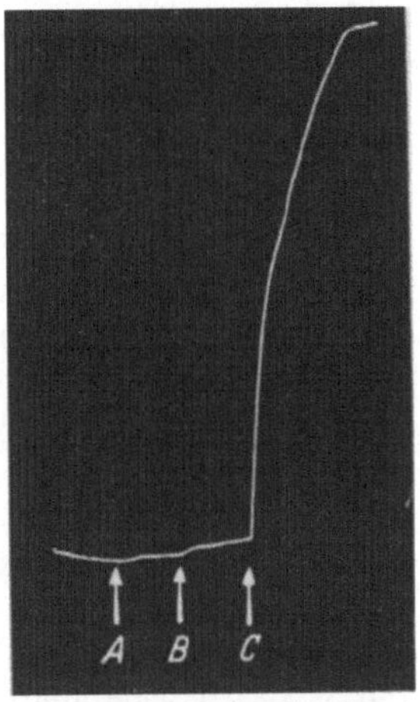

Die quantitativen Erhebungen von HILD und ZETLER (1951) bezüglich des Oxytocins stimmen mit den angeführten Befunden über die mengenmäßige Verteilung des Adiuretins und Vasopressins grundsätzlich überein, wie die Tabelle 9 lehrt. Die niedrigsten Oxytocinwerte sind den diencephalen Kernen, die höchsten dem Hinterlappen eigen. Ebenso zeigt sich, daß neurosekretreiche bzw. -arme Zwischenhirnsysteme verschiedener Species und des Menschen entsprechende Variationen auch des Oxytocingehaltes aufweisen (HILD und ZETLER 1952).

Die für die Frage nach der *Bildungsstätte* und dem *Schicksal* des Neurosekrets wichtigen Befunde von HILD und ZETLER (1953), die an Dursttieren von Hunden mit durchtrenntem Hypophysenstiel gewonnen wurden, brachten auch bezüglich des Oxytocins interessante Aufschlüsse. Auch das Oxytocin erfährt unter Dursteinwirkung in Parallele zur Verringerung des Neurosekretbestandes eine Abnahme (Tabelle 9), die sich nach 8tägigem Dursten für Zwischenhirn und Neurohypophyse im Mittelwert auf 64 bzw. 71 % beläuft. Nach 14tägigem Durst enthält das Kerngebiet mit einem Mittelwert von 24 % wesentlich weniger Oxytocin als die Neurohypophyse mit dem Wert 43 %. Das Zwischenhirn verarmt schneller an Oxytocin als der Hinterlappen. Bei Tieren, die sich von der Durstperiode durch Wasseraufnahme ad libitum erholen, erfolgt die Wiederanreicherung von Oxytocin im Vergleich zum Verhalten des Adiuretins und Vasopressins in Kernen und Neurohypophyse am schnellsten. Auf jeden Fall steht sie mit dem histologischen Bilde der neurosekretorischen Bahn in Einklang, das die Merkmale einer Wiederherstellung eines Neurosekretbestandes zeigt (Tabelle 9).

Auch im *Durchschneidungsversuch* (S. 59f.), vorgenommen an Dursttieren, verhält sich das Oxytocin grundsätzlich wie die übrigen Hypothalamushormone. Der durch Neurosekretanreicherung ausgezeichnete proximale Faserstumpf des Tractus supraoptico-hypophyseus im Tuber cinereum enthält Oxytocinwerte, die weit über der Norm liegen. Diese Feststellung entspricht den Angaben von

Abb. 75. Isolierter Uterus des virginellen Meerschweinchens in 30 cm³ Tyrodelösung (mit 0,25 $MgCl_2$). *A* vordere, *B* hintere Umgebung der untersuchten Zwischenhirnkerne. — *C* Nuclei supraoptici der Hunde 18, 19, 20, 26 (Mischextrakt). Von diesen 3 Extrakten wurde jeweils die Menge dem Bade zugefügt, die 0,196 mg der Trockensubstanz entsprach. Aus HILD und ZETLER 1951.

Tabelle 9. *Oxytocingehalt des Zwischenhirn-Neurohypophysensystems (I) beim Normaltier (Mittelwerte aus 10 Tieren) in IE je Individuum, (II) bei Hunden nach 8tägigem Dursten, (III) bei Hunden nach 14tägigem Dursten, Durchtrennung des Tractus supraoptico-hypophyseus und anschließenden 4 Trinktagen.*

	Nucleus paraventricularis	Nucleus supraopticus	Tuber cinereum	Hinterlappen
I	$0,10 \pm 0,023$	$0,36 \pm 0,21$	$0,21 \pm 0,032$	$6,64 \pm 0,59$
II	$0,092 \pm 0,0276$ (92,0%)	$0,071 \pm 0,0138$ (19,8%)	$0,167 \pm 0,0424$ (79,5%)	$4,70 \pm 0,637$ (70,8%)
III	$0,092 \pm 0,00408$ (92,0%)	$0,143 \pm 0,01798$ (39,7%)	$0,63 \pm 0,084$ (300,0%)	$1,07 \pm 0,2273$ (16,1%)

Aus HILD und ZETLER (1953).

TRENDELENBURG und SATO (1928), wonach im Tuber cinereum des Hundes nach Hypophysektomie mehr Oxytocin (und Adiuretin) als unter normalen Verhältnissen vorhanden sei. Ebenso ist eine signifikante Erhöhung der Oxytocinwerte im Nucleus supraopticus und paraventricularis zu verzeichnen. Umgekehrt liegen die Oxytocinwerte distal von der Durchtrennungsstelle unter den Werten, die man hier ohne vorherige Stieldurchtrennung ermittelt.

Aus dem Gesagten ergibt sich, daß bezüglich des Oxytocins und seiner Beziehungen zur neurosekretorischen Bahn die gleichen Erwägungen gelten, wie sie für das Vasopressin und Adiuretin angestellt wurden. Auch dieser Wirkstoff entsteht im Nucleus supraopticus und paraventricularis und wird dem Hinterlappen auf dem Wege des Tractus supraoptico-hypophyseus zugeleitet. Die Versuche von HILD und ZETLER lassen ferner erkennen, daß ein scheinbar nur den Wasserhaushalt treffender Stress wie das Dursten infolge der Bindung verschiedener Wirkstoffe an das gleiche System auch andere Funktionen in Mitleidenschaft zieht.

5. Die Neurohypophyse als Abgabeort der Hypothalamushormone Adiuretin, Vasopressin und Oxytocin.

Überblickt man die hier geschilderten morphologischen und physiologischen Beobachtungen über die Beziehungen zwischen Nucleus supraopticus und paraventricularis (Nucleus praeopticus bei niederen Formen), Tractus supraoptico-hypophyseus (bzw. Tractus praeoptico-hypophyseus niederer Wirbeltiere) und Neurohypophyse, so ergibt sich das Bild eines funktionellen Zwischenhirn-Hypophysensystems, innerhalb dessen der Hinterlappen eine von den bisherigen Vorstellungen abweichende Stellung einnimmt.

Nach der landläufigen Auffassung soll eine für die Neurohypophyse spezifische Gliaart, verkörpert durch die Pituicyten, die Hormone Adiuretin, Vasopressin und Oxytocin produzieren. Die Bildung der Wirkstoffe wird angeblich durch die zahlreichen marklosen, aus dem Hypothalamus stammenden Nervenfasern gesteuert. Das Capillarsystem der Neurohypophyse nimmt durch nervöse Erregungen freigesetzte Hormone auf und leitet sie den mannigfachen Angriffsorten im Organismus zu. Der Neurohypophyse kommt mithin die Rolle eines zentralgesteuerten Bildungsortes und zugleich eines Stapel- und Abgabeorganes zu.

Auf die Einwände gegen die Berechtigung dieser überkommenen und zunächst scheinbar befriedigenden Anschauung wurde bereits verschiedentlich hingewiesen. Zunächst sei an die Feststellung von HILD (1954) erinnert, wonach Hinterlappengewebe von Säugern in der Gewebekultur nicht imstande ist, Hormone zu bilden. Hervorzuheben ist ferner die Tatsache, daß ein wesentlicher

Teil des für eine nervöse Steuerung des Hinterlappens in Anspruch genommenen Systems in seinem morphologischen, cytochemischen und physiologischen Verhalten wesentlich von den uns bekannten Neuronengefügen abweicht. Im Cytoplasma der Ganglienzellen des Nucleus supraopticus und paraventricularis, die den Tractus supraoptico-hypophyseus innerhalb des Infundibulum zur Neurohypophyse entsenden, entsteht ein granuläres oder tropfiges Produkt, allem Anschein nach auf Kosten der NISSL-Substanz. Dieses elektiv färbbare Neurosekret läßt sich bei den meisten Tierformen eine erhebliche Strecke weit innerhalb der Nervenfortsätze verfolgen. In Verdickungen der Nervenfasern, deren größte die sog. HERRING-Körper darstellen, kommt es zu Anreicherungen der färbbaren Substanz (Perlschnurfasern); mit Anschwellungen versehene Fasern der neurosekretorischen Zellen sind auch in der Gewebekultur zu beobachten (HILD 1954). Das Neurosekret wird in der Neurohypophyse in perivasculärer Lage angereichert. Ein Teil dieses Sekrets ist auch noch innerhalb der Neurohypophyse auf sehr zarten Nervenfasern aufgereiht, ein anderer verläßt offenbar — soweit dies lichtmikroskopisch erkannt werden kann — den Nervenweg und wird außerhalb der Fasern im intercellulären Raum des Hinterlappens angetroffen.

Experimentelle Beobachtungen, nämlich die Ergebnisse von Hypothalamusläsionen und Stieldurchtrennungen, sprechen dafür, daß die starke Anreicherung von Neurosekret innerhalb der Neurohypophyse durch einen Stofftransport bedingt wird, der sich von den hypothalamischen Kernen zum Hinterlappen hin abspielt. Es haben sich bisher keine Anhaltspunkte für die Richtigkeit der von COLLIN (1953, dort ältere Literatur) ursprünglich vertretenen Hypothese ergeben, der zufolge sich eine Stoffwanderung in *umgekehrter* Richtung, d.h. vom Hinterlappen zum Kerngebiet im Hypothalamus vollzieht. Da das Neurosekret, wie Extraktionsversuche ergeben, die Trägersubstanz des Adiuretins, Vasopressins und Oxytocins darstellt, haben wir die Aufgliederung eines hormonbildenden Systems in eine *Bildungsstätte* (Nucleus supraopticus und paraventricularis), einen *Transportweg* (Tractus supraoptico-hypophyseus) und einen *Stapel-* und *Abgabeort* (Neurohypophyse) vor uns. Man sollte daher statt von Hinterlappenhormonen von *Hypothalamushormonen* sprechen (BARGMANN 1951). Man kann bisher nur vermuten, daß die Freisetzung von Wirkstoffen aus dem Depot im Hinterlappen durch nervöse Erregungen veranlaßt wird, die entweder auf dem Wege der sekretorischen Neurone selbst — diese enthalten Neurofibrillen — oder nichtsekretorischer Neurone des Hypothalamus zur Neurohypophyse gelangen. Dieses vorläufige Schema unserer Vorstellungen von der Gliederung des neurosekretorischen Zwischenhirnsystems mag natürlich noch Abwandlungen erfahren. So erörtern M. VOGT (1953) und v. SCHLICHTEGROLL (1954) die Möglichkeit eines modifizierenden Einflusses auf die im Hypothalamus entstandenen Moleküle durch das Hinterlappengewebe. Ausgangspunkt dieser Betrachtungen ist die Feststellung, daß das Verhältnis von vasopressorischer zu oxytocischer Wirksamkeit im Hypothalamusextrakt vom Hunde 14:1, im Hinterlappenextrakt 1:1 beträgt. Bei der Katze freilich findet v. SCHLICHTEGROLL im Hypothalamus- wie Hinterlappenextrakt eine Übereinstimmung der Relation Vasopressin:Oxytocin (etwa 1:1). Einblick in eine etwa modifizierende Tätigkeit des Hinterlappens dürfte unter anderem von einer genaueren Analyse des Fermentgehaltes und einer Charakterisierung der im Hinterlappen vorhandenen Fermente zu erwarten sein (persönliche Mitteilung von KÜHNAU). Die angeschnittene Frage ist eng mit dem alten pharmakologischen Problem der Selbständigkeit von Adiuretin, Oxytocin und Vasopressin verknüpft, in denen ZETLER (1953) nicht lediglich drei Wirkungskomponenten eines einheitlichen Hormonmoleküls erblickt.

SPATZ (1954) meint zwar bei aller Zustimmung zur Neurosekretionslehre, die Bezeichnung „Hypothalamushormon" gehe zu weit, da das elektiv darstellbare Neurosekret nur im Hinterlappen — im Gegensatz zum Kerngebiet — konstant und reichlich vorkomme. Dieser Behauptung ist vor allem entgegenzuhalten, daß das Substrat der Hormonbildung und Produktion der Trägersubstanz nun einmal durch *hypothalamische Neurone* verkörpert sind, ferner, daß der Neurosekret- und Hormongehalt des Hinterlappens zwar hoch, aber durchaus nicht konstant ist. Zahlreiche Beobachtungen belegen die funktionell bedingte Variabilität des Neurosekretbestandes im Hinterlappen (vgl. S. 48 f.).

Gegen die im Grundsätzlichen auch von STUTINSKY (1952) geteilte Auffassung, welche die Natur der Neurohypophyse als Hormondrüse im engeren Sinne in Frage stellt, läßt sich eine Reihe von Einwänden erheben, die im folgenden erörtert sei. Während die lange angezweifelte Bildung eines granulären Sekrets im kernhaltigen Abschnitt des Neurons wohl kaum mehr in Abrede gestellt wird, besteht Skepsis bezüglich des von uns behaupteten *Stofftransportes* im Tractus supraoptico-hypophyseus. Die uns am plausibelsten erscheinende Erklärung der Durchschneidungsversuche von HILD und ZETLER, STUTINSKY, SCHARRER und WITTENSTEIN sowie der Versuche von MAZZI (1953) an Triton, von BENOIT und ASSENMACHER (1953) an der Ente zugunsten der Transporthypothese wird vielleicht dann weniger Bedenken erwecken, wenn man sich vor Augen hält, daß ein Stofftransport in der Nervenfaser mit Hilfe des radioaktiven P^{32} nachgewiesen wurde (SAMUELS und Mitarbeiter 1951). Auch hat die eben erwähnte Aufgliederung des neurosekretorischen Systems in Bildungs- und Abgabeort ihre *Parallele*, und zwar bei den Wirbellosen (B. SCHARRER 1952, HANSTRÖM 1953, BLISS, DURAND und WELSH 1953, PASSANO 1953), die überdies hinsichtlich des Transportprozesses unser Interesse verdient. So sind, wie B. und E. SCHARRER zeigen (1954), die einem zentralnervösen Kern vergleichbaren neurosekretorischen Ganglienzellen im Protocerebrum der Schabe Leukophaea maderae durch den Nervus corporis cardiaci mit dem Corpus cardiacum verbunden, einem dem Hinterlappen der Wirbeltiere vergleichbaren Organ. Das in den protocerebralen Neuronen entstandene granuläre Produkt, welches sich wie das Neurosekret der Wirbeltiere mit Chromalaunhämatoxylin elektiv darstellen läßt, gelangt auf dem Wege des Nervus cardiacus, der dem Tractus supraoptico-hypophyseus verglichen werden kann, in das Corpus cardiacum. Die funktionelle Bedeutung dieses Neurosekrets ist noch nicht bekannt. In Analogie zu den erwähnten Durchschneidungsversuchen, die HILD (1951), HILD und ZETLER (1952, 1953), STUTINSKY (1951), MAZZI 1953) sowie SCHARRER und WITTENSTEIN (1952) an Wirbeltieren durchführten, unterbrach B. SCHARRER (1952) den Nervus cardiacus bei Leukophaea. Da das neurosekretorische System dieses Tieres paarig angelegt ist, kann man das morphologische Verhalten des durchtrennten und des unverletzten Systems miteinander vergleichen. Schon wenige Tage nach dem Eingriff läßt sich proximal von der Läsion eine Anreicherung von Neurosekret, distal dagegen eine Verringerung feststellen (Abb. 76). Diese Erscheinung wird von B. SCHARRER als Ergebnis der Unterbrechung eines zum Corpus cardiacum gerichteten Sekretstromes gedeutet.

Von grundsätzlicher Bedeutung ist schließlich das Ergebnis von Lebendbeobachtungen. CARLISLE (1953) ist es gelungen, die Wanderung des Neurosekrets im Achsenzylinder des X-Organ-Verbindungsstranges im Augenstiel von Lysmata in vivo zu verfolgen. HILD (1954) konnte den schubweise erfolgenden Transport rundlicher Gebilde im Ausläufer einer Ganglienzelle aus dem Nucleus paraventricularis des Hundes, die mit anderen in der Gewebekultur gehalten wurde, im Zeitrafferfilm festhalten (Abb. 77).

Gewisse Schwierigkeiten scheint der hier vertretenen Anschauung die Feststellung zu bereiten, daß der färberische Nachweis von Neurosekret innerhalb des neurosekretorischen Systems *sich entwickelnder Tiere zuerst* im Hinterlappen, *dann* im Kerngebiet, d.h. dem als Produktionsstätte anzusprechenden Ort, gelingt (DAWSON 1954). Man könnte diese Tatsache auf eine zentripetale Ausbreitung der hormonhaltigen Trägersubstanz beziehen. Die Mitteilungen verschiedener Untersucher ergeben jedoch zunächst erheblich unterschiedliche Aussagen über den Zeitpunkt des ersten Auftretens von Neurosekret im Hinterlappen,

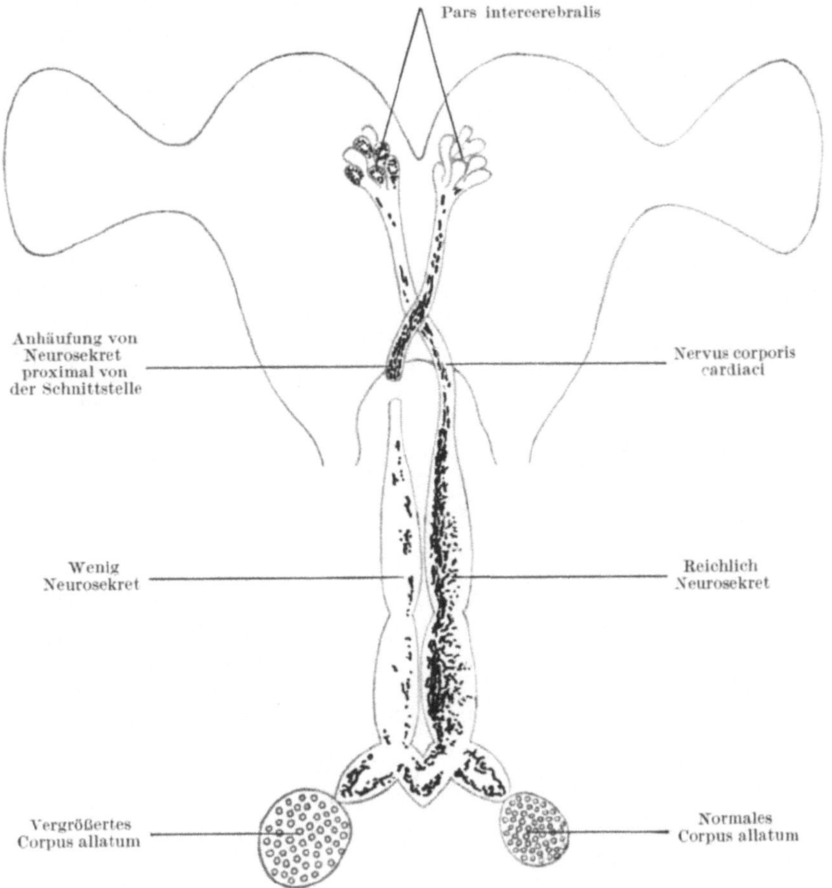

Abb. 76. Schematische Darstellung des Durchschneidungsversuches zum Nachweis der Sekretabwanderung entlang den Fasern der Nervi corpori cardiaci bei der Schabe Leukophaea maderae. Das Neurosekret sammelt sich nach der Durchschneidung in dem proximalen Faserstumpf an und schwindet in der distalen Strecke des Nerven. Aus B. SCHARRER 1952.

die offenbar *methodisch* begründet sind. Nach GREEN, CATALANO und VAN BREEMAN (1953, zitiert nach DAWSON 1954) sowie DAWSON (1954) kann Neurosekret im Hinterlappen der jungen Ratte erst in der 2. Woche bzw. am 6. Tag post partum mit Chromalaunhämatoxylin erfaßt werden. Mit Hilfe einer anderen Methode (Aldehydfuchsin nach GOMORI, Gegenfärbung nach HALMI) läßt es sich jedoch bereits zur Zeit der Geburt darstellen; seine Menge nimmt während der Folgezeit zu. Immerhin besteht zwischen dem Zeitpunkt der histologischen Erfaßbarkeit des Neurosekrets in Hinterlappen und Kerngebiet ein Abstand von 2 Tagen. Hieraus bereits auf einen retrograden Transport zu folgern wäre jedoch verfehlt, da die neurosekretorischen Faserzüge, also die Zwischenstrecke, erst

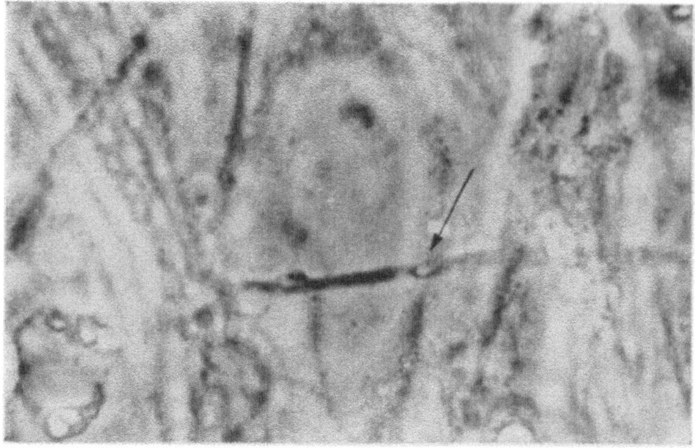

a

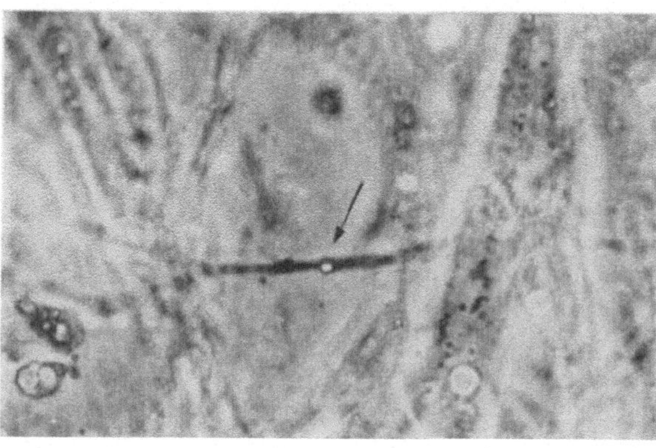

b

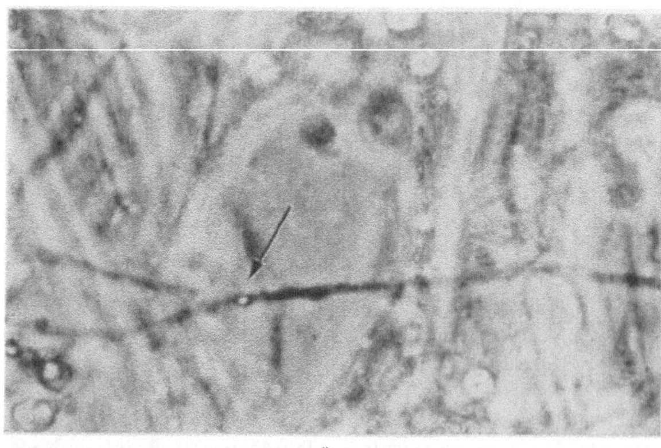

c

Abb. 77 a—c. Nervenfaser aus einer 14 Tage alten Paraventriculariskultur eines Hundes, an welcher der Ablauf einer peripherwärts gerichteten Cytoplasmabewegung abgelesen werden kann, die nach Zugabe von hypertonischer Nährlösung beschleunigt abläuft. Beachte die Wanderung der durch Pfeil bezeichneten Blase nach links peripherwärts. Ausschnittsvergrößerung aus einem Filmstreifen. Perfusionskammer. Phasenkontrast. Orginalvergrößerung auf dem Film etwa 400mal. Zeitlicher Abstand zwischen a und c 2¹/₂ Std. Aus HILD 1954.

am 6. Tag deutlich hervortreten, deren Färbung bei einem solchen Transport zunächst zu erwarten wäre. Diese Beobachtungen legen uns nahe, die Prozesse der *cytologischen Reifung* des neurosekretorischen Zwischenhirnsystems einer systematischen Erforschung zu unterziehen.

Wenn von einem Transport des Neurosekrets auf dem Nervenweg die Rede ist, so taucht die Frage auf, ob es seine Bahn *innerhalb* des Neuroplasmas oder *entlang* den Fasern nimmt. In den Veröffentlichungen von SCHARRER ist die Rede davon, das Neurosekret sei entlang den Nervenfasern zu verfolgen, während es nach BARGMANN (1949, 1953) und HILD (1950, 1951, 1952) auf dem größten Teil der Wegstrecke zum Hinterlappen an das Cytoplasma der Nervenfasern gebunden ist. Gegen diese letztere Aussage wendet sich GOSLAR (1952) mit der Behauptung, die mit Chromhämatoxylin färbbare Substanz liege *neben* den Fasern in perineuralen Räumen, wenn man von den Anfangsabschnitten der Zellfortsätze absähe. Hierzu sei einmal bemerkt, daß perineurale Räume im Zentralnervensystem bisher nicht bekanntgeworden   sind. Ferner unterliegt es keinem Zweifel, daß man immer wieder auf lange Faserstrecken stößt (Abb. 47, 48), die sich in ganzer Dicke intensiv mit Chromalaunhämatoxylin färben, ohne

irgendeine Abgabe des Neurosekrets an die Nachbarschaft erkennen zu lassen. Eine Abbildung von STUTINSKY (1953) zeigt die intra-neuroplasmatische Lage auch größerer Neurosekrettropfen im Tractus praeoptico-hypophyseus des Aales (Abb. 78). Nach Carlisles Lebendbeobachtungen an einem Wirbellosen scheint das gesamte Axoplasma neurosekretorischer Zellen dem Achsenzylinder entlang zu fließen. Man kann sich unschwer vorstellen, daß ein derart gerichteter Cytoplasmastrom Sekretpartikel mit sich führt. Daß es meist erst im Endabschnitt der neurosekretorischen Bahn von Wirbeltieren zu einer Loslösung des Sekrets aus den Fasern kommt, wurde bereits beschrieben. Freilich ist auch Sekretmobilisierung vor Erreichen des Hinterlappens an Stellen in Betracht zu ziehen, an denen die sekretführenden Fasern mit Blutgefäßen in Verbindung treten, so im Gebiet zwischen dem Nucleus paraventricularis und supraopticus und an den Spezialgefäßen in der Trichterwand (S. 108). Mit Abweichungen vom Schema der neurosekretorischen Bahn, wie ich es z.B. für den Hund gegeben habe (Abb. 36), hat man je nach Tierart zu rechnen. Vor allem bei niederen Wirbeltieren, aber auch bei Säugern dürfte es zur Sekretion auch in den Ventrikelraum kommen, der in

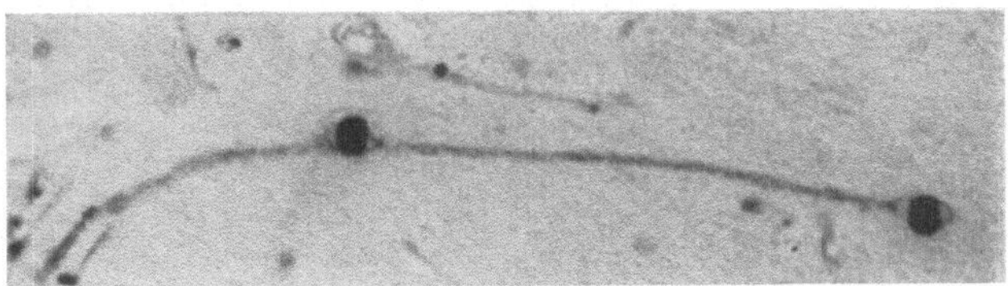

Abb. 78. Kolloidtropfen innerhalb des Neuroplasmas einer Faser des Tractus praeoptico-hypophyseus vom Aa (Vergr. 600fach. Chromalaunhämatoxylinfärbung). Aus Stutinsky 1953.

manchen Fällen durch Ausläufer der Ganglienzellen des Nucleus praeopticus erreicht wird (Bargmann 1953, Stutinsky 1953, Abb. 39). Es kann auf Grund der morphologischen Befunde kein Zweifel daran bestehen, daß eine *Hydrencephalokrinie*, eine Absonderung in den Liquor cerebrospinalis im Sinne von Collin existiert (vgl. Collins Zusammenfassung 1953), wobei es jedoch fraglich ist, ob sich auch die Glia des Hinterlappens und die Intermediazellen gleichfalls an einer Hormonabgabe in den Ventrikel beteiligen („Hydrencéphalocrinie d'origine névroglique" Collin, Hydrencéphalocrinie d'origine pituitaire). Auf eine wie große Strecke hin das Neurosekret jedoch an marklose Fasern des Tractus supraoptico-hypophyseus gebunden ist, geht daraus hervor, daß die als Herring-Körper bekannten sekretreichen Faserverdickungen noch innerhalb der Neurohypophyse angetroffen werden.

Dieser Deutung der Herring-Körper als sekrethaltiger Faseranschwellungen (Bargmann, Hild, Nowakowski) — daß diese Bildungen keine Artefakte (vgl. Gersh 1939) darstellen, hat Wingstrand (1953) dargelegt — hält E. Hagen (1952) entgegen, die Herring-Körper seien in Wirklichkeit die Überreste von Ganglienzellen, deren physiologische Degeneration die Grundlage einer diencephalen Hormonproduktion bilde. An dem Vorkommen von degenerierenden Ganglienzellen im Hypothalamus ist nicht zu zweifeln. In allen drüsig tätigen Organen spielen sich katabiotische Vorgänge an produzierenden Elementen ab. Die Zahl der Herring-Körper bei Hund und Katze z.B. ist jedoch so außerordentlich hoch, daß es schon aus diesem Grunde schwerfällt, diese Bildungen als entkernte Reste von Nervenzellen aufzufassen, ganz davon abgesehen, daß ich Entkernungsvorgänge nicht beobachten konnte. Kernsubstanzen wurden von Schiebler (1954) mit chemischen und physikalischen Methoden in den Herring-Körpern nicht nachgewiesen. Außerdem treten die sog. Herring-Körper nicht innerhalb der Kerngebiete in großen Mengen auf, sondern erst auf der Strecke zwischen den hypothalamischen Kernen und der Neurohypophyse. Das Vorkommen von neurosekretorischen Ganglienzellen in Hypophysenstiel und Neurohypophyse ist zwar bekannt (STUTINSKY 1948, BARGMANN 1950), doch handelt es sich um verhältnismäßig wenige Zellelemente, deren angeblich physiologische Degeneration schwerlich für die Anreicherung von HERRING-Körpern in der bekannten Menge verantwortlich gemacht werden kann. Überdies begegnet man häufig dichten Ketten von großen HERRING-Körpern mit zentraler Aufhellung, die sich nicht auf das Bild der verästelten Ganglienzellen zurückführen lassen, wie sie im Nucleus paraventricularis und supraopticus normalerweise vorkommen. Das Vorhandensein zentraler Nervenzellen in Gestalt von vielkernigen Ketten,

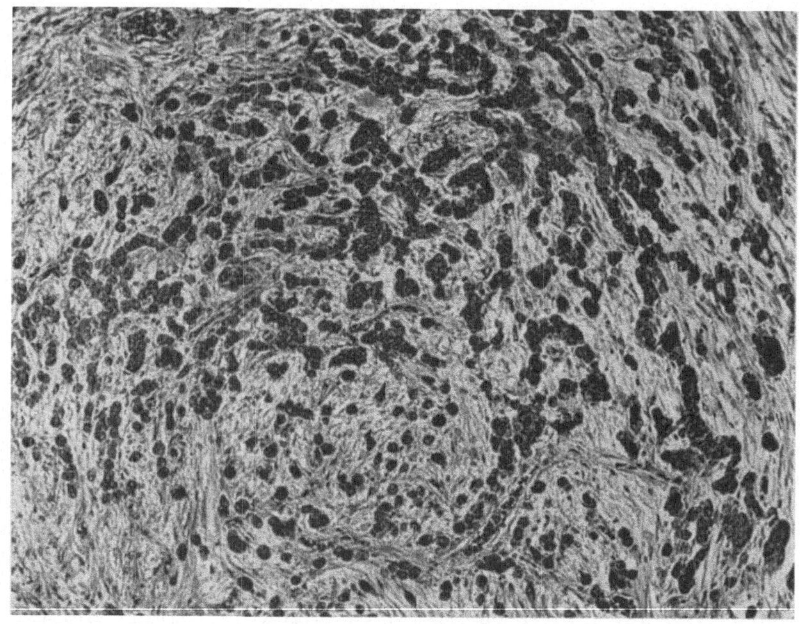

Abb. 79. Hinterlappen der Hypophyse eines erwachsenen Mannes mit Basophileninvasion. Dasselbe Untersuchungsgut wie in Abb. 12 (Susafixation, Schnittdicke 8 μ, Azanfärbung). Vergr. 130fach.

welche nach HAGENs Auffassung die Vorstufe solcher HERRING-Körper bilden müßten, ist uns nicht geläufig. Schließlich ist es wenig wahrscheinlich, daß derart kompliziert gebaute Moleküle wie die der experimentell nachgewiesenen Hypothalamushormone einem Degenerationsprozeß entspringen. Nach HANSTRÖM (1953) gründet sich die Auffassung von E. HAGEN auf eine Fehldeutung der Bilder quergetroffener, verdickter Nervenendigungen.

Neben der Auffassung von EMMI HAGEN, die bei aller Schwäche der Begründung (vgl. auch GOSLAR und TISCHENDORF 1953) den nervösen Ursprung der Hinterlappenwirkstoffe anerkennt, steht noch die an HERRING und CUSHING anschließende Meinung von BÜCHNER (1950), die in den Hinterlappen eingewanderten *Basophilen* (vgl. Abb. 79), die sich in hyaline Schollen umwandeln können, seien die Bildner dieser Hormone. Dieser Auffassung muß in erster Linie der Nachweis der endokrinen Wirksamkeit der Fundorte des spezifisch färbbaren Neurosekrets entgegengehalten werden, das an die neurosekretorische Bahn in ihrer Gesamtheit gebunden ist, während auf der anderen Seite keine Hinweise für eine derartige Wirksamkeit von Basophilen oder aus ihnen entstandenen hyalinen Körpern bekannt sind. Wie SCHMIDT (1952) zutreffend bemerkt, sind die Hyalinkörper in der Neurohypophyse nicht einheitlicher Herkunft. Die hier interessierenden HERRING-Körper jedenfalls lassen sich nach unserer Feststellung nicht von eingewanderten Basophilen ableiten, sondern verkörpern — wie schon gesagt — Verdickungen markloser Fasern des Tractus supraoptico-hypophyseus. Wenn die in den Hinterlappen eingewanderten Basophilen mit den basophilen Zellen des Vorderlappens *identisch* sind, wie unter anderem ROMIEU, STAHL und OCCELLI (1952) bemerken, dann wäre ein reicher Gehalt gerade des Vorderlappens an sog. Hinterlappenhormonen bzw. wenigstens einem dieser Hormone zu erwarten; dieser Fall ist aber nicht gegeben. Die Bedeutung der im übrigen inkonstanten Basophileninvasion muß daher nach meiner Meinung auf einem anderen Gebiete gesucht werden.

Die Vorstellung einer absondernden Tätigkeit von Neuronen, deren morphologischer Ausdruck in so massiver Weise zutage tritt, mag das Befremden mancher Neurohistologen und -physiologen erregen. Es erscheint mir daher angebracht, an die *weite Verbreitung der Neurosekretion in der Tierreihe* zu erinnern, an die Tatsache, daß bereits eine Fülle von Hinweisen auf die hormonale Wirksamkeit neurosekretorisch tätiger Ganglienzellen vorliegt. Die Domäne der Neurosekretionsforschung stellen bisher die Wirbellosen dar. Das Nervensystem von Insekten z.B., in dem neurosekretorische Zellen in verschiedenen Stadien der Funktion nachgewiesen werden können, bildet Hormone für die Steuerung des Häutungsvorganges, des Farbwechsels, des Wasserhaushaltes, der Postembryonalentwicklung (vgl. die zusammenfassenden Darstellungen von E. und B. SCHARRER 1954 sowie von B. SCHARRER 1937, 1952, GABE 1953, 1954). Experimente von WIGGLESWORTH (1951, 1952), HANSTRÖM (1953), KÜHN und PIEPHO (1936, 1938), M. REHM (1951), B. SCHARRER (1937, 1948, 1952), KÜHN und PIEPHO (1936) sprechen für die Existenz eines Verpuppungshormons, das aus den neurosekretorischen Zellen stammt. Auch bei den Crustaceen wurden neurosekretorische Elemente nachgewiesen (HANSTRÖM 1939, 1953), das Organ X im Augenstiel bildend, dessen Produkt die Wirkung des Melanophorenhormons hervorbringt (ENAMI 1949, 1951). Ebenso wurden neurosekretorische Zellgruppen bei Würmern und Mollusken festgestellt (vgl. E. und B. SCHARRER 1954).

Das neurosekretorische Zwischenhirn-Hypophysensystem der Säuger ist also als Spezialfall eines weitverbreiteten Phänomens zu betrachten, in dem hormonale und nervöse Funktionen einen besonders hohen Grad der Integration erfahren haben. Die Erforschung ihrer funktionellen Bedeutung ist eine lohnende Aufgabe.

Eine ganze Reihe weiterer, bei Wirbeltieren anzutreffender Ganglienzellgruppen mit den morphologischen Merkmalen sekretorischer Tätigkeit ist bereits bekannt (vgl. E. und B. SCHARRER 1954). Offenbar sind Elemente mit neurosekretorischer Aktivität auch im *peripheren vegetativen System* enthalten (LENNETTE und SCHARRER 1946, EICHNER 1952, LEHMANN und STANGE 1953), deren Funktion wir gleichfalls noch nicht kennen.

6. Zwischenhirn-Hypophysensystem und Lactation.

Während die Einleitung und Unterhaltung der Milchsekretion nach der vorbereitenden Wirkung des Follikel- und Gelbkörperhormons auf die Mamma offenbar durch das im Vorderlappen gebildete Prolactin erfolgt, wird die *Abgabe („letting down of milk")* nach den bisher vorliegenden Beobachtungen durch das hypothalamisch-neurohypophysäre System gesteuert. Solange der Zusammenhang von Zwischenhirn und Neurohypophyse nicht klar erkannt war, mußte das Interesse der Untersucher freilich auf die als Hormondrüse aufgefaßte Neurohypophyse beschränkt bleiben.

Wohl der erste Hinweis auf eine Beziehung zwischen Hinterlappen und Milchabgabe stammt von OTT und SCOTT (1910), nach deren Feststellung die Injektion von Hinterlappenextrakt beim lactierenden Versuchstier zu einer völligen, raschen Entleerung der Milchdrüse führt. ELY und PETERSEN (1941) denken an eine Oxytocinabgabe aus dem Hinterlappen bei mechanischer Reizung der Mamma. Das Vorkommen eines Wirkstoffes im Blut, der die Milchabgabe auslöst, kann aus den Versuchen von PETERSEN und LUDNICK (1942) gefolgert werden, da das mit dem Blut einer milchgebenden Kuh durchströmte isolierte Euter Milch absondert. Da das Oxytocin die glatte Muskulatur zur Kontraktion bringt und andererseits die contractilen Elemente der Mamma für die Auspressung der Milch verantwortlich sind, liegt es nahe, den „milk let down factor" mit dem Oxytocin in Zusammenhang zu bringen. Der Oxytocingehalt der Hypophyse während der Lactationszeit ist nach DICKER und TYLOR (1952, 1953) herabgesetzt, was für eine stetige Entleerung des Stapelorgans Neurohypophyse sprechen dürfte. Inwieweit das Versiegen der Milchabgabe beim Kaninchen nach Hypophysektomie (FREDRIKSON 1939) mit dem Wegfall nur eines „milk let down factor" zusammenhängt, ist nicht sicher geklärt.

An die bereits geschilderten Versuche von RANSON, KOELLA und anderen Forschern anschließend hat nun ANDERSSON (1951) die Frage geprüft, ob sich ein funktioneller Zusammenhang zwischen *Hypothalamus und Neurohypophyse* auch hinsichtlich der Steuerung der Milchabgabe experimentell nachweisen lasse. Die elektrische Reizung des vorderen Hypothalamus, im besonderen des Nucleus supraopticus und seiner Umgebung nach der Methode von W. R. HESS bewirkt in der Tat auch bei lactierenden Ziegen und Schafen mit völliger Sacralanaesthesie

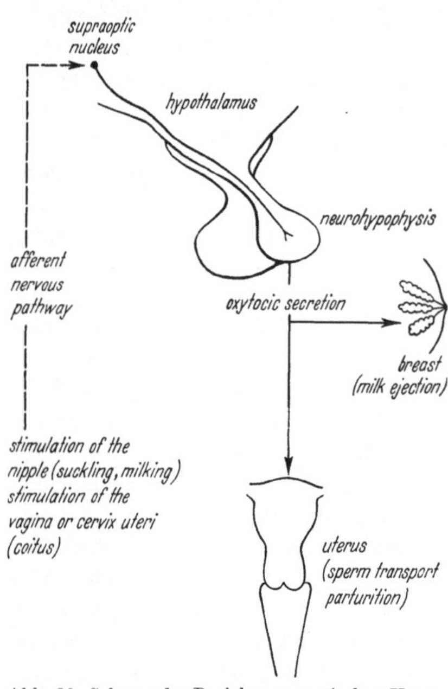

Abb. 80. Schema der Beziehungen zwischen Hypothalamus, Hinterlappen, Uterus und Brustdrüse nach HARRIS (1953).

und einseitiger Euterdenervierung eine Milchabgabe. Fraglos handelt es sich um einen *hormonal* ausgelösten Vorgang, zumal sich mit dem intravenös zugeführten Jugularisblut eines im supraoptischen Bereich gereizten lactierenden Vergleichstieres eine Verstärkung des Milchflusses erzielen läßt. Bemerkenswert ist die Tatsache, daß es bei rascher Injektion von hypertonischer Kochsalzlösung in die Arteria carotis gleichfalls zu einer Milchabgabe kommen kann. Bekanntlich spiegelt sich die Empfindlichkeit des Nucleus supraopticus und paraventricularis gegenüber einer Steigerung des osmotischen Druckes im Blute auch in einer schnell einsetzenden antidiuretischen Wirkung (VERNEY 1947, vgl. S. 38), so daß der Gedanke an einen Zusammenhang von Hinterlappenhormonen und „milk let down factor" abermals auftaucht. Weitere Versuche ergaben zudem eine Harnkonzentration während der Reizung der Regio supraoptica.

Die Untersuchungsergebnisse von ANDERSSON sprechen dafür, daß die Milchabgabe seitens *desselben* Systems gesteuert wird, das auch die Adiuretin- und Oxytocinausschwemmung aus dem Hinterlappen reguliert, nämlich dem System Nucleus supraopticus — Tractus supraoptico-hypophyseus — Neurohypophyse. Man wird daher den Untersuchungen von STUTINSKY (1953) besondere Beachtung schenken, welche die Frage berühren, ob im Zusammenhang mit dem Stillgeschäft histologisch greifbare Veränderungen der neurosekretorischen Bahn auftreten, etwa eine im Färbungsbild sich manifestierende Verringerung des Neurosekretbestandes im Hinterlappen. Wie STUTINSKY an Ratten nachwies, kommt es gegen Ende der Tragzeit zu einer Zunahme des Neurosekretbestandes im Hinterlappen und in den Ganglienzellen des Nucleus supraopticus (Chromalaunhämatoxylinfärbung). Unmittelbar nach dem Wurf verzeichnet man einen fast völligen Schwund des Neurosekrets aus dem Hinterlappen, begleitet von einer Hypertrophie der Pituicyten, der ausbleibt, wenn man die Jungen — etwa durch Abdecken der Zitzen — am Saugen hindert. Ebenso berichten COLLIN und RACADOT (1953) über eine Neurosekretverarmung des Hinterlappens (Meerschweinchen) nach dem Wurf, die sich bis in die Lactationszeit hinein erstreckt. STUTINSKY erinnert in diesem Zusammenhang an die Auffassung von HARRIS, wonach von der Zitze ein Reflex ausgelöst wird, der auf hypothalamischem Wege die Ausschüttung von Oxytocin bewirkt, das seinerseits die myoepithelialen Zellen der Mamma zur Kontraktion bringt, d. h. die Brustdrüse zur Entleerung (Abb. 80). Die nach elektrischer Reizung des Tractus supraoptico-hypophyseus einsetzende Entleerung des Milchganges läßt sich gleichfalls mit einer Oxytocinausschüttung erklären. Aufgabe pharmakologischer Untersuchungen wird es sein, die Frage der Identität des „milk let down factors" mit einem der an die Trägersubstanz gebundenen Hypothalamushormone (Hinterlappenhormone), im speziellen des *Oxytocins*, genauer zu prüfen.

Es ist die Frage aufgeworfen worden, ob die Beziehungen zwischen diencephalhypophysärem System und Mamma lediglich den Mechanismus der Milchabgabe betreffen. DORA JACOBSOHN (1949) beobachtete nach völliger Durchtrennung des Hypophysenstiels beim lactierenden Kaninchen, daß die Milchbildung zwar ziemlich lange anhält und die Involution der Brustdrüse verhältnismäßig langsam verläuft, die Jungtiere jedoch keine ausreichende Ernährung erhalten. JACOBSOHN erwägt daher nicht nur die Möglichkeit einer Abgabehemmung, sondern auch einer qualitativen Veränderung der Milch.

7. Zwischenhirn-Hypophysensystem und Kohlenhydrathaushalt.

Die Rolle des Zentralnervensystems in der Regulation des Kohlenhydrathaushaltes ist seit den klassischen Versuchen von CLAUDE BERNARD vor rund einem Jahrhundert immer wieder erörtert worden, insbesondere von klinischer Seite. BERNARD gelang es bekanntlich, durch einen Stich in den Boden der Rautengrube sowohl Polyurie als auch Glykosurie zu erzeugen, in bestimmten Fällen auch nur die eine oder andere Erscheinung. Später hat ASCHNER (1909) durch Einstechen einer Kanüle in den Boden des 3. Ventrikels eine Glykosurie hervorgerufen. Das Ergebnis dieses Eingriffes wurde durch eine ganze Reihe von Forschern bestätigt (Literatur bei GAUPP jr. 1941).

An diese Versuche anknüpfend haben VEIL und STURM eine Fülle klinischer Beobachtungen, darunter solche einer Kombination von Diabetes insipidus und Diabetes mellitus, zusammengetragen. Diese Beobachtungen lassen die Autoren den Ausgangspunkt des Diabetes mellitus in einer krankhaften Veränderung des Zentralnervensystems suchen. Besonders heben VEIL und STURM das Vorkommen eines *zentralen traumatischen Diabetes mellitus* hervor. Die Möglichkeit einer zentralen Genese der Störungen des Kohlenhydrathaushaltes wird nach STURM (1949) durch die Tatsache beleuchtet, daß eine Reizung des zentralen Höhlengraues durch Encephalographie unter Umständen eine Hyperglykämie nach sich zieht. Hinweise auf die Lokalisation bestimmter, dem Kohlenhydrathaushalt dienender Zentren des menschlichen Zwischenhirns oder auch anderer

Hirngebiete ergaben sich freilich aus den klinischen Feststellungen und Überlegungen nicht. VEIL und STURM stellen sich vor, daß die zentralen Regulationsstätten des Zuckerhaushaltes seiner Differenzierung entsprechend weniger eng zusammengerafft seien als etwa das umschriebene Kerngebiet, durch dessen Alteration sich Störungen des Wasserhaushaltes im Tierexperiment auslösen lassen.

Die Auffassung von VEIL und STURM ist neuerdings von WEDLER (1953) einer Kritik unterzogen worden, die sich auf die Heranziehung der Statistik stützt. Einzelfälle, wie sie von VEIL und STURM angeführt werden, gestatten keine sicheren Rückschlüsse auf die Pathogenese des Diabetes mellitus als eines „neurologischen Symptoms". Es können z.B. zufällige Kombinationen einer Erkrankung des Zentralnervensystems und des Diabetes mellitus vorliegen oder Hirnaffektionen eine Fernwirkung auf den Vorderlappen der Hypophyse ausüben, wobei ein nervöser Mechanismus nicht am Werke zu sein braucht. Wie WEDLER darlegt, sprechen die statistischen Erhebungen über die in diesem Zusammenhang wichtigen Tumoren an der Basis der mittleren Schädelgrube nicht zugunsten der Hypothese von VEIL und STURM (vgl. DAVIDOFF und CUSHING 1927, GAGEL 1946, 1953, BROUWER 1950, OBERDISSE 1951 u. a.). Das Auftreten eines Diabetes mellitus bei Vorliegen eines derartigen Tumors ist, gemessen an der Zahl solcher Neubildungen, nicht häufig genug, um eine zentralnervöse, im besonderen hypothalamische Genese der Zuckerkrankheit wahrscheinlich machen zu können. Ebenso finden sich Fälle von Diabetes bei Hirntrauma außerordentlich selten, wie bereits die Erfahrungen des 1. Weltkrieges lehren (GOLDSTEIN 1917, SACK 1947 u. a.) und auch die Untersuchungen von WEDLER an 2000 Hirnverletzten des 2. Weltkrieges ergaben. Von einer ins einzelne gehenden Wiedergabe des statistischen, die Hirntraumen und Tumoren betreffenden Schrifttums kann im Hinblick auf WEDLERs Monographie abgesehen werden.

Klarere Einblicke in eine möglicherweise diencephale Steuerung des Kohlenhydrathaushaltes kann, wie auch WEDLER (1953) bemerkt, nur das *Tierexperiment* schenken, wenn es mit einer sorgfältigen Analyse der anatomischen Verhältnisse verbunden ist. Besondere Aufmerksamkeit ist insbesondere der Frage zu widmen, ob eine etwa als hypothalamisch erkannte Regulation des Kohlenhydrathaushaltes mit der Hypophyse verknüpft ist, d.h ob es sich um einen *hypothalamischen* oder *hypothalamisch-hypophysären* Steuerungsmechanismus handelt, wie er von VEIL und STURM angenommen wird.

Eine Übersicht über das Schrifttum, wie sie sich bei WEDLER findet, zeigt, daß es anscheinend nicht möglich ist, einen echten zentralen Diabetes mellitus experimentell hervorzurufen (vgl. auch BARTELHEIMER 1949). Jedoch ist es — wie schon angedeutet — häufiger gelungen, durch Läsionen und Reizungen des *Hypothalamus* einen *Anstieg des Blutzuckerspiegels* auszulösen, der jedoch vorübergehender Natur ist (MIKI 1932, RANSON, FISHER und INGRAM 1933, BARRIS und INGRAM 1935/36, VON BOGAERT 1936 u. a.). Nach CLEVELAND und DAVIS (1936) tritt eine Hyperglykämie unmittelbar nach einer Hypothalamusläsion auf, um dann von normalen und subnormalen Blutzuckerwerten abgelöst zu werden. Dieses Verhalten wird beobachtet, wenn die Läsionen das mediale und ventrale Hypothalamusgebiet betreffen. Eine *Glykosurie* ist nach BAILEY und BREMER (1921) bei Tuberläsion (Hund) nicht regelmäßig zu verzeichnen; nach Auffassung der Autoren scheint sie vom jeweiligen Ernährungszustande des Versuchstieres abzuhängen. *Hypoglykämien* sind beobachtet worden, wenn der Nucleus paraventricularis zerstört (MIKI 1932) oder der vordere Hypothalamus unter Miterfassung dieses Kerngebietes (Nucleus filiformis) lädiert wurde (BARRIS und INGRAM 1936), um nur wenige Beispiele zu erwähnen (s. auch

CLAMOUR und KELLER 1933). BROBECK (1940) wiederum stellte bei Katzen mit Läsionen verschiedener Abschnitte des Hypothalamus *normale Blutzuckerwerte* und *Insulinreaktionen* fest. Da die Unterbrechung der Verbindung zwischen Hypothalamus und Hypophyse beim Affen hinsichtlich der Insulinempfindlichkeit belanglos ist, schreiben BROBECK und Mitarbeiter (1939) dieser Verbindung keine Bedeutung für die Regulation des Kohlenhydrathaushalts zu. Diesen Angaben stehen die Erfahrungen von CLEVELAND und DAVIS (1936) entgegen, die nach Zerstörung der Nuclei filiformes, ventromediales und perifornicales sowie der Ventrikelwand eine gesteigerte und verlängerte Insulinempfindlichkeit (Katzen, Affen) feststellten. Die Differenzen der Aussagen über die Wirkung von Eingriffen am Zwischenhirn auf den Kohlenhydrathaushalt mögen auf der Schwierigkeit beruhen, eine gezielte Ausschaltung oder Reizung im dichten Beieinander der hypothalamischen Kerne zu erreichen, vor der vor allem frühere Untersucher standen. Die Anwendung der verfeinerten Methodik der herdförmigen Ausschaltung von Hirnbezirken, die W. R. HESS entwickelte, hat indessen gleichfalls kein klar abgrenzbares Substrat der Regulation des Blutzuckerspiegels erkennen lassen. Nach doppelseitigen Koagulationen in der Gegend zwischen Columna fornicis descendens und Tractus mamillo-thalamicus treten bei der Katze lediglich etwas ungleichmäßigere Blutzuckerwerte auf (BLOCH 1943). Von einer eindeutigen Aussage über den Sitz eines den Blutzuckerspiegel beeinflussenden Zentrums im Zwischenhirn sind wir also nach wie vor — wie schon zur Zeit des Referates von GAUPP jr. (1941) — weit entfernt. Weitere experimentell-morphologische Untersuchungen sind daher angezeigt.

Bisher war kurz von den unbefriedigend verlaufenen Versuchen die Rede, durch Eingriffe am Zwischenhirn einen Einblick in die Beziehungen zwischen Diencephalon und Kohlenhydrathaushalt zu gewinnen. Es wäre denkbar, daß es umgekehrt gelingen könnte, den Ausdruck solcher Beziehungen durch das Studium des Zwischenhirn-Hypophysensystems von Versuchstieren aufzudecken, bei denen ein Diabetes mellitus durch experimentelle *Läsion des Inselapparates* erzeugt wurde. KRATZSCH (1951) untersuchte das Zwischenhirn-Hypophysensystem von Ratten, die mit Alloxan bis zum Auftreten eines Diabetes vergiftet worden waren. In den Ganglienzellen des Nucleus paraventricularis und supraopticus traten Veränderungen auf, die auf eine Tätigkeitssteigerung der Zellen hinweisen, nämlich die Bildung des erwähnten, von NISSL-Schollen freien perinucleären Hofes, während sich in der Neurohypophyse der alloxandiabetischen Tiere nur noch Reste des mit Chromalaunhämatoxylin färbbaren Neurosekrets nachweisen ließen; bei Normaltieren ist diese Substanz reichlich vorhanden. Die in Rede stehenden Ratten litten an Diabetes mit hoher *Polyurie.* Der Umstand, daß der Hinterlappen einiger weiterer Versuchstiere mit schwachem Diabetes und keiner Steigerung der Diurese einen normalen Bestand an Neurosekret aufwies, ist für die Deutung der Alloxanversuche wichtig. Es ist möglich, daß die geschilderten Veränderungen des Zwischenhirn-Hypophysensystems nicht auf die beim experimentellen Diabetes auftretenden Störungen im Kohlenhydrathaushalt zu beziehen sind, sondern auf die mit ihnen meistens verbundene Polyurie. Dem diabetischen Wasserverlust sucht das neurosekretorische System durch die Abgabe von Adiuretin aus dem Hinterlappen entgegenzuwirken. In dieser Auffassung bestärkt uns die Mitteilung von CAVALLERO und DOVA (1948), wonach die antidiuretische Wirkung der Neurohypophyse alloxandiabetischer und polyurischer Ratten deutlich herabgesetzt ist. Diese Abnahme der antidiuretischen Funktion entspricht durchaus der von KRATZSCH geschilderten Verringerung des Bestandes an histologisch faßbarem Neurosekret, das die Trägersubstanz des Adiuretins verkörpert.

Das Beispiel der durch einen Alloxandiabetes ausgelösten Veränderungen des Zwischenhirn-Hypophysensystems ist, wie beiläufig bemerkt sei, grundsätzlich interessant. Der durch den Alloxandiabetes verursachten, jedoch auf eine Störung des Wasserhaushaltes zu beziehenden Reaktion des neurosekretorischen Systems entsprechen gleichartige Reaktionen, die durch sehr verschiedene *Stressformen* hervorgerufen werden können. Wie RYDIN und VERNEY (1938) nachwiesen, wird die renale Wasserausscheidung beim Hunde durch „emotional stress" eingeschränkt. HOFMANN-CREDNER (1953) findet beim Menschen eine Diuresehemmung unter dem Einfluß von Flackerlicht; diese Erscheinung wird auf Reizung des Zwischenhirn-Hypophysensystems zurückgeführt, die zur Ausschüttung von Adiuretin führt. Es ist bekannt, daß durch einen Stress beunruhigte Ratten für Adiuretinuntersuchungen ungeeignet sind (VERNEY und Mitarbeiter 1950). Die durch „emotional stress" erzeugte Diuresedrosselung läßt sich nach O'CONNOR und VERNEY (1942) weitgehend durch Entfernung des Hinterlappens mildern. Diesen Beobachtungen entsprechen interessante histologische Feststellungen von ROTHBALLER (1953) an Ratten, die einen „unpleasant stimulus" durch Nadelstiche in den Schwanz erdulden mußten. Schon wenige Minuten nach der Reizung kann man im Hinterlappen eine Gefäßerweiterung und eine deutliche Abnahme des Neurosekretbestandes histologisch nachweisen. Das Neurosekret nimmt eine perivasculäre Lage ein und wird nicht selten im Lumen der Blutgefäße angetroffen. Es besteht also eine grundsätzliche Übereinstimmung im Verhalten des neurosekretorischen Systems alloxandiabetischer und einem gänzlich andersartigen Stress ausgesetzter Versuchstiere. Verschiedenartige Belastungen führen zu Störungen im Wasserhaushalt. Man wird also auch äußerste Vorsicht walten lassen müssen, wenn es sich darum handelt, Reaktionen des Zwischenhirn-Hypophysensystems auf bestimmte Vorgänge im Stoffwechsel, wie in unserem Falle im Kohlenhydrathaushalt, zu beziehen.

Es wäre jedoch verfehlt, die Existenz einer diencephal-hypophysären Steuerung des Kohlenhydrathaushaltes deswegen völlig in Abrede zu stellen, weil sich ein hypothalamisches, auf den Blutzuckerspiegel unmittelbar humoral einwirkendes Zentrum durch experimentelle Eingriffe am Zentralnervensystem bisher nicht hat ausfindig machen lassen oder weil es bisher nicht gelungen ist, durch Veränderungen im Kohlenhydrathaushalt spezifische Reaktionen an einem hypothalamisch-neurohypophysären System auszulösen, die auf das Vorhandensein eines zentralen Regulationsapparates schließen lassen. Es unterliegt keinem Zweifel, daß die mit dem Zwischenhirn eng verbundene *Adenohypophyse* einen bedeutenden Einfluß auf den Kohlenhydrathaushalt ausübt. Den Ausgangspunkt aller Betrachtungen über einen derartigen Einfluß bilden jene Experimente und Beobachtungen, die den Zusammenhang von Vorderlappen der Hypophyse und Inselapparat der Bauchspeicheldrüse beleuchten. Es sei an CUSHINGS (1913) Mitteilung erinnert, daß es gelingt, die Pankreasglykosurie beim Hunde durch Hypophysektomie zu verhindern, an die Erzeugung eines Diabetes mellitus beim Hunde durch Verabfolgung von Vorderlappenextrakt durch HOUSSAY und BIASOTTI sowie EVANS und Mitarbeiter (1931), ferner durch YOUNG (1937) und spätere Untersucher (vgl. GAUPP jr. 1941, Literatur), schließlich an die Veränderungen des Kohlenhydrathaushaltes beim Kaninchen nach Stieldurchtrennung (WESTMAN und JACOBSOHN 1940). Während der Blutzuckerspiegel dieser Tiere nach 24 Std dauerndem Hunger noch auf normaler Höhe gehalten werden kann, bewirkt eine anschließende intravenöse Insulinzufuhr den gleichen Effekt wie bei hypophysenlosen Kaninchen.

Die Klinik weiß über die Kombination von Vorderlappentumor und geringer Blutzuckertoleranz sowie Adrenalinüberempfindlichkeit (vgl. GAGEL 1949), ferner von Diabetes mellitus zu berichten (vgl. hierzu Borchardt 1908, Davidoff und Cushing 1927). Ferner (1952) nennt das in Gesamtextrakten des Vorderlappens enthaltene, auf den Inselapparat einwirkende Prinzip den „α-cytotropen Faktor der Hypophyse", da er eine erhöhte Glucagonausschüttung aus den α-Zellen der Langerhansschen Inseln bedinge. Diese Glucakonausschüttung soll eine Hyperglykämie und Glucosurie hervorrufen, der die β-Zellen des Inselapparates mit gesteigerter Insulinausschüttung entgegenzuwirken versuchen. Die Natur des α-cytotropen Faktors ist noch nicht geklärt. Es bestehen anscheinend enge Beziehungen zu dem offenbar von den eosinophilen Elementen des Vorderlappens gebildeten Wachstumshormon.

Angesichts des nicht zu bestreitenden hormonalen Zusammenhanges von Hypophysenvorderlappen und Inselapparat wird man sich die Frage vorlegen, ob vielleicht eine *indirekte Korrelation zwischen Hypothalamus und Pankreasinseln* besteht. Wir berühren damit das Problem der hypothalamisch-adenohypophysären Verbindungen, das zunächst von der morphologischen Seite her geklärt werden muß. Die bisher vorliegenden Untersuchungen an niederen Wirbeltieren, am Hunde und am Goldhamster ergeben mit Sicherheit lediglich, daß neurosekrethaltige Fasern des Tractus praeoptico-hypophyseus und supraoptico-hypophyseus einmal in die Pars intermedia eindringen bzw. sich mit ihr mischen (Bargmann 1949, Scharrer 1952, Bargmann 1953, Dawson 1953, Eichner 1954), andererseits mit den sog. Spezialgefäßen im Stielgebiet der Hypophyse in enge Verbindung treten (Bargmann 1953). Wir wissen nichts darüber, ob die neurosekretorische Bahn auf beiden oder einem der Wege einen Einfluß auf die Adenohypophyse nimmt, der sich auch auf das Gebiet des Kohlenhydrathaushaltes erstrecken könnte. Es mag nochmals erwähnt werden, daß die parenterale Zufuhr von Intermedin beim Kaninchen nach Collin und Verain (1953) eine starke Hypoglykämie verursacht, also des Wirkstoffes, der aus dem von neurosekretorischen Fasern erreichten Abschnitt der Adenohypophyse stammt.

Es muß weiterhin geprüft werden, ob außer den mit Sekret beladenen Fasern des Tractus supraoptico-hypophyseus andersartige hypothalamische Nervenfasern in nennenswertem Umfang in die Adenohypophyse eindringen. Hillarp und Jacobsohn (1943) u. a. haben mit Versilberungsmethoden in die Pars tuberalis übertretende Fasern zur Darstellung gebracht. Die Mehrzahl der Forscher ist der Auffassung, die Adenohypophyse erhalte ihre nervösen Impulse im wesentlichen durch die sympathischen Nervenfäserchen, die auf dem Wege der Blutgefäße zur Hypophyse gelangen (vgl. S. 104f.).

Auch das Vorhandensein des eingangs geschilderten hypophysären *Pfortaderkreislaufes* wird man bei hypothesenfreudigen Überlegungen bezüglich hypothalamisch-adenohypophysärer Verknüpfungen berücksichtigen müssen. Hypothalamische Wirkstoffe könnten durch Vermittlung dieses Gefäßapparates auch am Vorderlappen angreifen.

8. Zwischenhirn-Hypophysensystem und Fettstoffwechsel.

Das Bestehen von Beziehungen zwischen diencephal-hypophysärem System und Fettstoffwechsel läßt sich aus dem Auftreten von *Fettsucht* folgern, die sich bei Zerstörung oder Erkrankung von Zwischenhirnteilen bzw. der Hypophyse einstellen kann. Eine diencephal-hypophysäre, mit Fettsucht einhergehende Erkrankung ist dem Kliniker unter der Bezeichnung Dystrophia adiposo-genitalis oder Babinski-Fröhlichsches Syndrom bekannt. Bezeichnend für dieses Krankheitsbild sind die Kombination einer starken Fettleibigkeit mit Fettgewebsansammlung an Gesäß, Bauch, Mammae, Ober- und Unterschenkel und einer genitalen Hypoplasie. Bezüglich der klinischen Symptome sei auf MARX (1941), GLATZEL (1941) sowie REINWEIN (1952), SELYE (1950) und SCHALTENBRAND (1951) verwiesen.

Als Ursache der Erkrankung gelten Tumoren der *Hypophyse*, meist Adenome, die vielfach auf den Boden des 3. Ventrikels übergreifen, ferner Hirntumoren, die gleichfalls den Boden des 3. Ventrikels in Mitleidenschaft ziehen. Die Zerstörungen der Hypophyse in Fällen von FRÖHLICHschem Syndrom betreffen teils den Vorderlappen, teils Vorder- und Hinterlappen. In anderen Fällen werden krankhafte Prozesse im *Zwischenhirn* ohne nachweisbare histologische Veränderungen der Hypophyse angetroffen. Weiterhin kommen Hydrocephalus internus, entzündliche Veränderungen der Hypophyse und ihrer Nachbarschaft, tuberkulöse Zerstörungen des Ventrikelbodens u. a. als Erkrankungsursachen in Betracht (vgl. hierzu E. J. KRAUS 1926). Auch Traumen können offenbar eine Dystrophia adiposo-genitalis verursachen. So berichtet SCHALTENBRAND (1951) über Erlöschen der Potenz und Auftreten von Fettsucht nach einem mißlungenen Selbstmordversuch. Diese Erscheinungen traten auf, als die zunächst im Frontalhirn steckengebliebene Revolverkugel in den 3. Ventrikel gerutscht war.

Schon E. J. KRAUS sprach sich dahingehend aus, daß der Dystrophia adiposo-genitalis in erster Linie eine *Störung der Zusammenarbeit von Hypophyse (Vorderlappen)* und *Zwischenhirn* durch sehr verschiedenartige Schädigungen zugrunde liege. Die hypothalamische und nicht allein hypophysäre Grundlage des FRÖHLICHschen Syndroms hatte bereits ERDHEIM (1914) erkannt. Die Störung des Fetthaushaltes muß sich übrigens nicht in Form einer Anreicherung von Fettgewebe äußern. Wie PETERS (1951) hervorhebt, ist eine Reihe von Fällen bekanntgeworden, in denen durch Prozesse im hypothalamisch-hypophysären Gebiet statt Fettsucht eine *Magersucht* hervorgerufen wurde, weiterhin solche, in denen eine anfängliche Fettsucht einer Magersucht Platz machte (s. auch REINWEIN). SCHALTENBRAND (1951) vermutet, daß die bei manchen Kranken mit multipler Sklerose vorübergehende Phase von Fett- und Magersucht mit Herden im Zwischenhirn zusammenhängt. Fettsucht oder Magersucht könnten die krankhaften Reaktionen auf Schädigungen eines zentralen, mit der Hypophyse verknüpften Systems darstellen, das in die Regulation des Fetthaushaltes eingreift.

Über diencephale Veränderungen bei diencephal-hypophysärer Fettsucht oder Kachexie scheinen jedoch kaum ins einzelne gehende pathologisch-anatomische Erhebungen vorzuliegen. Es kann lediglich auf die morphologische Analyse eines Krankheitsfalles durch STEWART (1938) hingewiesen werden, in welchem sich bei einem 16jährigen Knaben eine Kombination von Pseudohermaphroditismus, Adipositas, Polyurie und Hyperglykämie fand, von STEWART als *infundibulo-*

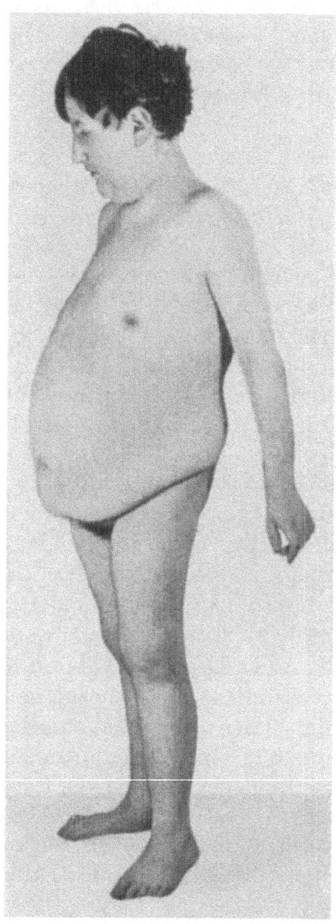

Abb. 81. 16 Jahre alter Pseudohermaphrodit mit Fettsucht, Polyurie und Hyperglykämie; infundibulo-tuberales Syndrom. Aus STEWART 1938.

tuberales Syndrom bezeichnet (Abb. 81—83). Die histologische Untersuchung des Hypothalamus des Patienten, bei dem die Fettsucht im 3. Lebensjahr einsetzte, zeitigte folgende Ergebnisse: Bestimmte Kerne zeigten eine Verringerung der Zahl der Ganglienzellen und Merkmale einer chronischen Degeneration der überlebenden Elemente. Fast in der ganzen Tuberregion — Tuber und Infundibulum erwiesen sich als verhältnismäßig klein — und in benachbarten Kerngebieten fand sich eine Fasergliose. Die stärksten Veränderungen sah STEWART im Nucleus supraopticus, tuberis lateralis, tubero-mamillaris, paraventricularis, im Grau des 3. Ventrikels. Der Zellschwund in den tuberalen und paraventrikulären Kernen war unerheblich. Die krankhaften cytologischen Veränderungen des

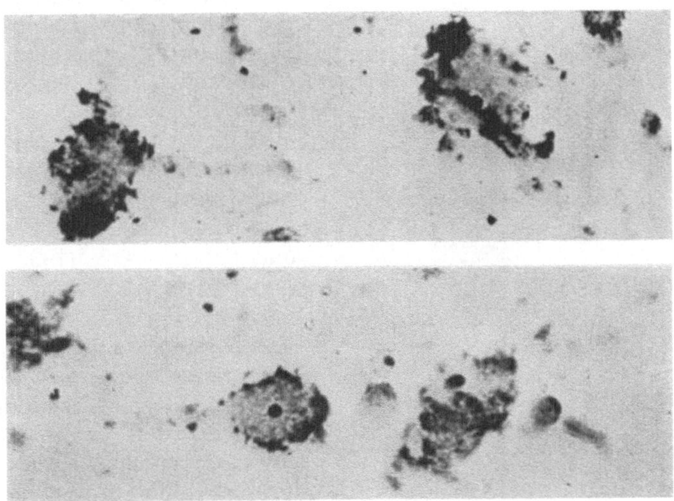

Abb. 82. Nervenzellen des Nucleus tubero-mamillaris des 16jährigen Pseudohermaphroditen mit Fettsucht. Beachte die unregelmäßige Zellform (Kresylviolettfärbung, Vergr. 550fach). Aus STEWART 1938.

Nucleus tubero-mamillaris, die in den übrigen Kernen nicht beobachtet wurden, äußerten sich in unregelmäßiger Gestaltung des Zellkörpers, schlechter Sichtbarkeit der oft peripher gelagerten Kerne und dem Auftreten körniger oder kolbiger Fortsätze an der Zelloberfläche, die an Cytoplasmaausstoßungen erinnern (Abb. 82). Die erwähnte *Gliose* war besonders im Nucleus supraopticus und paraventricularis (Abb. 83) ausgesprochen, weniger im Tuber cinereum; die Ganglienzellen des Nucleus supraopticus und paraventricularis waren in dichtes gliöses Filzwerk eingebettet. Angesichts der Buntheit des von STEWART geschilderten Symdroms fällt es schwer, eine seiner Teilerscheinungen wie die Adipositas auf die Veränderung eines bestimmten Kerngebietes zu beziehen, wenn man von den Nuclei supraoptici und paraventriculares als Stätten der Wasserhaushaltssteuerung absieht, deren Gliose die Polyurie begreifen läßt

Die Vorstellung eines diencephalen, den Fettstoffwechsel beeinflussenden Systems wird durch einige Ergebnisse von *Tierexperimenten* scheinbar begünstigt, die allerdings kein Licht auf die Art des vermuteten Zusammenhangs dieses Systems mit der Hypophyse werfen. ASCHNER (1912) beobachtete bei Hunden nach totaler Exstirpation der Hypophyse, die freilich nicht immer vollkommen war, das Auftreten von *Fettsucht*, die er ebenso wie die von CUSHING und BIEDL nach Hypophysenentfernung festgestellte Fettsucht mit genitaler Hypoplasie auf die Beeinträchtigung eines im Tuber cinereum gelegenen trophischen Zentrums zurückführt. In BIEDLs (1913) Mitteilungen ist jedoch von einer partiellen, und zwar den Vorderlappen betreffenden *Hypophysektomie* ohne cerebrale Störungen die Rede, die bei erwachsenen Tieren von Fettsucht und genitaler Hypoplasie gefolgt ist. BIEDL führt die von ASCHNER und ihm selbst und anderen Autoren operativ ausgelöste Fettsucht (ältere Literatur bei BIEDL 1913, RAAB 1936) auf einen Fortfall der Pars intermedia zurück. Im Lichte der heutigen Erkenntnisse über Bau und Leistungen der Hypophyse muß man BIEDLs Aussage dahingehend korrigieren, daß man nicht den Ausfall der Pars intermedia, sondern des *Vorderlappens* für die beobachteten Stoffwechselstörungen verant-

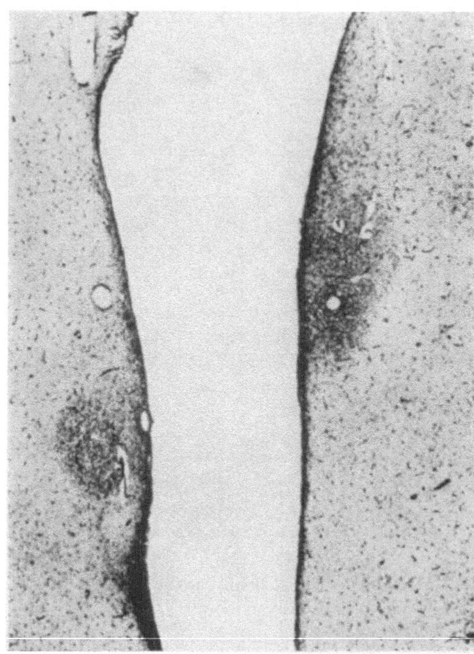

Abb. 83. Vertikalschnitt durch den 3. Ventrikel des 16jährigen Pseudohermaphroditen mit Fettsucht (Abb. 81) mit dem Nuclei paraventriculares, die infolge Fasergliose scharf hervortreten (HOLZER-Färbung, Vergr. 15fach). Aus STEWART 1938.

wortlich macht. Es darf nicht verschwiegen werden, daß andere Untersucher nach kompletter Hypophysektomie eine *Herabsetzung* des Gesamtfettgehaltes ihrer Versuchstiere fanden (REISS, EPSTEIN und GOTHE 1937, Ratte).

Das Vorhandensein fettstoffwechselaktiver Wirkstoffe des Hypophysenvorderlappens ist bekanntlich von RAAB (1926), RAAB und RAAB und KERSCHBAUM (1933, Lipoitrin) sowie von ANSELMINO und HOFFMANN (1931), BOENHEIM und HEYMANN (1932) u. a. behauptet worden. RUDOLF ABDERHALDEN (1952) unterstreicht jedoch den hypothetischen Charakter der Aussagen bezüglich eines derartigen Fettstoffwechselhormons. Man muß die Möglichkeit in Betracht ziehen, daß eines der bereits bekannten Vorderlappenhormone und nicht ein spezielles Fettstoffwechselhormon in den Fetthaushalt eingreift. In diesem Zusammenhang sei erwähnt, daß thyreotroper Vorderlappenextrakt nach IVERSEN und ASBOE-HANSEN (1952, Literatur) nicht nur eine schilddrüsenstimulierende Wirkung, sondern auch eine den Exophthalmus hervorrufende und fettmobilisierende Wirkung entfaltet. Alle diese Wirkungen lassen sich durch Thyroxinzufuhr unterbinden.

Indessen liegen noch weitere Beobachtungen vor, die nicht für eine ausschließliche Verantwortung der Hypophyse als einer autonomen Hormondrüse für Störungen des Fettstoffwechsels zu sprechen scheinen. Wie PH. E. SMITH (1930) darlegt, pflegt die Zerstörung der Hypophyse (Ratte) durch Chromsäureinjektion von einer früh einsetzenden, meist beachtlichen Fettsucht gefolgt zu sein, während nach sorgfältig durchgeführter operativer Hypophysenentfernung entweder ein ungewöhnlicher oder nur schwacher Fettansatz zustande kommt, der sich noch rund 5 Monate entwickelt. SMITH hält es für wahrscheinlich, daß die Adipositas nach Chromsäureinjektion in die Hypophyse auf einen *Insult des Hypothalamus* zurückgeht (weitere Literatur bei GLATZEL 1941). HETHERINGTON (1940), der sich gleichfalls der Chromsäuremethode bediente, fand unter 51 operierten Ratten nur 3 Tiere durch eine Adipositas ausgezeichnet, an deren Zustandekommen dem Hypothalamus ein wichtiger Anteil zukommen dürfte (s. unten). RAAB (1930) denkt an eine Hormonbildung im Zwischenhirnboden, durch welche der Ausfall der Hypophyse kompensiert werden könnte. Diese Auffassung schließt freilich die Möglichkeit keineswegs aus, daß normalerweise nervöse, der Hypophyse zustrebende Bahnen die Abgabe eines in den Fettstoffwechsel eingreifenden hypophysären Wirkstoffes regulieren.

Man kann somit *zwei Möglichkeiten einer hypothalamischen Beteiligung* an der Steuerung des Fettstoffwechsels in Erwägung ziehen. Es ist einmal im Sinne von RAAB denkbar, daß das Zwischenhirn selbst durch Wirkstoffproduktion den Fetthaushalt beeinflußt. Sieht man von den älteren Angaben von RAAB und KERSCHBAUM ab, denen zufolge das sog. Lipoitrin außer im Vorderlappen auch in der Neurohypophyse und in den Wänden des 3. Ventrikels menschlicher Gehirne vorkommt, so liegen bisher freilich keine Befunde vor, die eindeutig das Vorhandensein eines derartigen Mechanismus belegen. Man kann weiterhin an die *Existenz einer hypothalamisch-hypophysären Bahn* denken, welche die Bildung und Abgabe eines in den Fett- und Lipoidhaushalt eingreifenden Hormons durch die Neuro- oder Adenohypophyse steuert; WACHTEL (1949) berichtet über die Gewinnung eines Extraktes aus dem Hinterlappen, dessen subcutane Injektion beim Hunde eine Erhöhung des Blutcholesterins hervorruft.

Eine Prüfung dieser Hypothese macht eine weitere Sichtung der Ergebnisse experimenteller Eingriffe in den Hypothalamus erforderlich, die sich auf den Fettstoffwechsel auswirken. Allerdings ist die Zahl positiver Versuchsresultate vielfach gering und ihr Sinn nicht einheitlich (vgl. GAUPP 1941, Literatur). FISHER und INGRAM (1936) setzten bei 300 Katzen und 50 Affen Hypothalamusverletzungen. In nur einem Fall (Affe) trat eine Fettsucht auf. Das histologische Bild der Hypophyse war normal. Ferner sahen BROOKS, LAMBERT und BARD (1942) sowie RUCH, BLUM und BROBECK (zitiert nach FULTON 1943) eine Fettsucht beim Affen nach oberflächlicher Läsion der Basis des vorderen Hypothalamus und nach Verletzung des ventrocaudalen Abschnittes des Thalamus sowie der rostralen Region des Mittelhirndaches (RUCH u. a.). W. R. HESS (1949) erwähnt das Auftreten von Fettsucht mit Polyglobulie bei einer Katze, bei welcher herdförmige hypothalamische Ausschaltungen vorgenommen worden waren, ausgesprochene Kachexie dagegen in 3 Fällen. Bei Ratten konnten HETHERINGTON und RANSON (1940, 1942) durch Elektrokoagulation des Gebietes der ventromedialen und dorsomedialen Hypothalamuskerne, des Nucleus arcuatus, des Fornix und der ventral von ihm befindlichen Region des lateralen Hypothalamus eine Fettsucht hervorrufen, die zu einer Verdoppelung des Körpergewichts und einem erheblichen Anstieg des Gehaltes des Körpers an extrahierbaren Lipoiden führte. Auch der ventrale Nucleus praemamillaris schien betroffen. Ebenso berichtet MESS (1951) über Fettsucht mit Gewichtsverdoppelung nach Elektrokoagulation des Tuber der Ratte; bei anderen Versuchstieren trat jedoch eine hypothalamische Kachexie auf. Später haben HETHERINGTON und RANSON (1942) ihre Angaben, wie folgt, präzisieren können: Fettsucht läßt sich bei der Ratte erzeugen *nicht* durch Läsionen des Fornix (bilateral) und seiner unmittelbaren Umgebung im vorderen Hypothalamus, *nicht* durch Zerstörung großer Abschnitte der caudalen Hälften des vorderen Hypothalamus (symmetrisch), der Corpora mamillaria, des größten Teiles einer Seite des Hypothalamus, der dem Boden des 3. Ventrikels benachbarten medialen Bildungen einschließlich der Eminentia mediana und der Nuclei arcuatus und suprachiasmaticus. Adipositas *kann* durch symmetrische bilaterale Herde hervorgerufen werden, die erfassen 1. die Masse der ventromedialen hypothalamischen Kerne mit unmittelbar, besonders lateral angrenzendem Gewebe, 2. die caudalen Partien der ventromedialen hypothalamischen Kerne, die Area praemamillaris und einen beträchtlichen Teil der lateralen, ihr benachbarten hypothalamischen Areae, 3. die Regionen im caudalen Hypothalamus, die dorsolateral vom Corpus mamillare liegen. Läsionen des lateralen Hypothalamusbezirkes, rostral von der Mamillarregion gelegen, und der hinteren hypothalamischen Region mögen Faserzüge unterbrechen, die in oder nahe den Nuclei ventromediales beginnen und sich in das Mittelhirn fortsetzen. Schließlich gelangte HETHERINGTON (1944) zu der Überzeugung, die Zerstörung des Nucleus ventromedialis oder seiner zum Hirnstamm absteigenden Fasern verursache das Fettsuchtsyndrom. Von einer Beziehung des Kerns zur Neurohypophyse ist nicht die Rede. Auch nach den älteren Erfahrungen von BAILEY und BREMER (1921) zählt eine Adipositas — außer hypophysärer Kachexie, Polyurie und Genitalatrophie — zu den Symptomen, die beim Hunde nach Hypothalamusläsion (Parainfundibulargegend) auftreten können. Nach HETHERINGTON und WEIL (1940) scheint bei den fettsüchtigen Ratten eine tiefgreifende, nicht allein auf den Fetthaushalt sich erstreckende Stoffwechselstörung vorzuliegen, da sich bei diesen Tieren auch eine Verringerung des Phosphor-, Calcium- und Eisengehaltes des Körpers nachweisen läßt.

Wie FULTON mit Recht bemerkt, fehlt uns — trotz der einengenden Daten von HETHERINGTON und RANSON — noch immer die genauere Kenntnis derjenigen Neurone, deren Ausschaltung bzw. Unterbrechung eine Fettsucht nach sich zieht, d.h. wir sind nicht darüber unterrichtet, welche *Bahnsysteme* jeweils von einer Zwischenhirnläsion betroffen werden. Es ist in der Tat nicht bekannt, ob den hier erwähnten Fällen experimenteller hypothalamischer Fettsucht etwa die Ausschaltung zur Hypophyse ziehender oder absteigender Bahnen bzw. beider zugrunde liegt. HETHERINGTON und RANSON (1943) haben bei Ratten mit hypothalamischer Fettsucht keine schwereren morphologischen Veränderungen der Hypophyse feststellen können, die man bei Bestehen enger nervöser Beziehungen zwischen den lädierten Kerngebieten und dem Hirnanhang erwarten dürfte. HETHERINGTON und RANSON (1942) sind auf Grund weiterer experimenteller Studien zu der Ansicht gekommen, die Dysfunktion der Fetthaushaltskontrolle durch den Hypothalamus hänge nicht von der Hypophyse ab, ja deren Anwesenheit sei für das Auftreten hypothalamischer Fettsucht nicht einmal erforderlich. Solange also nicht noch weitere morphologisch befriedigend belegte Untersuchungen vorliegen, ist es nicht möglich, die cerebrale Fettsucht mit Sicherheit auf eine Störung des Zwischenhirn-*Hypophysen*systems zurückzuführen. Vielleicht kann die Bearbeitung des Zwischenhirn-Hypophysensystems von Mäusen, die an erblicher Fettsucht leiden (M. L. TURNER 1948), Aufschlüsse erbringen.

Das Problem der zentralnervös bedingten Fettsucht ist übrigens nicht ausschließlich unter dem Gesichtspunkt einer Störung von Bahnungen zwischen Hypothalamus und Hypophyse zu betrachten. Anscheinend beruht die Steigerung der Fettablagerung, die nach experimentell hervorgerufenen Hirnläsionen einsetzt, zu einem erheblichen Teil auf einer triebhaften Steigerung der Nahrungsaufnahme (hypothalamische Hyperphagie, vgl. FULTON) und nicht auf der Störung eines nervös-hormonalen, mit der Hypophyse verknüpften Mechanismus.

Abschließend kann an Hand dieser kurzen Übersicht gesagt werden, daß die Annahme eines diencephal-hypophysären, den Fetthaushalt steuernden Systems zwar durch klinische und experimentelle Beobachtungen nahegelegt wird, jedoch der theoretischen Untermauerung noch entbehrt.

9. Die diencephal-hypophysäre Steuerung der Keimdrüsen.

Das Studium der Krankheitsbilder der Dystrophia adiposo-genitalis, der Akromegalie, des Morbus Cushing und der SIMMONDschen Kachexie und ihrer

Ursachen hat frühzeitig erkennen lassen, daß die Hypophyse offenbar eine führende Rolle in der *Regulation der Sexualfunktionen* spielt. Bei allen diesen Erkrankungen pflegen Hemmungen der geschlechtlichen Entwicklung bzw. bei Erwachsenen Störungen der Spermiogenese und Ovarialfunktion und Veränderungen der sekundären Geschlechtsmerkmale aufzutreten.

Zahlreiche experimentelle Untersuchungen haben in der Folge die Existenz gonadotroper Vorderlappenhormone ergeben, als deren Bildner von den meisten Forschern die basophilen Zellen angesprochen werden. Auf der anderen Seite lenkte die Analyse der verschiedenen Formen der Pubertas praecox den Blick auf das *Zwischenhirn*, speziell den Hypothalamus als eine weitere Stätte der Steuerung der Keimdrüsenentwicklung. BERBLINGER schälte die „hypothalamische Form der Pubertas praecox" aus dem Komplex der Pubertas praecox-Erkrankungen heraus. Nach H. G. BAUER (1954), der 60 Fälle einer Prüfung unterzog, führen die meisten Hypothalamusprozesse zu Störungen am Sexualapparat. Auch die Feststellung von GITSCH (1952, 1953), der Gehalt des mittleren Hypothalamus der Ratte an Acetylcholin bzw. einer am Testobjekt ähnlich wirkenden Substanz unterliege Schwankungen, die an die Cyclusphasen gebunden sind, könnte als Hinweis auf eine steuernde Tätigkeit des Zwischenhirns herangezogen werden. Erwähnenswert ist ferner die Tatsache, daß Röntgenbestrahlungen des Zwischenhirngebietes das Genitalsystem zu beeinflussen vermögen. BIRKNER und TRAUTMANN (1953) berichten über Wiederauftreten der aus Krankheitsgründen erloschenen Potenz, das Wiedereinsetzen sistierter Regelblutungen oder die Störung normaler Menstruationsverhältnisse nach Bestrahlung des Zwischenhirnes mit geringen Dosen.

An die Stelle der Betrachtung eines Nebeneinanders zweier Regulationsstätten, des Vorderlappens und des Hypothalamus, tritt in neuerer Zeit die Betonung ihres funktionellen und morphologischen Zusammenhanges. Welche *Rangordnung* die Partner im Zwischenhirn-Hypophysensystem einnehmen, ist freilich nicht geklärt. Zugunsten der Auffassung, der Hypothalamus habe die Führung inne, läßt sich unter anderem die bekannte Erfahrung erwähnen, daß die durch den Deckakt ausgelöste, eine Gonadotropinausschüttung aus dem Vorderlappen bewirkende Ovulation beim Kaninchen nicht erfolgt, wenn man den Hypophysenstiel kurz vor oder nach dem Coitus durchtrennt (vgl. WESTMAN und JACOBSOHN 1937, 1938). Durchtrennung des Hypophysenstiels (Ratte) bewirkt eine so hochgradige Einschränkung der Abgabe gonadotroper Vorderlappenhormone, daß es zu einer starken Atrophie der Ovarien kommt (WESTMAN und JACOBSOHN 1938). Der weiteren Klärung bedarf die Angabe von FLERKÓ (1953), Läsionen der Regio supra- und praeoptica des Kaninchens riefen mit Hypersekretion des Genitaltraktes einhergehende hypertrophische Erscheinungen an den Uterushörnern hervor, wobei die Ovarien hypertrophische Interstitien aufweisen, die auf eine gesteigerte Oestrogenproduktion hindeuten.

Aufschlüsse über die vermutete, der Keimdrüsensteuerung dienende Verknüpfung des Hypothalamus mit der Hypophyse sind nur von einer sorgfältigen morphologischen Analyse der Hirnprozesse zu erwarten, die bei zentralnervös bedingten abnormen Veränderungen des Sexualsystems auftreten, ferner vom Tierversuch.

Zunächst soll im Anschluß an LANGE-COSACK (1951) von Befunden die Rede sein, die bei *hypothalamischer Pubertas praecox* erhoben wurden (DRIGGS und SPATZ 1939). Auf eine ausführliche Wiedergabe des klinisch-pathologischen Schrifttums kann im Hinblick auf die sichtenden Veröffentlichungen von LANGE-COSACK verzichtet werden.

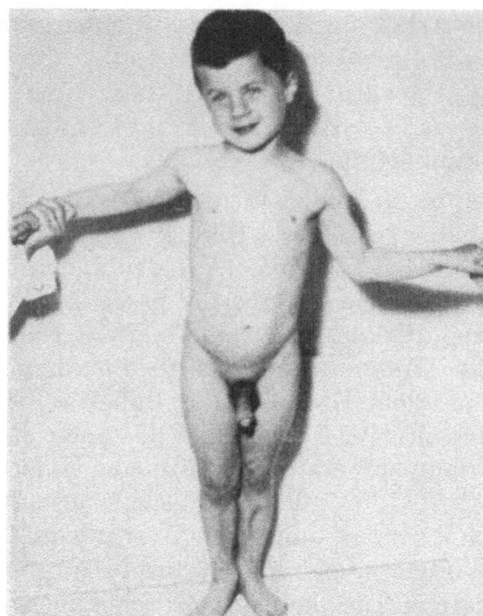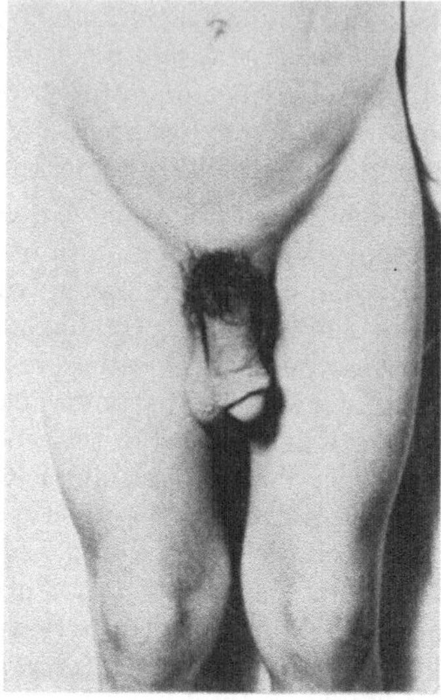

Abb. 84. Fall 1, S. R. 43/43. Pubertas praecox bei 4jährigem Knaben, Penis und Testes vergrößert; starke Genitalbehaarung. Man beachte die auffallend kräftig entwickelte Muskulatur und die Körperproportionen (Oberlänge deutlich größer als Unterlänge). Aus Lange-Cosack 1951.

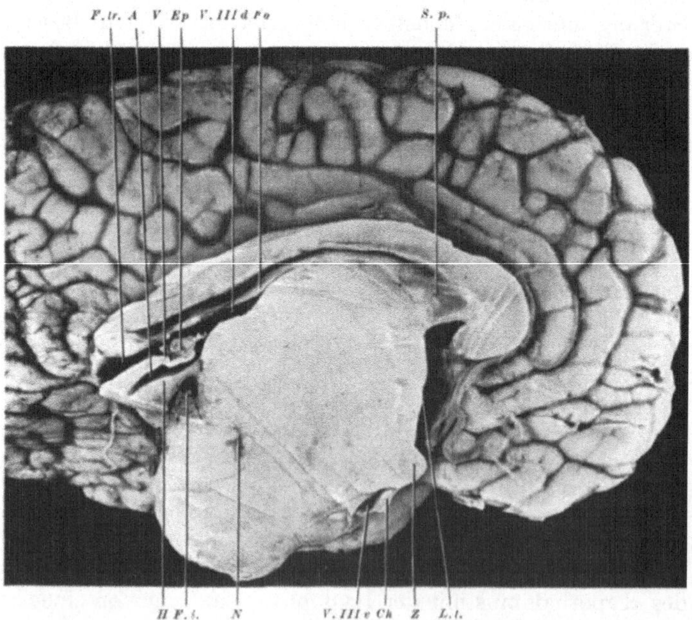

Abb. 85. Fall 1, S. R. 43/43. Ansicht der linken Hemisphäre vom medianen Sagittalschnitt aus. Ch Chiasma opticum im Querschnitt; Z zapfenförmige Vorragung des Tumors oral vom Chiasma; V. III v ventraler Rest des dritten Ventrikels im Gebiet des Infundibulum; V. III d dorsaler Rest des dritten Ventrikels. Durch Einriß des dünnen Daches ist eine künstliche Verbindung mit der Fissura transversa (ambiens) geschaffen. Ep Epiphyse; S. p. Septum pellucidum; Fo Fornix; N Kleine Nekrose im Tumor; F. i. Fossa interpeduncularis; H Haube des Mittelhirns; V Vierhügelplatte; A Aquädukt; F. tr. Fissura transversa; L. t. Tumor an Stelle der Lamina terminalis. Aus Lange-Cosack 1951.

Driggs und Spatz (1939) beschrieben den Krankheitsfall eines $3^1/_2$ Jahre alten Knaben, dessen körperliche Entwicklung der eines 15—16jährigen Jünglings entsprach. Bei der Autopsie wurde ein kirschkerngroßer Tumor festgestellt, der vom Tuber cinereum in die Cisterna basalis hineinragte. Die als hyperplastische Mißbildung aufgefaßte Geschwulst, die offenbar keine wesentliche Raumbeengung oder Druckschädigung des Zwischenhirnbodens verursachte, enthielt zahlreiche Nervenzellen und -fasern. Während die kleineren Ganglienzellen denen des zentralen Höhlengraues ähnelten, erinnerten die größeren an die Zellen des Nucleus tubero-mamillaris. DRIGGS und SPATZ schließen aus der durch Hyperplasie zustande gekommenen Vermehrung von Tuberelementen, das *Tuber cinereum* übe normalerweise eine fördernde Wirkung auf die geschlechtliche Reifung aus, die sich im vorliegenden Falle zu einem abnorm starken Einfluß mit dem Ergebnis einer Pubertas praecox gesteigert habe. Einen weiteren Fall von Pubertas praecox eines 5jährigen Knaben (Abbildung 84), bei dem sich ein allerdings ausgedehnter, die Basis des Zwischenhirns einnehmender, mehr als hühnereigroßer Tumor fand (Abbildung 85, Längsdurchmesser 7,5 cm) stellt LANGE-COSACK (1952) mit dem von DRIGGS und SPATZ geschilderten in eine Reihe. Wie die histologische Untersuchung ergab, bot die Geschwulst einmal Merkmale eines Astrocytoms —

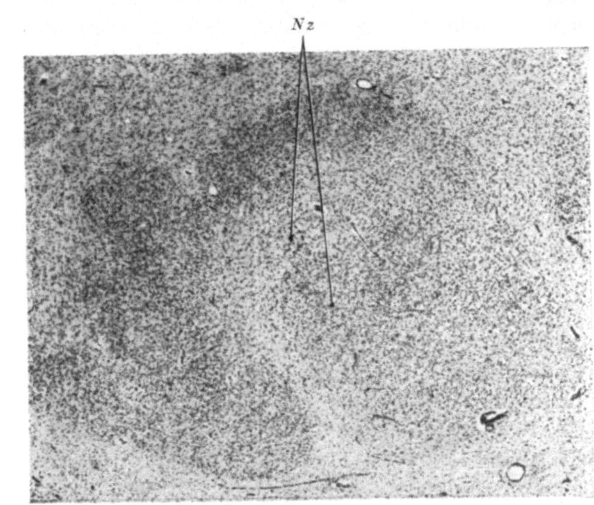

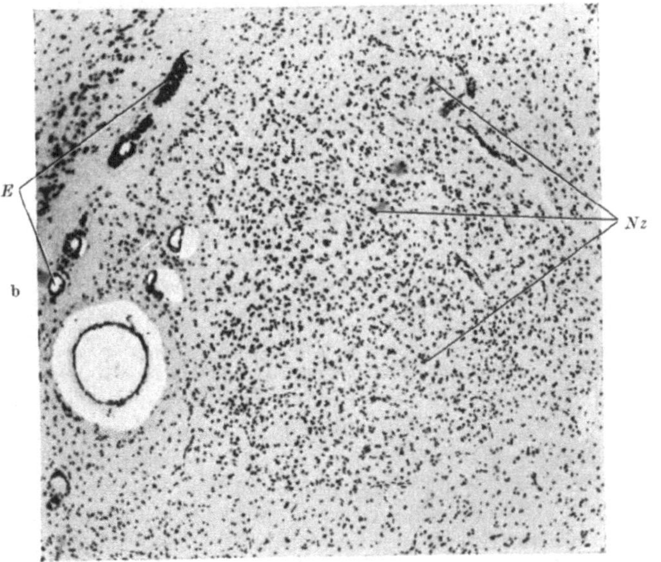

Abb. 86 a u. b. Fall 1, S. R. 43/43. NISSL-Färbung. a Vergr. 20:1, Schnitt 884. Ausschnitt aus dem Tumor. Zahlreiche dichtstehende Zellkerne, die teils kleinen Nervenzellen, teils Gliazellen entsprechen. Vereinzelt in den Zellhaufen eingestreut, größere Nervenzellen (*Nz*). Der Zellhaufen ist von einem zellärmeren Bezirk umgeben. b Vergr. 60:1, Schnitt 841. Ausschnitt aus dem Tumor an der Grenze zum zentralen Höhlengrau; die Grenze ist durch Ependymschläuche (*E*) gekennzeichnet. Auch hier wieder inmitten einer zellärmeren Umgebung ein Zellhaufen, der teils aus kleinen Nervenzellen, teils aus Gliazellen besteht. Dazwischen sind auch hier vereinzelte größere Nervenzellen sichtbar (*Nz*). Aus LANGE-COSACK 1951.

so wies sie sehr viele proliferativ veränderte Astrocyten auf —, ferner aber die einer hyperplastischen Mißbildung. Die in ihr enthaltenen Nervenzellen erinnerten teils an die des Nucleus infundibulo-mamillaris, teils der lateralen Nuclei tuberis, des Nucleus supraopticus, des Nucleus tuberis infundibularis (vgl. hierzu die Abb. 86 a und b). Viele markhaltige, wahrscheinlich aber auch marklose Nervenfasern durchzogen den Tumor in allen Richtungen. Als Ausgangsort der Geschwulst darf das Tuber cinereum und das Corpus mamillare angesprochen werden. Sieht man von der starken Beimengung von Astrocyten ab, so ergibt sich eine Übereinstimmung in der geweblichen Zusammensetzung der von DRIGGS und SPATZ sowie LANGE-COSACK untersuchten Geschwulstbildungen. Auch in dem von LANGE-COSACK bearbeiteten Falle muß man die vorzeitige Reifung — bei beiden Kindern setzte die Ausbildung der sekundären Geschlechtsmerkmale im 2. Lebensjahr ein — auf den Hypothalamustumor zurückführen, da als Ursache der Pubertas praecox in Frage kommende Veränderungen an anderen Organen nicht vorhanden waren. Auf die Tätigkeit einer kirschgroßen Tubergeschwulst bei einem 7jährigen Mädchen bezieht auch R. B. RICHTER (1951) die in diesem Falle vorliegende Pubertas praecox. Eine kritische Durchsicht der Literatur der letzten 30 Jahre macht wahrscheinlich, daß gleichartig strukturierte Geschwülste des ventromedialen Hypothalamus bei Pubertas praecox auch früheren Untersuchern schon vorgelegen hatten (vgl. die Zusammenstellungen bei LANGE-COSACK). Als integrierender Bestandteil und Ausgangsort dieser Tumoren muß der hypophysennahe Teil des Tuber cinereum angesehen werden. Das Tuber wird bei der Geschwulstbildung nicht zerstört; es kommt vielmehr zu einer Vermehrung des Tuberparenchyms.

Das klinische Bild der von LANGE-COSACK insgesamt analysierten Fälle von hypothalamischer Pubertas praecox (6 Mädchen, 12 Knaben) ist, wenn man von den neurologischen Symptomen und denen eines vereinzelt auftretenden akromegalen Wachstum absieht, folgendermaßen charakterisiert: Bei den Knaben findet sich eine Vergrößerung der äußeren Genitalien, die unter Umständen mit einer abnormen Größen- und Gewichtszunahme des Körpers bei vorzeitiger Skelet- und Zahnentwicklung verknüpft ist. Die frühreifen muskulösen Knaben fallen durch kurze Gliedmaßen und langen Rumpf auf. In Einzelfällen unterbleibt eine Beschleunigung des Längenwachstums. Die Genitalbehaarung erscheint in der Regel nach der geschilderten Veränderung, auch setzen Bartwuchs und Stimmwechsel später als diese ein. Brust- und Achselbehaarung pflegen auf der Höhe der Pubertas praecox zu fehlen. Erektionen gehören im allgemeinen zu den Spätzeichen des Krankheitsbildes. Bei den Mädchen stellte sich im allgemeinen zunächst eine starke Entwicklung der Brüste und anderer sekundärer Geschlechtsmerkmale vor der Menarche ein. Meistens zeichnen sich die Kranken durch Steigerung des Körperwachstums aus. Hinzu kommt ein Fettansatz wechselnden Ausmaßes, den LANGE-COSACK nicht als Ausdruck einer Fettstoffwechselstörung bewertet, sondern als weibliches Geschlechtsmerkmal, da Fettansatz nicht zum typischen Bilde der Pubertas praecox gehört. In dem Hoden läßt sich vielfach Spermiogenese nachweisen, in den vergrößerten Ovarien sind reife Follikel, in der Regel aber keine Gelbkörper zu finden.

Neben der soeben skizzierten Hauptgruppe der hypothalamischen Pubertas praecox auf dem Boden einer hyperplastischen Mißbildung des Tuber cinereum steht nach LANGE-COSACK eine *zweite*, der verschiedene Untergruppen angehören. Eine Pubertas praecox kann abgesehen von den erwähnten Mißbildungen des Tuber auftreten: 1. bei verschiedenartigen Tumoren der Hypothalamusgegend, 2. bei nichtblastomatösen hypothalamischen Krankheitsprozessen und 3. bei Zirbeltumoren mit Veränderungen des Hypothalamus. Eine Durchsicht der im Schrifttum niedergelegten, auf Gruppe 1. bezugnehmenden Angaben zeigt, daß das Zustandekommen der verschiedentlich festgestellten verfrühten Geschlechtsreife nicht oder nur vermutungsweise erklärt werden kann, da sorgfältige morphologische Bearbeitungen des Zentralnervensystems jeweils fehlen. Ein von LANGE-COSACK geschilderter Krankheitsfall betrifft einen 11jährigen Knaben, bei dem im 10. Lebensjahr eine starke Entwicklung des Genitale, leichte Schambehaarung und starkes Körperwachstum einsetzten. Bei der Sektion fand sich ein vom Großhirn ausgehendes Ependymom, das sekundäre Veränderungen im Hypothalamus hervorgerufen hatte, bestehend in einer Deformation der Tuberkerne. Infolge Ausweitung des 3. Ventrikels war der Hypothalamus beiderseits basalwärts herabgedrängt. Im allgemeinen bestehen jedoch die bei Hypothalamusgeschwülsten auftretenden Sexualstörungen in einer Unterfunktion bzw. bei Kindern und Jugendlichen in Unterentwicklung und Ausbleiben der Reife, die mit einem Stillstand des Körperwachstums verknüpft sein kann (vgl. hierzu GAGEL 1953).

Die 2. Gruppe cerebraler Erkrankungen, bei denen eine Pubertas praecox eintreten kann, umfaßt die verschiedenen Arten der Encephalitis (Masern-Encephalitis, Encephalitis epidemica, tuberkulöse Meningitis), ferner den Hydrocephalus internus unterschiedlicher Genese. Die Beteiligung des Hypothalamus bei hydrocephal bedingter verfrühter Reife wird gelegentlich auch durch Fettsucht und Polyurie unterstrichen. Bedauerlicherweise verfügen wir auch für diese Gruppen über nur spärliche neuroanatomische Untersuchungen. Immerhin läßt sich feststellen, daß das Tuber cinereum in diesen Fällen offenbar durch Verlagerung mitbetroffen und strukturell verändert ist, ohne zerstört worden zu sein. Ein Fall von *sexueller Unterentwicklung* bei einem 18jährigen zwergwüchsigen Mädchen (GIARD und GUINET 1950) ist interessanterweise durch starke Schädigung der ventromedialen hypothalamischen Kerne infolge einer massiven interstitiellen Sklerose und Gliose gekennzeichnet.

Der 3. Gruppe der Pubertas praecox bei *Zirbeltumoren* oder Geschwülsten der Zirbelregion ist seit jeher besondere Aufmerksamkeit geschenkt worden, zumal man glaubte, die geschlechtliche Frühreife mit einer hormonalen Tätigkeit der Epiphysis cerebri in Zusammenhang bringen zu können und so Aufschluß über die Funktion des rätselhaften Organs zu gewinnen (vgl. BARGMANN 1943, Literatur). Eine kritische Betrachtung des pathologisch-anatomischen und physiologischen Schrifttums über die Zirbel fördert freilich so viele Widersprüche und Unstimmigkeiten zutage, daß es angesichts der am Hypothalamus erhobenen Befunde immer zweifelhafter erscheint, ob eine primär pineal bedingte Pubertas praecox überhaupt existiert. Eine gewisse Einschränkung machte bereits BERBLINGER (1929, 1932, 1944) insofern, als er die hypothalamische Form der Pubertas praecox von der pinealen Form abgrenzte. Wie LANGE-COSACK mit Recht erwähnt, fehlt es jedoch an ausreichenden Studien der hypothalamischen Region und besonders des Tuber cinereum in den Fällen, die als Hinweise auf einen pinealen Ursprung der Pubertas praecox aufgefaßt wurden. Es ist durchaus denkbar, daß Zirbeltumoren einen Einfluß auf die hypothalamischen Sexualzentren ausüben und somit *über diese*, nicht aber durch eigene Hormonproduktion eine geschlechtliche Frühreife auslösen (BING, GLOBUS und SIMON 1938, BARGMANN 1943). Aufschlußreich ist in diesem Zusammenhang ein von LANGE-COSACK geschilderter Fall eines Knaben mit Teratom der Zirbel, bei dem sich im Alter von 7 Jahren eine vorzeitige Reifung mit gleichzeitigem erheblichem Längenwachstum bemerkbar machte. Der Tumor erwies sich als nicht in den Hypothalamus eingedrungen, doch war es infolge Hydrocephalus internus occlusus zu einer starken Verdünnung des Tuber cinereum gekommen. Die Kerngruppen des Hypothalamus und besonders des Tuber zeigten sich indessen erhalten und nicht krankhaft verändert. Auf der anderen Seite stehen nun Fälle von Hypogenitalismus bei Epiphysentumoren, bei denen sich eine *Zerstörung des Tuber cinereum* durch Metastasen abgespielt hatte. Gerade diese Gegenüberstellung läßt einen hypothalamischen Ursprung der bei Zirbeltumoren zu beobachtenden Pubertas praecox vermuten.

LANGE-COSACK versucht nun, eine Vorstellung vom *Zustandekommen der Pubertas praecox* in den beiden von ihr unterschiedenen Hauptgruppen zu entwickeln. In den Fällen von vorzeitiger geschlechtlicher Reife bei Bestehen einer hyperplastischen Mißbildung des Tuber cinereum soll die Pubertas praecox die

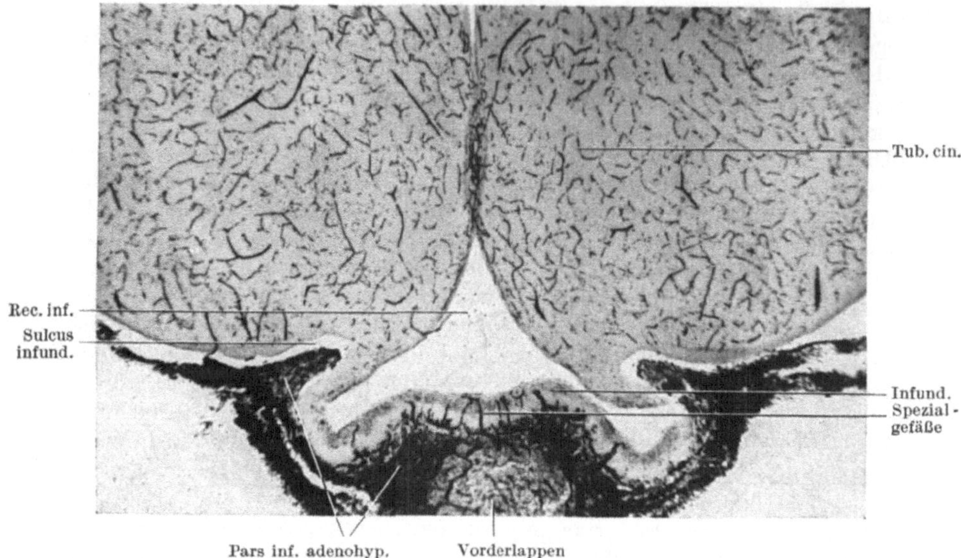

Abb. 87. Frontalschnitt durch das Infundibulum und Tuber cinereum einer Katze. Gefäßdarstellung. Beachte den unterschiedlichen Charakter der infundibulären Gefäßschlingen gegenüber dem Gefäßnetz des Tuber; desgleichen den Gefäßreichtum der Pars infundibularis. Slonimski-Cunge, Vergr. 25fach. Aus NOWAKOWSKI 1951.

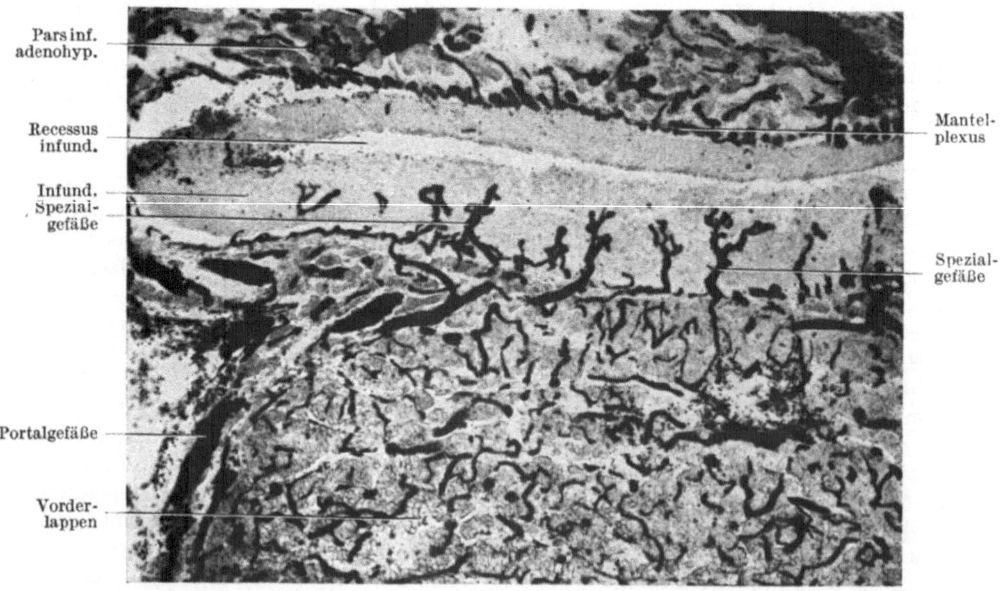

Abb. 88. Frontalschnitt durch das Infundibulum (sehr weit caudal). Gefäßdarstellung wie in Abb. 87. Beachte die Verbindungen der infundibulären Spezialgefäße (*Sp. Gef.*) mit dem Gefäßnetz der Adenohypophyse. Vergr. 60fach. Aus NOWAKOWSKI 1951.

Folge „einer pathologischen Vervielfältigung der Nervenzellen und Nervenfasern des hypothalamischen Sexualzentrums" sein. Es ist nun die Frage, auf Grund welches *Mechanismus* sich diese Folge einstellt.

Zunächst wurde daran gedacht (DRIGGS und SPATZ 1939), eine gesteigerte *neurosekretorische Tätigkeit* der Nervenzellen des hyperplastischen Tuber cinereum könnte zu vermehrter Abgabe eines die Keimdrüsen über die Adenohypophyse stimulierenden Hormons führen. Aus einer Untersuchung meines Schülers ZIESCHE (1944) geht hervor, daß im Tuber cinereum des Menschen kolloidhaltige Ganglienzellen und Nervenzellen mit unregelmäßig gestalteten Kernen sowie Kernkugeln vorkommen. Es sind dies Befunde, wie sie für Drüsen-Nervenzellen (SCHARRER) wiederholt beschrieben wurden. LANGE-COSACK ist jedoch der Meinung, die Neurosekretionslehre vermöge keine brauchbare Erklärung für das Zustandekommen der Pubertas praecox bei Tuberhyperplasie zu geben, da sich bisher eine die Keimdrüsenreifung fördernde Wirkung von Tuberextrakten nicht habe nachweisen lassen (vgl. WESTPHAL 1949, RICHTER und SCHILER 1946). Auch an eine nervöse Einwirkung des Tuber cinereum auf die Adenohypophyse sei kaum zu denken, da keine oder zum mindesten nur wenige hypothalamische Nervenfasern in die Adenohypophyse eintreten. Dagegen scheine eine auf CAJAL (1911) zurückgehende Hypothese über den *Einfluß der Adenohypophyse auf die Nerven der Neurohypophyse* und *damit auf das Sexualzentrum im Tuber* (SPATZ) eine geeignete Handhabe zu bieten, um das Phänomen der Pubertas praecox bei hyperplastischer Mißbildung des Tuber cinereum verständlich zu machen.

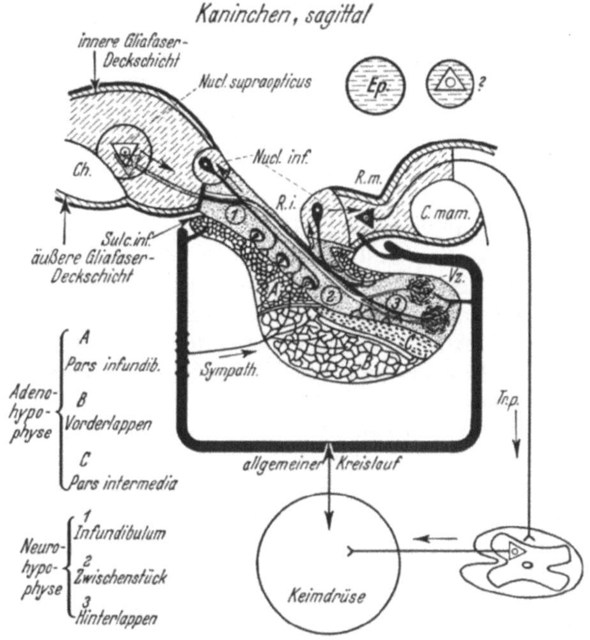

Abb. 89. Schema. Hypophyse und Hypothalamus auf dem Sagittalschnitt, Kaninchen. Allgemeiner Kreislauf grob schematisch ohne Unterscheidung von arteriellem und venösem Anteil. *Ch* Chiasma opticum; *C. mam.* Corpus mamillare. Zwischen beiden der markarme Hypothalamus schräg schraffiert. Neurohypophyse getönt. *Nucl. inf.* Nucleus infundibularis; *Sulc. inf.* Sulcus infundibularis; *R. i.* Recessus infundibuli; *R. m.* Recessus mamillaris; *Vz.* Verdichtungszonen des Hinterlappens; *Ep.* Epiphyse; *Tr. p.* Tractus parependymalis. Aus SPATZ 1952.

Nach CAJAL soll die an Nervenfasern reiche, an die Adenohypophyse angrenzende Neurohypophyse ein receptorisches Organ verkörpern. SPATZ, DIEPEN und GAUPP (1948), NOWAKOWSKI (1951) und CHRIST (1951) haben diesen Gedanken weiter entwickelt, indem sie besonders die eingangs geschilderten Spezialgefäße des Infundibulum (S. 32) für eine chemoreceptorische Funktion in Anspruch nahmen. In den glomerulusähnlichen Capillarschlingen dieser in das Infundibulum eingebetteten Gefäßbäumchen (Abb. 87—89) soll aus der Adenohypophyse stammendes, somit Vorderlappenhormone führendes Blut zirkulieren. SPATZ stellt sich vor, daß die den Capillaren anliegenden Nervengeflechte auf diese Hormone „eingestellt" sind, durch sie erregt werden. Auf dem Wege des Tractus tubero-hypophyseus, dem die perivasculären Endgeflechte entstammen, sollen dem Tuber Erregungen zufließen. Vom Tuber aus erreiche eine angeblich efferente Bahn (Tractus parependymalis) die Gonaden über das Rückenmark.

Bei hyperplastischer Mißbildung des Tuber cinereum wäre nach LANGE-COSACK die Ansprechbarkeit des — abnorm vergrößerten — receptorischen zentripetalen Nervenapparates auf die Hormone der Adenohypophyse gesteigert, was wiederum zu einer verfrühten und zu intensiven Anpeitschung der Keimdrüsen auf dem efferenten Schenkel der Bahn führen soll (Abb. 89).

Eine von der hier umrissenen Hypothese abweichende Vorstellung vertritt LANGE-COSACK im Hinblick auf die 2. Hauptgruppe der Pubertas praecox, bei der keine Vermehrung des Tubergewebes, sondern eine Deformierung der Kerne des Sexualzentrums vorliegt. Hier handele es sich um Fälle, bei denen ein Hydrocephalus internus gegeben war, der nach den Erfahrungen von E. J. KRAUS (1926) eine Vergrößerung der Adenohypophyse zur Folge haben kann, vorausgesetzt, daß der Zusammenhang von Zwischenhirn und Hypophyse nicht unterbrochen wird. Die krankhafte *Funktionssteigerung der Adenohypophyse* könnte infolge vermehrter Ausschüttung von Gonadotropinen zu einer geschlechtlichen Frühreife führen. Die Tatsache einer beachtlichen individuellen Schwankung des Hypophysengewichtes (vgl. ROMEIS 1940) — dies sei beiläufig bemerkt — ist vielleicht von E. J. KRAUS nicht genügend berücksichtigt worden.

Eine genauere Prüfung erfordert die von SPATZ und Mitarbeitern aufgestellte *Hypothese der chemoreceptorischen Beeinflussung* eines im Tuber cinereum gelegenen Sexualzentrums durch den Tractus tubero-hypophyseus. Man wird zunächst bestrebt sein, die Existenz eines derartigen Zentrums im Zwischenhirn-Hypophysensystem, speziell im Tuber cinereum, auch durch das *Tierexperiment* zu belegen und in zweiter Linie die Frage aufwerfen, ob man tatsächlich berechtigt ist, von einer *zentripetalen Verbindung* dieses diencephalen Regulationsapparates mit der Adenohypophyse zu sprechen. Wenn im folgenden die diencephal-hypophysäre Steuerung des Sexualapparates besprochen wird, so mögen dabei ältere Erörterungen (vgl. GAUPP jr. 1941) über eine diencephale Beeinflussung des Uterus außer Betracht bleiben, da wir diese — wie in Kapitel 4 dargelegt — auf die Produktion des Oxytocins in den hypophysenfernen Hypothalamuskernen und seine Abgabe in der Neurohypophyse beziehen können. Die Existenz einer hypothalamisch primären Amenorrhoe ist nicht gesichert (PHILIPP 1952). Es soll die Rede von einem diencephalen Sexualzentrum sein, welches die *geschlechtliche Reifung* und die *Tätigkeit der Keimdrüsen* auf nervösem oder hormonalem Wege steuert.

In älteren Untersuchungen von DEY (1941), der bei Meerschweinchen mit der Apparatur von HORSLEY-CLARK Läsionen am vorderen Hypothalamus rostral von der Corpora mamillaria setzte, wurde gezeigt, daß von 23 operierten Tieren 3 bei normalem Cyclus nicht zu konzipieren vermochten, daß bei 12 Tieren — sie waren klein, mager und struppig — die Vaginalmembran offenblieb und ein vergrößertes Genitale und ein in allen Schichten verdickter Uterus vorlag, und bei 7 Tieren die Vaginalmembran geschlossen war, ferner das Genitale wie die Ovarien sich als atrophisch erwiesen. Gruppe I wies Läsionen an verschiedenen Stellen des Hypothalamus rostral von den Mamillarkörpern auf, Gruppe II solche zwischen Chiasma und Eminentia mediana und Gruppe III an der Abgangsstelle des Hypophysenstieles. Auch auf Grund weiterer Untersuchungen von DEY, FISHER, BERRY und RANSON (1940), DEY, FISHER und RANSON (1941), DEY (1941, 1943), BROOKHART, DEY und RANSON (1941), DEY, LEINIGER und RANSON (1942) sowie ALPHIN und DEY (1944) ist, wie auch HILLARP (1949) hervorhebt, mit dem Vorhandensein hypothalamischer Zentren zu rechnen, von welchen die gonadotrope Funktion der Hypophyse abhängt. Umfangreichere Läsionen im vorderen Hypothalamus rufen eine Verminderung der Sekretion des Luteinisierungshormons hervor, Schädigungen der Eminentia mediana schränken die Sekretion des Follikulinisierungs- und Luteinisierungshormons ein, der eine Rückbildung der Genitalorgane folgt. Bei Meerschweinchen, deren Eminentia mediana zerstört wurde, blieben die cyclischen Veränderungen aus (DEY 1943). Bei der Ratte haben M. und G. HESS (1951) nach mehr oder weniger ausgedehnter Zerstörung der Wände des 3. Ventrikels mit dem Thermokauter in vielen Fällen eine Störung des Scheidencyclus festgestellt. Die Autoren schließen aus ihren Beobachtungen, daß bei der Ratte eine diencephale Umschaltstelle für die Steuerung der Sexualfunktion existiere und lassen die Frage offen, ob diese ihre Wirkung über die Hypophyse entfaltet. Auch THIELE (1952) nimmt die Existenz eines hypothalamischen Sexualzentrums an, da es nach Einwirkung von Ultraschall auf die Region des Zwischenhirns beim Meerschweinchen zu erheblichen Rückbildungserscheinungen am Ovarium kommt. Die Einschränkung der sekretorischen Funktion der Epithelzellen des weiblichen Genitaltraktes vom Kaninchen, die FLERKO (1953) nach experimenteller Läsion der Regio tuberalis beobachtet, führt der Autor auf eine über den Vorderlappen der Hypophyse zustande kommende Hemmung der Oestrogenproduktion der Ovarien zurück.

Um eine genauere *Lokalisation des Sexualzentrums* im Zwischenhirn haben sich BUSTAMANTE, SPATZ und WEISSSCHEDEL, ferner HILLARP (1949) und HERTL (1953) bemüht. BUSTAMANTE, SPATZ und WEISSSCHEDEL schalteten bei infantilen Kaninchen beiderlei Geschlechts mit der Methode von W. R. HESS (Diathermiestrom) umschriebene Bezirke im Tuber cinereum aus und beobachteten bei geglücktem Eingriff ein Abweichen im Verhalten von Versuchs- und Kontrolltieren zur Zeit der Pubertät, d.h. zwischen dem 6. und 7. Monat: die operierten Männchen machten keinerlei Begattungsversuche. Ihr Penis blieb klein, der Descensus der Hoden trat nicht ein. Die Keimdrüsen in infantilem Zustand operierter Versuchstiere zeigten keine Spermiogenese, bei den in Geschlechtsreife operierten Kaninchenböcken fand sich eine Hodenatrophie. Für dieses Ergebnis machen BUSTAMANTE, SPATZ und WEISSSCHEDEL auf Grund einer sorgfältigen histologischen Untersuchung des Gehirns die Zerstörung des medialen, kleinzelligen Tuber cinereum mit dem Nucleus infundibularis und ventro-medialis sowie der Area periventricularis posterior verantwortlich, also *Läsionen im hypophysennahen Abschnitt des markarmen Hypothalamus* (vgl. hierzu Tab. 1). Herde im markreichen Anteil des Hypothalamus, insbesondere im Corpus mamillare, verursachten keine Verzögerung oder Verhinderung der Geschlechtsreife. Im Einklang mit dieser Feststellung steht die Beobachtung von NOWAKOWSKI (1951), der durch elektrische Reizung der gleichen Region beim Kaninchen die Ovulation hervorrufen konnte.

Für das Vorhandensein eines Sexualzentrums im Hypothalamus sprechen auch die Untersuchungen, die HILLARP (1949) im Anschluß an die Studien der RANSONschen Schule an erwachsenen Rattenweibchen durchführte, in deren Hypothalamus doppelseitige umschriebene Läsionen gesetzt wurden. Nach HILLARP muß ein die hypophysäre Sekretion des Luteinisierungshormons steuerndes Zentrum im caudalen Teil des vorderen Hypothalamus gelegen sein, und zwar unmittelbar vor und ventral vom Nucleus paraventricularis. Läsionen an dieser Stelle haben charakteristische Eierstockveränderungen zur Folge: Das Auftreten von Follikeln und reichlich ausgebildetem interstitiellem Gewebe bei völligem Fehlen von Gelbkörpern. Die Tiere befinden sich in einem Daueroestrus. Wesentlich ist, wie gesagt, die Lokalisation der Herde. Die erwähnten Störungen kann man auch durch sehr kleine, bilateral symmetrisch gesetzte basale Herde caudal vom Nucleus paraventricularis hervorrufen, wo sie ein schon von CLARK (1942) vermutetes Fasersystem treffen, welches im vorderen Hypothalamus beginnt und oberflächlich auf beiden Seiten der Eminentia mediana abwärts zum Hypophysenstiel verläuft. (Weitere Literaturhinweise bei HILLARP 1949.)

Die Befunde von HILLARP sind zweifellos interessant und wertvoll, geben jedoch noch keinen ausreichenden Aufschluß über die Frage, welches oder welche Kerngebiete im einzelnen als Sexualzentren im Hypothalamus gelten dürfen. Auch die Angaben von DEY gestatten keine Einengung des Sexualzentrums auf bestimmte Zwischenhirnkerne. Es ist daher zu begrüßen, daß HERTL (1953) den Versuch unternahm, bei der Maus den oder die vegetativen Zwischenhirnkerne ausfindig zu machen, denen die Steuerung des Genitalapparates obliegt. HERTL ging von der besonders durch HINTZSCHE (1945) und BENNINGHOFF (1949, 1950) hervorgehobenen Tatsache aus, daß Volumänderungen des Zellkernes als Indicator für den Tätigkeitsgrad der Zelle benutzt werden können.

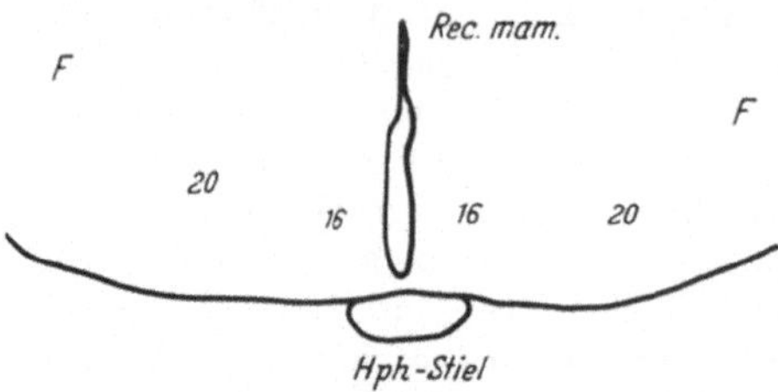

Abb. 90. Schema der Kernsituation im Zwischenhirn der weißen Maus, bezogen auf einen Frontalschnitt, der den Hypophysenstiel trifft. *F* Fornix. Aus HERTL 1953.

Ein „funktionelles Kernödem", zeigt die Steigerung der Zellaktivität an (vgl. hierzu PUFF 1952, EICHNER 1952, s. S. 44). Der Funktionseinschränkung entspricht eine meßbare Kernschrumpfung (vgl. KRANTZ 1947). Wenn Zwischenhirnkerne mit der geschlechtlichen Funktion in Zusammenhang stehen, so dürfte man eine Veränderung ihres Volumens während des Brunstcyclus erwarten. Im Tuber cinereum der Maus, das HERTL untersuchte, befinden sich 6 Kerne, nämlich die Kerne 13, 15, 16, 20, 21 und 22 der von GRÜNTHAL gegebenen Einteilung (Abb. 90, 91). Wie Abb. 92 zeigt, verändert sich die Größe der Zellkerne bei

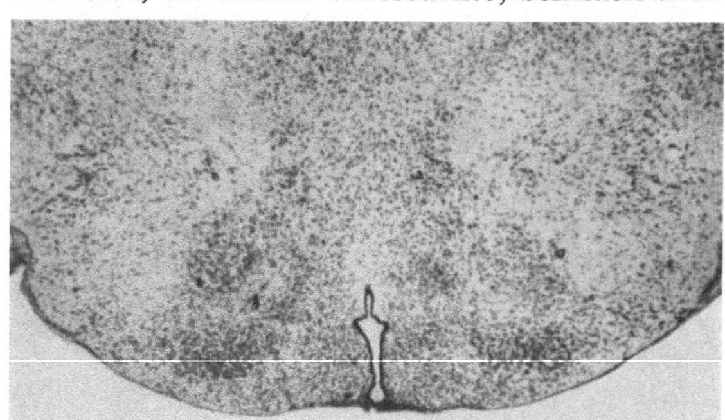

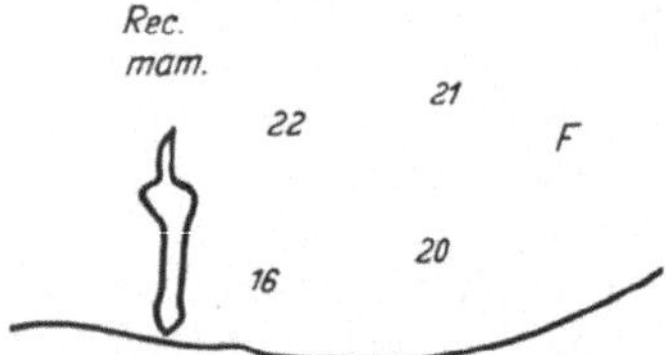

Abb. 91. Frontalschnitt durch das Zwischenhirn der weißen Maus in Höhe der Pars caudalis tuberis (48fach vergrößert). *F* Fornix. Daneben Schema der Kernsituation. Aus HERTL 1953.

5 dieser Kerne während des Cyclus nicht oder kaum (Kern 22). Dagegen weisen die Zellkerne des Nucleus 20 ein deutliches *funktionelles Kernödem* auf, das sein Maximum auf der Höhe der Brunst erreicht. Der Kern 20 entspricht der Pars posterior des Nucleus ventro-medialis der Ratte (KRIEG). Beim Kaninchen ist er in der Area hypothalami periventricularis posterior zu suchen (vgl. SPATZ, DIEPEN und GAUPP 1948). HERTL schließt aus seinen Kernmessungen, daß der Nucleus 20 im Tuber cinereum der Maus im Oestrus eine besondere Rolle spiele.

Dank den Untersuchungen von SPATZ und Mitarbeitern, HILLARP sowie HERTL kann man also einen verhältnismäßig eng umschriebenen Bezirk des markarmen Hypothalamus als mit den Sexualfunktionen verknüpftes Zentrum auch am Zwischenhirn der Ratte, die HILLARP untersuchte, und des Kaninchens, dem von BUSTAMANTE, SPATZ und WEISSSCHEDEL bearbeiteten Objekt, ermitteln. Vielleicht führt die von HERTL angewandte Methode der Kerngrößenbestimmung zum Ziele. Weiterhin bedarf die Frage der Klärung, worauf die nach HERTL durch das funktionelle Kernödem angezeigte Steigerung der Zellaktivität zu beziehen ist. Ist das Kernödem mit einer Steigerung der Erregungsbildung oder einer vermehrten Stoffproduktion im Sinne der Neurosekretion verknüpft, ist sie der Ausdruck einer nervösen oder humoralen, etwa aus der Hypophyse herrührenden Beeinflussung des Kerngebietes? Schließlich muß in Zusammenhang hiermit geklärt werden, mit welchen Abschnitten der Hypophyse die Neurone des Kerns 20 der Maus bzw. seine Homologa bei anderen Formen in Verbindung stehen. Mit diesen schon angeschnittenen, nun erneut aufzunehmenden Fragen berühren wir das *Problem des Wirkungsmechanismus*, dessen sich das hypothalamisch-hypophysäre System bedient, um den Sexualapparat zu beeinflussen. Von einer klaren Vorstellung über die Art dieses Mechanismus sind wir weit entfernt. Immerhin dürfte es nützlich sein, die zur Zeit erörterten Hypothesen ins Auge zu fassen, da sie, als *Arbeitshypothesen* gewertet, zweifellos zum Fortschreiten in der Erkenntnis beitragen können.

Alle Erörterungen über die Bedeutung des diencephal-hypophysären Systems für die Steuerung der Geschlechtsfunktionen (Literatur auch bei OBER 1952) müssen die *entscheidende Rolle des Hypophysenvorderlappens* als der Bildungsstätte gonadotroper Hormone berücksichtigen. Die mannigfachen Hinweise auf das Vorhandensein eines im markarmen Hypothalamus befindlichen Sexualzentrums führen mithin zu der Frage, ob ihn und den Vorderlappen *Nervenbahnen* verknüpfen, die eine Bildung und Ausschüttung von Wirkstoffen veranlassen.

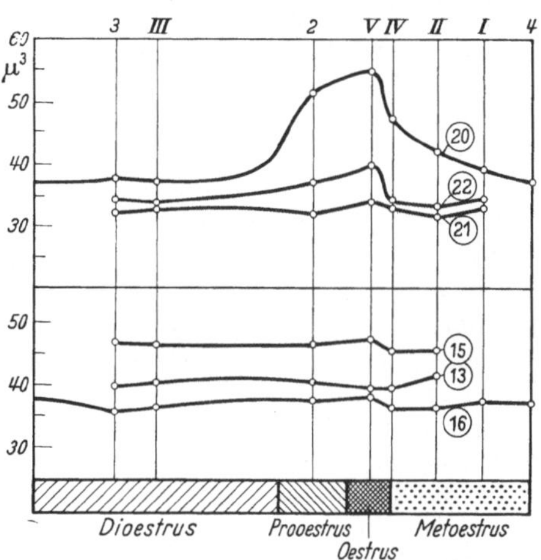

Abb. 92. Aufzeichnung der durchschnittlichen Zellkerngröße der entsprechend numerierten Tuberkerne der weißen Maus im Verlaufe der Brunst. Aus HERTL 1953.

Es ist denkbar, daß neue histologische Studien, Durchtrennungen des Hypophysenstiels und ihre Kombination Fingerzeige bezüglich eines solchen Innervationsverhältnisses geben.

WESTMAN und JACOBSOHN (1940) stellten beim Kaninchen nach *Stieldurchtrennung* eine deutliche Atrophie der Hypophyse fest, deren Gewicht bis auf $^1/_2$ des normalen absinken kann. Besonders fällt das Schwinden der eosinophilen Zellen auf. Die Drüsenstruktur des gut durchbluteten Organs bleibt indessen im ganzen erhalten (vgl. hierzu auch BROOKS 1938, 1939). Die mit der morphologischen Veränderung des Vorderlappens verbundenen funktionellen Störungen bestehen in Ausbleiben der Ovulation nach dem Belegen. Ferner bedingt die Stieldurchtrennung ein Aufhören oder zum mindesten eine starke Einschränkung der Bildung gonadotroper Hormone. Frische Corpora lutea bleiben nicht bestehen; ihre Degeneration beginnt am 5.—6. Tage nach der Durchtrennung. Bei trächtigen Tieren kommt es außerdem zum Abortus. Die Störung der gonadotropen Funktion äußert sich besonders nach längerer Beobachtungszeit in einer starken Atrophie der Ovarien. Die Eierstöcke beherbergen in der Regel auch einige Follikel, die jedoch nicht zur Reife und hormonalen Produktion gelangen. Auf Chorionhormon sprechen sie nur bei höherer Dosis und keineswegs immer an. Dementsprechend zeichnen sich die Uteri durch erhebliche Atrophie aus. Auch bei männlichen Tieren ist eine Genitalatrophie nachzuweisen; die verkleinerten Hoden zeigen keine Spermiogenese mehr. Beiläufig erwähnt sei, daß auch die Blutzuckerregulation durch Stieldurchtrennung gestört wird.

Für das Zustandekommen der geschilderten strukturellen und funktionellen Veränderungen sind — wie WESTMAN und JACOBSOHN hervorheben, *zwei Möglichkeiten* in Betracht zu ziehen: 1. *Zirkulationsstörungen*, 2. die *Unterbrechung nervöser Bahnen* im Hypothalamus. Die Autoren weisen jedoch auf das Fehlen gröberer Durchblutungsstörungen (Stasen, Infarkte) hin. Auch sei in Fällen einer unvollständigen Durchtrennung des Stiels und damit Beeinträchtigung des Gefäßapparates keine anhaltende Störung der Hormonabgabe seitens des Vorderlappens festzustellen. Hinzu komme die Tatsache, daß reife Follikel springen, auch wenn der Stiel kurze Zeit nach der Begattung durchschnitten wurde. Bei Auftreten nennenswerter Zirkulationsstörungen wäre kaum mit der Abgabe der für den Follikelsprung erforderlichen Hormonmenge zu rechnen.

Damit wird die an zweiter Stelle genannte Möglichkeit, nämlich die eines *nervösen Zusammenhanges*, in den Brennpunkt der Aufmerksamkeit gerückt, um so mehr, als der Follikelsprung durch eine Stielunterbrechung unmittelbar vor der Begattung verhindert werden kann. WESTMAN und JACOBSOHN neigen also zu der Vorstellung, der Einschränkung der endokrinen Funktion des Vorderlappens und der geschilderten Genitalatrophie liege ein *Ausfall nervöser Impulse* zugrunde. Eine Bekräftigung erfährt diese Vorstellung anscheinend durch den Nachweis, daß die Bildung gonadotroper Wirkstoffe bei der Ratte nur dann in normaler Weise erfolgt, wenn die Verbindung des Hypothalamus mit dem Vorderlappen durch die Pars tuberalis intakt ist (WESTMAN, JACOBSOHN und HILLARP 1943).

Befindet sich die von WESTMAN und JACOBSOHN vertretene Ansicht mit den neurohistologischen Befunden in Einklang? Wie ich bereits ausführte (s. S. 30), stellt die Frage nach der *Innervation des Vorderlappens* ein aus methodischen Gründen recht heikles Kapitel der Histologie dar. Während Einhelligkeit in der Ansicht besteht, mit den Gefäßen drängen sympathische Fasern in die Adenohypophyse ein, ist die Existenz zentralnervöser Nervenfasern im Vorderlappengewebe noch nicht von allen ihren Verfechtern mit hinlänglicher Klarheit dargetan. Es sei noch einmal wiederholt, daß HILLARP und JACOBSOHN (1943) vor allem mit einer modifizierten Methylenblaufärbung, aber auch mit Hilfe von Imprägnationsverfahren bei Ratte und Kaninchen folgendes nachweisen konnten: Der Vorderlappen (Pars distalis der Adenohypophyse) erhält durch die Pars tuberalis und die Pfortadergefäße einen reichhaltigen Nervenapparat, der im großen und ganzen nicht dem Sympathicus angehört, da Entfernung des Halssympathicus nur einen kleinen Anteil dieses Nervennetzes zum Schwinden bringt. Die Herkunft der Nerven ist fraglich. Dagegen konnte gezeigt werden, daß die *Pars intermedia* mit zahlreichen spezifischen hypothalamischen Nervenformationen versorgt ist, die wahrscheinlich dem Tractus hypothalamo-hypophyseus angehören. Ferner ist auf die Befunde von METUZALS (1954) hinzuweisen, der beim Pferde zarte, dem Hypothalamus entstammende Nervennetze nicht nur in der Pars tuberalis und intermedia darstellen konnte, sondern auch im Vorderlappen im engeren Sinne, nachdem bereits E. HAGEN (1950) im Vorderlappen des Menschen zahlreiche knotig verdickte Nervenfasern nachgewiesen hatte (Abb. 93). Da die Autoren zur schwierigen Frage der funktionellen Bedeutung der geschilderten Nerven keine klare Stellung beziehen können, sind erneute Untersuchungen vonnöten. Grundsätzlich wichtig ist immerhin die Tatsache eines zentralnervösen Zusammenhanges von Hypothalamus und Adenohypophyse, auf den auch vergleichend-anatomische Studien an niederen Tieren aufmerksam machen (BARGMANN 1953). Trotz der augenblicklichen Unsicherheit unserer Kenntnisse kann man die Arbeitshypothese einer *zentrifugalen* hypothalamischen Innervation der Adenohypophyse nicht als gegenstandslos bezeichnen.

Diese Hypothese scheint mir gegenüber der von SPATZ und Mitarbeitern vertretenen Anschauung den Vorzug zu verdienen, zumal letztere sich nicht auf überzeugende, experimentell erhobene Befunde stützen kann, die für eine *zentripetale* Erregungsleitung von der hypothalamisch-adenohypophysären Grenzfläche zu Zwischenhirnkernen sprechen.

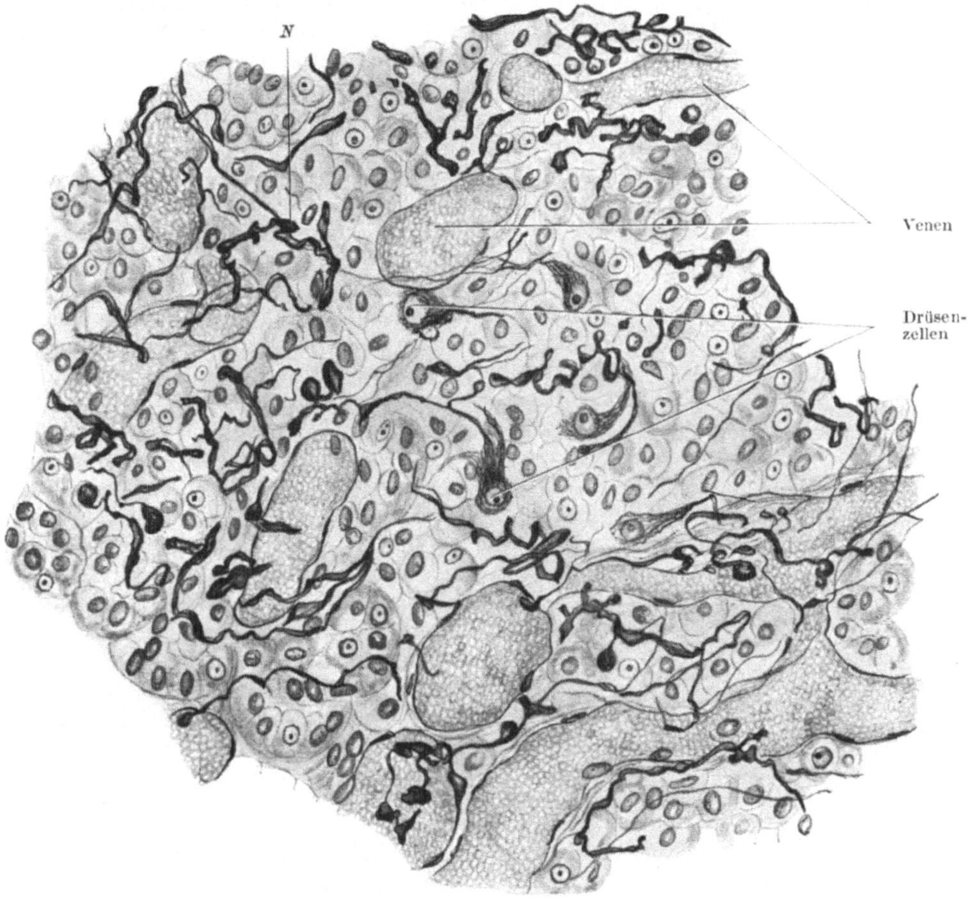

Abb. 93. Knotig verdickte Nervenfasern im Vorderlappen einer menschlichen Hypophyse. *N* besonders strukturierte Nervenfasern. (Imprägnation nach BIELSCHOWSKY, Vergr. 450fach, auf ⁹/₁₀ verkl.) Aus E. HAGEN 1950.

Während die Vorstellung einer hypothalamischen Innervation der Adenohypophyse mit dem Begriff einer direkten nervösen Stimulierung der Vorderlappenzellen operiert, nimmt eine in neuerer Zeit von HINSEY und MARKEE (1933), MARKEE (1946), MARKEE, SAWYER und HOLLINSHEAD (1946, 1948), ferner von HARRIS (1947—1953) vorgetragene Hypothese insofern eine Zwischenstellung ein, als sie einerseits eine vom Zentrum her erfolgende Beeinflussung der Adenohypophyse unterstellt, andererseits eine indirekte *neurohumorale Einwirkung* der hypothalamischen Neurone auf den Vorderlappen annimmt, und zwar durch Vermittlung der *Pfortadergefäße* (vgl. Abb. 8). HINSEY, MARKEE und Mitarbeiter denken an die Existenz einer neurohumoralen Substanz, die zwischen Hypothalamus und Hypophyse vermittelt und für die Freisetzung von Gonadotropin bei der Ovulation verantwortlich zu machen ist.

MARKEE, SAWYER und HOLLINSHEAD (1946) beobachteten nach Reizung des Hypothalamus des Kaninchens mit einem schwachen, auf die Hypophyse allein unwirksamen Strom das Auftreten der Ovulation. Die Autoren glauben, daß die Erregung vom Hypothalamus nicht auf dem Nervenwege zur Hypophyse gelangt, sondern auf humoralem Wege. Die gleichen Untersucher bemühten sich um die Klärung der Frage (1948), ob eine der bekannten neurohumoralen Substanzen eine Ovulation auslösen könne, sei sie intravasculär verabfolgt oder unmittelbar in den Vorderlappen eingebracht. Wie sich zeigte, scheint Acetylcholin mit der Freisetzung von Hormon nicht direkt etwas zu tun zu haben. Dagegen machen Versuche mit Adrenalin die *adrenergische Natur* des „humoral link" wahrscheinlich, da eine Ovulation durch Adrenalininstillation in die Hypophyse bei einer hinreichenden Zahl von Versuchstieren hervorgerufen wurde. Das Auftreten der Ovulation läßt sich verhindern, wenn rasch nach der Begattung Pharmaka verabreicht werden, welche die adrenergischen Substanzen blockieren. Allem Anschein nach wird während der ersten Minute nach der Begattung eine adrenergische Substanz nahe dem Abgang des Hypophysenstieles vom Hypothalamus (Eminentia mediane) in Freiheit gesetzt und dem Vorderlappen durch das Portalsystem zugetragen. „This adrenalin-like substance appears to be the final link in the activation of the anterior pituitary to secrete during the following hour the amount of LH necessary for ovulation" (MARKEE, EVERETT und SAWYER 1952). Anscheinend ist aber auch ein *cholinergischer* Faktor am Werke, der durch Atropin u. a. während der ersten 15 sec nach der Begattung blockiert werden kann. HARRIS vermutet, daß hypothalamische Nervenfasern eine „transmitter"-Substanz in die Gefäße absondern, die — dem Vorderlappen zugetragen — die Tätigkeit der Adenohypophyse entfachen oder bremsen. Folgende Beobachtungen sprechen nach HARRIS zugunsten dieser Auffassung: 1. Eine 2—3 min dauernde elektrische Reizung des Tuber cinereum löst beim Kaninchen eine Ovulation aus, während eine Reizung des Hypophysenstieles, des Vorderlappens oder der Pars tuberalis weder eine Ovulation noch eine ACTH-Abgabe bewirkt, auch wenn die Reizung $7^1/_2$ Std lang durchgeführt wurde. Das Ausbleiben der Reaktion bei Einführung der Elektroden in den Hypophysenstiel oder die Drüse kann darauf beruhen, daß der hypothalamische Reiz normalerweise humoral übertragen wird. 2. Durchtrennt man die Hypophysenpfortadern bei der Ratte, so vereinigen sie sich dank ihrem ausgesprochenen Regenerationsvermögen bereits binnen 24—48 Std. Während der Cyclus bei Tieren mit regeneriertem Portalsystem normal abläuft, kommt es zu Anoestrus und Atrophie der Fortpflanzungsorgane, wenn man die Gefäßvereinigung durch Einschieben eines Fremdkörpers verhindert. 3. Wird eine Hypophyse bei einer hypophysektomierten Ratte unter dem Hypothalamus in die Sella oder unter einem Temporallappen in den Subarachnoidealraum transplantiert, so erhält sie eine neue Gefäßversorgung entweder aus den Portalgefäßen oder den Gefäßen der Hirnrinde. Die Fortpflanzungsorgane, Thyreoidea und Nebennieren der Tiere mit subtemporalem

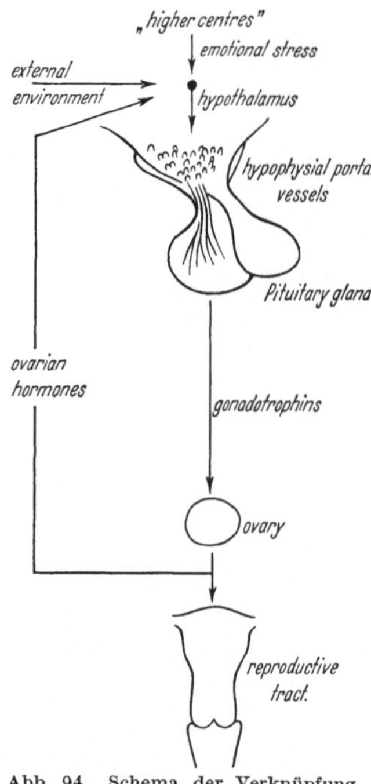

Abb. 94. Schema der Verknüpfung von Hypothalamus, Hypophyse und Geschlechtsapparat nach der Auffassung von HARRIS (1953).

Implantat entsprechen denen hypophysektomierter Versuchstiere. Tiere mit Implantaten, die vom Portalsystem erreicht werden, besitzen gut ausgebildete Fortpflanzungsorgane und normale endokrine Organe. Gravidität und Lactation verlaufen bei ihnen normal. Das Gewebe der Adenohypophyse bedarf also für sein endokrines Wirken der Versorgung durch die hypothalamischen Pfortadern. Interessanterweise können auch Hypophysen von männlichen oder neugeborenen Ratten die gonadotropen Funktionen übernehmen. „It seems, that anterior pituitary tissue is very plastic and that its activity normally depends on some hypothalamic ‚drive' and not an any intrinsic property of the tissue itself" (HARRIS 1943, S. 44). Mit der Frage, ob dieser Antrieb tatsächlich besonderer neurohormonaler Natur ist oder vielleicht auf einem bisher unbekannten neurosekretorischen Prozeß beruht, wird ein neues Problem sichtbar, das bei dringend zu wünschenden Nachprüfungen der interessanten Angaben von MARKEE sowie HARRIS zu berücksichtigen sein wird. WINGSTRAND (1951) und HANSTRÖM (1953) halten es für möglich, daß als „a centrifugal transmitter of stimuli from the hypothalamus to the pars distalis" ein Kolloid dient, welches bei Vögeln und Säugern in dem der Pars tuberalis zugewandten Teil der Eminentia mediana vorkommt. Dieses Material läßt sich nicht mit Chromalaunhämatoxylin darstellen. Es wäre denkbar, daß das Auftreten adrenergisch und cholinergisch wirksamer Substanzen die Begleiterscheinung eines neurosekretorischen Vorganges ist.

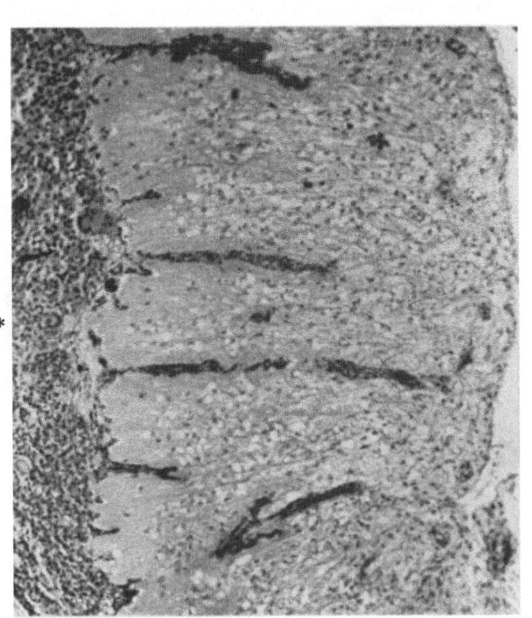

Abb. 95. Infundibulum und Pars tuberalis (*) eines Seehundes mit Spezialgefäßen, die infolge Anwesenheit von Neurosekret deutlich hervortreten. (Chromalaunhämatoxylinfärbung, Vergr. etwa 100fach.) Aus BARGMANN 1953.

Einer ausgesprochen auf dem Boden der *Neurosekretionslehre* stehenden Auffassung von der hypothalamisch-adenohypophysären Steuerung der Sexualfunktionen neigen offenbar BENOIT und ASSENMACHER zu. Die Tatsache, daß die hohe Durchtrennung des Tractus hypothalamo-hypophyseus bei der Ente — nicht die Stieldurchtrennung — die stimulierende Tätigkeit des Vorderlappens auf den Hoden aufhebt, veranlaßt BENOIT und ASSENMACHER (1952, 1953, ferner ASSENMACHER und BENOIT 1953), sich für das Bestehen einer neurohumoralen Verknüpfung im Bereich der Eminentia mediana einzusetzen. Bei diesem Eingriff werden Anzeichen einer sekretorischen Inaktivität besonders an den β-Zellen beobachtet, zugleich eine Hodenatrophie. Weiter sind BENOIT und ASSENMACHER der Meinung, das mit Chromalaun färbbare Neurosekret — von uns bisher nur für die Trägersubstanz der Hinterlappenhormone gehalten — habe beim Vogel auch etwas mit der hypothalamischen Kontrolle der prähypophysären Keimdrüsenstimulation zu tun. Bei der erwähnten hohen Durchtrennung des Tractus ist der proximale Bahnabschnitt außerordentlich reich an Sekret. Im Schnittbereich kommt es zu beträchtlicher Neurosekretstauung. Der distale Bahnabschnitt erweist sich als sekretarm. Bemerkenswert ist nun, daß in den operierten Fällen das subtuberale Capillarnetz mit einem völlig sekretfreien Bezirk der Eminentia mediana in Berührung steht, während das gleiche Capillarnetz bei tief gelegener Durchtrennung mit einem sekretreichen Bahnabschnitt verbunden ist. Im letzteren Falle weisen die Versuchstiere eine volle Hodenaktivität auf, im ersteren dagegen die erwähnte Hodenatrophie. Insbesondere dürfte den Gefäßschlingen in der Eminentia mediana, die den Spezialgefäßen im Trichter der Säuger entsprechen (S. 98), eine wichtige Rolle für die Verknüpfung des neurosekretorischen Systems mit dem Vorderlappen im Dienste der Steuerung der Sexualfunktion zukommen. Möglicherweise tritt im Bereich der Eminentia mediana ein Produkt des Hypothalamus in das portale Gefäßnetz über, um auf dem Blutwege den Vorderlappen zu erreichen. Ich möchte in

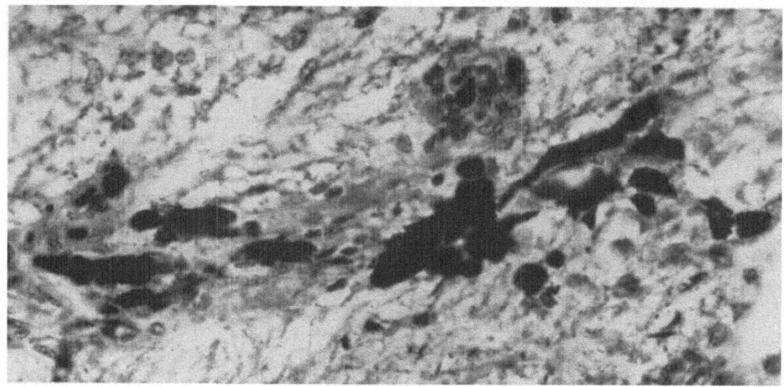

Abb. 96. Tangentialschnitt durch die Wand eines Spezialgefäßes im Infundibulum des Seehundes. Neurosekrethaltige Faserverdickungen in Verbindung mit der Gefäßwandung. (Angaben wie in Abb. 95, Vergr. etwa 300fach.) Aus BARGMANN 1953.

diesem Zusammenhange die Aufmerksamkeit erneut auf die Tatsache lenken, daß die erwähnten Spezialgefäße bei den Säugern in ausgesprochen reichem Maße mit neurosekrethaltigen Fasern des Tractus supraoptico-hypophyseus verbunden sind (BARGMANN 1954, Abb. 95, 96).

Zieht man das Fazit aus den vorangegangenen Darlegungen, so kommt man zu folgenden Feststellungen: 1. Das Vorhandensein eines hypothalamischen Sexualzentrums wird durch morphologisch unterbaute physiologische, pathologische und klinische Beobachtungen belegt. Dieses Zentrum befindet sich in Kernen des markarmen Hypothalamus. Eine noch genauere Lokalisation der Kerne und das Studium ihrer funktionellen Morphologie ist vonnöten. 2. Das hypothalamische Sexualzentrum ist mit der Adenohypophyse als der Bildungsstätte gonadotroper Hormone verknüpft. 3. Die Art dieser Verknüpfung ist umstritten. Da die nervöse Verbindung des Hypothalamus mit der Adenohypophyse noch nicht voll befriedigend erfaßt wurde, ist es verständlich, wenn den Pfortadergefäßen eine Rolle als Verbindungsglied zugeschrieben wird. 4. Die Frage, ob ein neurohumoraler (HARRIS) oder neurosekretorischer Mechanismus des Diencephalon für die Steuerung der gonadotropen Tätigkeit des Vorderlappens von Bedeutung ist, bedarf im Hinblick vor allem auf die Angaben von BENOIT und ASSENMACHER besonderer Beachtung.

Mit der Frage, welche Faktoren das hypothalamische Sexualzentrum veranlassen, die Adenohypophyse — auf welche Weise auch immer — zur Abgabe von Gonadotropinen zu stimulieren, wird das *Problem der funktionellen Verknüpfung des Zwischenhirns mit dem inneren und äußeren Milieu des Organismus* zur

Erörterung gestellt. Nach der Meinung von HARRIS (1953) dürften Schwankungen im Oestrogengehalt des Blutes, die bekanntlich die Sekretion der Gonadotropine beeinflussen, auf den Vorderlappen nicht unmittelbar, sondern auf dem Wege über den Hypothalamus einwirken (vgl. auch MARKEE, EVERETT und SAWYER 1952). Der *Rhythmus* des Oestrus scheint nach HARRIS von neuralen Mechanismen im Hypothalamus abzuhängen, wo vielleicht auch Schwankungen des Hormonspiegels im Blute, Einflüsse höherer Zentren und der Umwelt integriert werden (vgl. das Schema aus HARRIS, Abb. 94). Daß der Gedanke einer endogenen oder exogenen Beeinflussung des Zwischenhirns grundsätzlich nicht abwegig ist, besagen die in Kapitel II/1 mitgeteilten Beobachtungen am neurosekretorischen Zwischenhirnsystem.

Ganz besonders Aufmerksamkeit verdienen aber in diesem Zusammenhang die mühevollen Untersuchungen von BENOIT und seinen Mitarbeitern (BENOIT 1934—1953, BENOIT und ASSENMACHER 1951, 1953, BENOIT und OTT 1944, BENOIT, ASSENMACHER und MANUEL 1952) über den *Einfluß des Lichtes auf die Entwicklung der Keimdrüsen* der Vögel, das seine Wirkung anscheinend über das Zwischenhirn und offenbar über die Hypophyse entfaltet. Ausgangspunkt dieser Studien ist die bekannte Tatsache, daß der jahreszeitliche Sexualcyclus der Vögel von der Dauer und Stärke der Belichtung abhängt und daß in ihrer Intensität steigende künstliche Beleuchtung die Entwicklung der Gonaden fördert (BISSONNETTE 1930 und später). Nach BISSONNETTEs Angaben wirken rotes und weißes Licht stimulierend auf die Hoden von Staren, im Gegensatz zu grüner, anscheinend auch violetter Beleuchtung (weitere Hinweise und kritische Bemerkungen bei BENOIT und OTT 1944). BENOIT unterwarf noch nicht geschlechtsreife Enten einer Bestrahlung mit gleich großen Lichtmengen verschiedener Wellenlängen. Das Ergebnis seiner Studien besagt, daß blauviolettes Licht eine sehr schwache, grünes eine ausgesprochene, gelbes eine starke, orangerotes und rotes Licht eine sehr starke stimulierende Wirkung auf die Hoden ausüben, während die Strahlen nach dem Bereich des Infrarot schwach bzw. wirkungslos sind. Die Hodenveränderungen ließen sich an der Vergrößerung und Gewichtszunahme des linken Hodens ablesen (Abb. 97). Eine Spermiogenese wurde bei den mit grünen, gelben und roten Strahlen behandelten Tieren nachgewiesen. Ferner ließ sich eine erhebliche Zunahme der Durchmesser der Hodenkanälchen bei Gelb- und Rottieren feststellen (vgl. BENOIT 1934, 1935, 1944). Wie BENOIT zeigen konnte, ist eine Beschleunigung der geschlechtlichen Entwicklung bis zur völligen Reife auch beim weiblichen Tier durch künstliche Belichtung zu erreichen.

Eine entscheidende Rolle im Mechanismus der Keimdrüsenstimulation durch Licht fällt der *Adenohypophyse* zu: Die Entfernung dieses Organs verursacht eine rasche und starke Verkleinerung der Hoden auch dann, wenn die Belichtung durchgeführt wird (BENOIT 1936). Bemerkenswert ist weiter die Tatsache, daß dié Implantation von Vorderlappen belichteter Enten bzw. noch nicht geschlechtsreifer Mäuseweibchen auf den Genitaltrakt der Empfänger stimulierend wirkt. Offenbar werden die Hypophysen durch die Bestrahlung erheblich aktiviert (s. auch FISKE 1939, PIGHINI 1940).

Unter normalen Bedingungen kommt die Lichtwirkung auf die Hypophyse einmal durch das Auge auf dem Wege einer — morphologisch noch nicht sicher erfaßten — *retino-hypothalamisch-hypophysären Bahn* zustande (vgl. hierzu S. 115). Indessen hebt weder die Opticusdurchschneidung noch die doppelseitige Enucleation der Augäpfel die Wirkung des Lichtes auf die Keimdrüsen auf. Auch die direkte Bestrahlung der Hypophyse vermittels eines Quarzstabes stimuliert Vorderlappen und damit Hoden in hohem Maße, möglicherweise durch Einwirkung der Strahlen auf nervöse Elemente in Nachbarschaft der Drüsenzellen (BENOIT 1938). Es zeigt sich, daß auch die sonst unwirksame Blauviolettbestrahlung unter diesen Bedingungen die Adenohypophyse und damit die Keimdrüsen sogar sehr stark beeinflußt. Normalerweise werden die blauvioletten Strahlen durch das die Hypophyse umlagernde Gewebe absorbiert. Da weiterhin Versuche am Vogelkopf eine Durchlässigkeit der Gewebe vor allem für Rotstrahlen der Augenregion ergeben, wobei die Permeabilität mit der Abnahme der Wellenlänge sinkt, ist damit zu rechnen, daß Lichtstrahlen auch ohne Vermittlung des Auges zur Hypophyse gelangen.

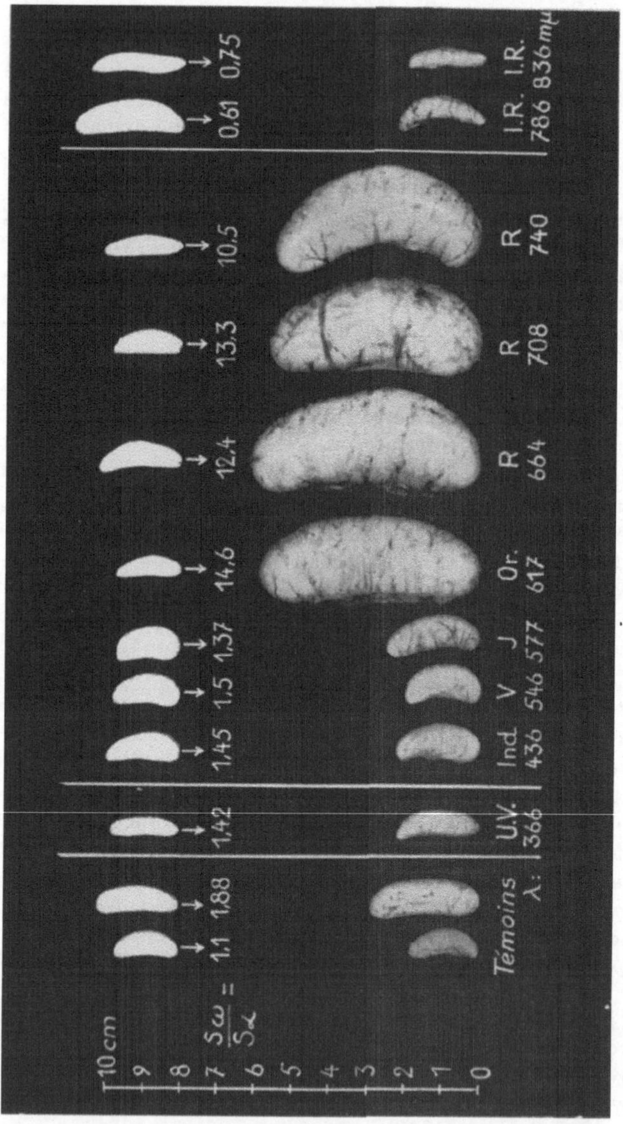

Neben dem retino-hypophysären Mechanismus und der Möglichkeit einer direkten Lichteinwirkung auf die Hypophyse besteht nach den Experimenten von BENOIT auch die einer encephalo-hypophysären Photostimulation der Keimdrüsen. Nach BENOIT, WALTER und ASSENMACHER (1950) führt die direkte Bestrahlung (Indigo, Blau, Gelb) des *Hypothalamus* mit einem Quarzstab, der in ein Orbitafenster eingeführt wird, zu einer starken Stimulierung des Hodenwachstums. Die Verbindung zwischen Hypothalamus und Hypophyse könnte — wie ich schon ausführte — bei den Vögeln nach BENOIT und ASSENMACHER (1951, 1953, vgl. ferner ASSENMACHER 1952) neurovasculärer Natur sein. Das subtuberale Capillarnetz, welches die Adenohypophyse (Pars distalis der Hypophyse) versorgt, ist zahlreichen eigenartigen Nervenschlingen in der Eminentia mediana eng benachbart, die wahrscheinlich aus dem Hypothalamus stammen. BENOIT und ASSENMACHER werfen die Frage auf, ob im Bereich dieser nervösen Formationen vielleicht eine Substanz an die Blutbahn abgegeben wird, die auf die Hypophyse einwirkt. Auf die neueren Belege dieser Anschauung wird oben hingewiesen.

Abb. 97. Wirkung von Strahlen verschiedener Wellenlänge auf den Hoden der Ente (12 Tiere). Obere Reihe: Umriß des linken Hoden. Untere Reihe: Photographie der entsprechenden linken Hoden nach Abschluß des Versuchs. Das Verhältnis $S\omega/S\alpha$ gibt die Veränderung der Oberfläche im Laufe des Versuchs an. Nur Orange- und Rotlicht wirkten stimulierend auf die Keimdrüse (natürliche Größe). Aus BENOIT und ASSENMACHER (1953).

Es wäre sehr zu begrüßen, wenn die subtilen, methodisch schwierigen Forschungen von BENOIT und seiner Schule auch von anderer Seite aufgegriffen und fortgeführt würden. In ihnen wird der Versuch unternommen, einen meßbaren Umweltfaktor hinsichtlich seiner Wirkung auf den Hypothalamus und den Sexualapparat zu studieren (vgl. hierzu ZUCKERMAN 1954).

Ob und inwieweit eine am Zwischenhirn angreifende Lichtwirkung zu funktionellen Veränderungen auch an anderen Systemen (Knochenmark) und Organen führt, muß dabei geprüft werden (vgl. hierzu HOLLWICH 1953).

10. Zwischenhirn, Zwischenlappen der Hypophyse und Pigmenthaushalt.

Die Betrachtung der Bildungsstätte des Intermedins erfolgt deshalb an dieser Stelle, weil sie mit der im vorangegangenen Kapitel behandelten Frage nach dem morphologischen und funktionellen Zusammenhang von Zwischenhirn und Adenohypophyse eng verknüpft ist, wie im folgenden dargelegt wird.

Die Pars intermedia der Hypophyse bildet nach allgemeiner Auffassung den Produktionsort des im Dienste der Anpassung stehenden *Melanophorenhormons*, das die bekannte, in der Haut von Fischen und Amphibien besonders deutlich hervortretende, *zu Dunkelfärbung führende* Melanophorenexpansion verursacht, sei es infolge Verschiebung intracellulärer Pigmentkörnchen oder amöboider Verformung der ganzen Pigmentzellen. Bei den Säugern soll das Pigmenthormon den Tag-Nachtrhythmus wesentlich beeinflussen (JORES 1933, GIERSBERG und USINGER 1952). Außerdem steigert das Hormon die Melaninsynthese in der Haut (vgl. hierzu die zusammenfassenden Darstellungen von KABELITZ 1942, Literatur, WARING und LANDGREBE 1950, R. ABDERHALDEN 1952). Neben dem Melanophorenhormon soll nach Meinung einiger Forscher ein zweites Pigmenthormon existieren, das auf die Erythrophoren (Elritze) einwirkt. COLLIN und VERAIN (1953) beschreiben neuerdings eine beachtliche *hypoglykämische Wirkung* des parenteral zugeführten Intermedins am Kaninchen.

Die Aussagen über ein Pigmenthormon stützen sich auf die Beobachtung, daß die operative Entfernung der gesamten Adenohypophyse bei Kaltblütern zum Erblassen der Haut führt (Abb. 98), das nach Mittellappenimplantation durch Melanophorenexpansion aufgehoben wird. Bemerkenswert ist ferner der hohe Gehalt des in der Gewebekultur gezüchteten Mittellappens von Nagetier-Hypophysen an Melanophorenhormon (GEILING und LEWIS 1935), dem Wirkungslosigkeit von Vorderlappenkulturen und nur geringe Wirksamkeit von Hinterlappenkulturen gegenübersteht. Bei Mittellappenzerstörungen wurde beim Frosch auffallende Blässe beobachtet (BAYER 1930).

Während die an niederen Wirbeltieren erhobenen Befunde es als berechtigt erscheinen lassen, das Chromatophorenhormon als *Zwischenlappenprodukt* (Intermedin) zu bezeichnen, liegen die Verhältnisse beim Menschen sehr viel verwickelter, da hier von einem klar ausgeprägten Zwischenlappen nicht gesprochen werden kann, sondern nur von einer vom Vorderlappen nicht deutlich abgrenzbaren Zwischenzone geringeren Ausmaßes. Das gleiche gilt für die Verhältnisse bei den höheren Affen (KÖHNE 1944). Nach der Auffassung von BERBLINGER (1932) sowie Beobachtungen von JORES und GLOGNER (1933) sollen die basophilen Zellen des menschlichen Vorderlappens die Bildung des Pigmenthormons übernehmen. Freilich stehen diese Angaben mit den Ermittlungen von ZONDEK und KROHN (1932) sowie DIETEL (1931) nicht in Einklang, wonach der Hinterlappen des Menschen bzw. Rindes erhebliche größere Mengen von Pigmenthormonen als der Vorderlappen enthält (vgl. hierzu KABELITZ), ein Phänomen, das man kaum mit einer Basophileninvasion erklären kann. Interessanterweise wurde auch von anderer Seite eine Melanophoren- und Erythrophorenexpansion nach Zufuhr von Hinterlappenextrakt beschrieben (WARING und LANDGREBE, s. auch Literatur).

Es scheint somit erneut prüfenswert zu sein, ob die Bildung des Pigmenthormons allein dem Epithelgefüge des Zwischenlappens auch der niederen Wirbeltiere zuzuschreiben ist. Eine derartige Prüfung muß von einer Untersuchung der *morphologischen Beziehungen der Pars intermedia zur Neurohypophyse* ausgehen.

Zunächst ist zu bemerken, daß die Pars intermedia — soweit dieser Abschnitt der Adenohypophyse nicht überhaupt fehlt (z. B. Tümmler, Wale, Gürteltier,

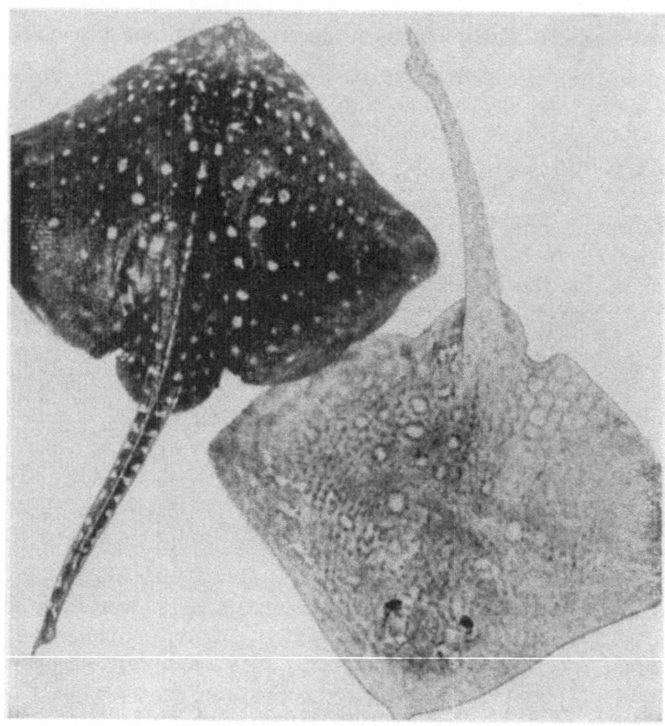

Abb. 98. Links normaler, rechts hypophysektomierter Rochen (Rhina sqatina), in dunkler Umgebung gehalten. Aus HOGBEN 1936.

WISLOCKI 1929, 1938, WISLOCKI und GEILING 1936, Taube, ROMEIS 1940) — konstant mit der Neurohypophyse verbunden ist, der sie sich nach Art einer bald dünnen, bald dickeren Epithelschale anlagert. Als allgemeine Merkmale dieses Hypophysenteiles hebt ROMEIS (1940) die geschlossene epitheliale Bauweise hervor (Abb. 10), ferner das weitgehend einheitliche Bild der Drüsenzellen, die sich meist durch schwache Basophilie auszeichnen. Die Verschiedenheit der Funktionsstadien bedingt ein unterschiedliches färberisches und strukturelles Verhalten der Intermediazellen, auf das hier nicht näher eingegangen sei (vgl. ROMEIS). Nicht selten stößt man, besonders bei Amphibien, auf Kolloidkugeln in und zwischen den Epithelzellen, ferner auf sekretgefüllte Lücken im Epithel (Hund) oder kolloidhaltige Follikel.

Die Verbindung des Zwischenlappens mit der Neurohypophyse ist in verschiedener Hinsicht außerordentlich eng. Die zwischen beiden Hypophysenteilen befindlichen, bei vielen Säugerformen recht weiten Blutgefäße dienen anscheinend dem Inkretabfluß aus beiden. Die sekretorisch aktiven Elemente sind nämlich der Blutbahn, die undifferenzierten Zellen dagegen der Hypophysenhöhle (z. B. Hund) zugekehrt, während sich auf der Neurohypophysenseite der Capillaren oft starke Anreicherungen von Neurosekret des Tractus supraoptico-hypophyseus befinden. Erwähnenswert ist ferner der Umstand, daß es nicht selten zu einer starken *Verwischung der Grenze* zwischen Zona intermedia und Neurohypophyse kommt, indem Massen von Intermediazellen und kolloidhaltige Follikel in das neurohypophysäre Gewebe eindringen (ROMEIS 1940, STUTINSKY 1953). In solchen Fällen kann man sich sogar von einem Eindringen neurosekrethaltiger Nervenfasern des Tractus supraoptico-hypophyseus zwischen die Epithelzellen

der Pars intermedia über-
zeugen (BARGMANN 1949, Hund, Abb. 99). COLLIN (1953) macht auf das Vorkommen von HERRING-Körpern in der Pars intermedia des Meerschweinchens aufmerksam, STUTINSKY (1953) auf das Eindringen neurosekretführender Fasern in den kompakten Zwischenlappen der Ratte. Nach EICHNER (1954) durchsetzen neurosekrethaltige Nervenfasern die Pars intermedia des Goldhamsters sogar bis zum Vorderlappengrunde (Abb. 11). Bei anuren Amphibien konnte DAWSON (1953) gleichfalls ein Eindringen neurosekretorischer Fasern in das Epithel des Zwischenlappens feststellen.

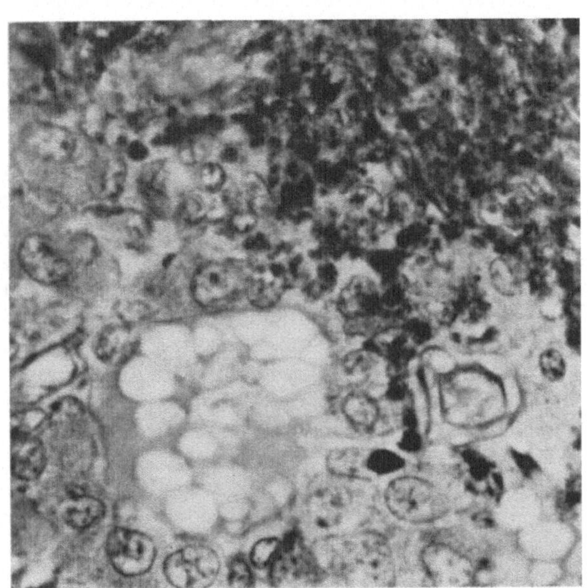

Abb. 99. Ansammlung von Sekrettröpfchen und Körnchen an der Grenze Hinterlappen-Pars intermedia. (Gomorifärbung, Ok. 5fach, Immersion 1/12 min, Panphot.) Aus BARGMANN 1949.

In besonders eindeutiger Weise läßt sich die Verknüpfung der neurosekretorischen diencephalen Bahn mit dem Zwischenlappen bei niederen Wirbeltieren sichtbar machen. Wie SCHARRER (1952) zeigen konnte, bilden die sekrethaltigen Fasern des Tractus praeoptico-hypophyseus bei dem Selachier Scyllium stellare keinen kompakten, selbständigen Hinterlappen, sondern setzen sich zwischen die Epithelzellen der Pars intermedia fort. Hier liegt also eine diffuse Pars nervosa vor. Die Summe ihrer zwischen den Intermediazellen verteilten, mit Neurosekret ausgestatteten Nervenfasern ist das Äquivalent eines Hinterlappens. HORSTMANN (1954) gelang ferner der Nachweis einer reichen Durchsetzung der Pars intermedia von Torpedo mit Gliazellen, ein Befund, der die Unmöglichkeit einer scharfen Sonderung von Adenohypophyse und Zentralnervensystem beleuchtet.

Auch bei den Teleostiern sind Neurohypophyse und Pars intermedia auf das engste miteinander verbunden. Bei den Knochenfischen gabeln sich die sog. Neuralfortsätze des Infundibulum, die den Tractus praeoptico-hypophyseus enthalten, reichlich auf, um sich mit der Pars intermedia zu verzahnen. An der gefäßreichen Grenze beider Hypophysenabschnitte findet sich eine Anreicherung von Neurosekret. Bei der Forelle sah ROMEIS (1940) einen Durchtritt von Zellfortsätzen der Intermedialelemente durch die zwischen Pars intermedia und Neurohypophyse befindliche Basalmembran und eine Sekretabgabe in das

Gewebe des Neuralfortsatzes. Die erwähnte Basalmembran ist wohl bei den meisten, keineswegs aber allen Teleostiern ausgeprägt. Der Zwischenlappen von Gadus z. B. wird von Strähnen und Einzelfasern des Tractus praeoptico-hypophyseus durchsetzt (BARGMANN 1953), wie dies soeben für Scyllium beschrieben wurde.

Überblickt man die vorliegenden Befunde, so ergibt sich eine *enge, konstante Beziehung zwischen der neurosekretorischen Bahn und der Pars intermedia.* Diese Verknüpfung ist bei den Teleostiern in ganz besonderer Weise ausgeprägt. Hier existiert nämlich eine Zweigliederung der Neurohypophyse. Jene Neuralfort-sätze nämlich, die keine mit Chromalaunhämatoxylin darstellbaren neurosekre-torischen Faserzüge enthalten, vereinigen sich mit dem Vorderlappenkomplex, während die neurosekretorischen Fasern die geschilderte Vereinigung mit der Pars intermedia eingehen (vgl. BARGMANN 1953, DIEPEN 1953, STUTINSKY 1953). Es muß freilich in Betracht gezogen werden, daß der vordere Adenohypophysen-abschnitt der Knochenfische von zwar neurosekretorischen, aber mit Chrom-alaunhämatoxylin nicht darstellbaren Fasern erreicht werden könnte. STAHL (1953) berichtet neuerdings über ,,GOMORI-negative'' Fasern aus dem Nucleus tuberis lateralis, welche bei Teleostiern diesen Hypophysenabschnitt erreichen.

Man darf vermuten, daß die innigen morphologischen Beziehungen zwischen Pars intermedia und neurosekretorischer Bahn den *Ausdruck eines funktionellen Zusammenwirkens* darstellen, das — wie COLLIN (1953) hervorhebt —, syn-ergistisch oder antagonistisch sein mag. COLLIN denkt z. B. an einen Antagonismus von Adiuretin und Intermedin. Möglicherweise hängt dieses Zusammenspiel auch mit der Bildung und Abgabe des Pigmenthormons zusammen. Unsere morphologischen Befunde lassen es jedenfalls als zweifelhaft erscheinen, daß die Produktion dieses Hormons wirklich allein von den Intermediazellen bestritten wird; bei Invertebraten sehen wir übrigens die Bildung von Chromatophoren-hormon an das Nervensystem gebunden. Für den Experimentator sind die er-wähnten Beobachtungen wohl insofern von Interesse, als sie zeigen, daß in vielen Fällen eine Trennung der Neurohypophyse und Pars intermedia technisch unmöglich ist, was bei der Beurteilung operativer Eingriffe ebenso wie bei der Extraktgewinnung beachtet werden muß.

Vorerst schwierig einzuordnen sind neuere Untersuchungen über das Vor-kommen von Intermedin im Hypothalamus von MIALHE-VOLOSS und STU-TINSKY (1953), an ältere Mitteilungen anschließend, die über den Nachweis einer melanophorenaktiven Substanz im vorderen Hypothalamus (ABEL 1924, ABEL und GEILING 1924) bzw. von Intermedin im Tuber cinereum bzw. Grau des 3. Ventrikels berichten (ZONDEK und KROHN 1932, LEWIS 1937), ferner über das Auftreten einer Melanophorenreaktion nach Implantation von Meerschwein-chen-Tuber (COLLIN und DROUET 1932). MIALHE-VOLOSS und STUTINSKY finden im Hypothalamus der normalen Ratte 3—4mal so viel Intermedin wie im Cortex, während Material der gleichen Fundstelle von hypophysektomierten Tieren hormonfrei ist. Führt man hypophysektomierten Ratten Intermedin durch die A. carotis zu, so wird es im Cortex, vor allem aber im Hypothalamus festgehalten. Möglicherweise ist dieser Vorgang einer ,,Hormonopexie'' dem Prozeß der Speicherung bei Vitalfärbung vergleichbar; bekanntlich lassen sich gewisse hypothalamische Gebiete vitalfärberisch hervorheben. Die geschilderten Befunde zeigen nach MIALHE-VOLOSS und STUTINSKY lediglich ganz allgemein enge Beziehungen zwischen Pigmenthormon und Zwischenhirn auf. Die Autoren halten die Hypophyse für die alleinige Quelle des Melanophorenhormons, aus-genommen die Pars tuberalis, die bei der Hypophysektomie nicht mit entfernt wird. Belastet sind alle Untersuchungen über die hormonale Wirksamkeit von

Hirnabschnitten durch die Tatsache, daß die Melanophorenreaktion keine sehr hohe Spezifität besitzt.

Auf die Existenz von Beziehungen der Pigmenthormonbildner zum Zentralnervensystem deuten nicht nur die vorgelegten, noch der Erweiterung bedürftigen Beobachtungen, sondern auch die bekannte Tatsache, daß die hormonal bedingte Hautverfärbung niederer Wirbeltiere von der Belichtung der *Retina* abhängt. Der Extrakt der Hypophyse eines 20 min im Dunkeln gehaltenen Frosches an Melanophorenhormon — das Organ muß bei schwachem Rotlicht entnommen werden — vermag die Melanophoren eines anderen hellen Frosches nicht zur Ausbreitung zu bringen (KOLLER und RODEWALD 1933, RODEWALD 1935). Bedecken der Augen des Frosches mit einer lichtundurchlässigen Kappe führt zu Inaktivierung des Melanophorenhormons (RODEWALD 1935). Man muß somit eine Verbindung zwischen Netzhaut und Hypophyse annehmen, die den Weg über den Hypothalamus nehmen dürfte. Dieser Verbindung kommt nach verbreiteter Ansicht nicht allein für die Abgabe des Melanophorenhormons, sondern auch des Adiuretins und ACTH Bedeutung zu (z.B. HOFMANN-CREDNER 1953), und — wie dargelegt (S. 109) — für die Absonderung der Gonadotropine.

Die Frage nach der *Existenz einer retino-diencephalen Bahn* wird von FREY (1937, 1950) mit dem Hinweis auf eine hypothalamische Opticuswurzel beantwortet, ein aus marklosen und markhaltigen Nervenfasern bestehendes Bündel, das um den Recessus opticus herum endet (vgl. hierzu auch E. SCHARRER 1937). Von hier aus könnte eine Erregungsübertragung auf den Tractus supraoptico-hypophyseus erfolgen. In einer sorgfältigen, am Opossumgehirn durchgeführten Studie vertritt allerdings BODIAN (1940) den Standpunkt, FREY habe irrtümlicherweise Fasern anderer, hier nicht zu erörternder Systeme für eine sog. hypothalamische Opticuswurzel gehalten. Die Existenz der retino-diencephalen Bahn kann nicht als so gesichert angesehen werden, wie dies vielfach im klinischen Schrifttum geschieht (z.B. HOLLWICH 1953). Dies gilt offenbar auch für die von anderen Autoren beschriebenen Faserzüge, welche die Retina unmittelbar mit dem Nucleus supraopticus oder praeopticus oder lateralen Tuberkernen verbinden (BENOIT und ASSENMACHER 1954). Gründliche Untersuchungen müssen sich daher dem physiologisch wichtigen Problem retino-hypothalamischer Beziehungen erneut zuwenden. Alles in allem ist also die Hypothese eines Zusammenspiels von Retina, Zwischenhirn und dem Pigmenthormon bildenden Anteil der Hypophyse mit einer Fülle von interessanten Unbekannten belastet.

III. Die Stellung des hypothalamisch-hypophysären Systems innerhalb des endokrinen Systems.

An einer funktionellen, und zwar hormonalen Verknüpfung der Adenohypophyse mit anderen endokrinen Organen besteht kein Zweifel. Es sei nur an das Beispiel des thyreotropen und vor allem des adrenocorticotropen Hormons (ACTH) erinnert. Man muß sich indessen fragen, ob mit der Herausschälung der hormonalen Zusammenhänge des Vorderlappens mit anderen endokrinen Drüsen nicht nur ein Glied in der Kette eines umfassenden, das Zentralnervensystem einbeziehenden Systems hervorgehoben wird. Wie schon dargelegt, sprechen manche Befunde für die Existenz einer nervösen oder neuro-vasculären Verbindung des Hypothalamus mit der Adenohypophyse.

Der Gedanke einer *hypothalamischen Steuerung der Bildung von ACTH durch die Adenohypophyse*, damit also einer Abhängigkeit der *Nebenniere* vom Zwischenhirn, liegt experimentellen Untersuchungen am Hunde von HUME (1949, 1952), HUME und WITTENSTEIN (1950), ferner von DE GROOT und HARRIS (1952) sowie

HOFMANN-CREDNER (1953) zugrunde. HUME geht von der Beobachtung aus, daß das Absinken der Eosinophilenzahl im Blute 4 Std nach einer Injektion von Epinephrin von dem Intaktsein der Hypophyse und Nebennierenrinde abhängt. Völlige Entfernung des Vorderlappens hebt die durch Epinephringabe verursachte Eosinopenie auf. Diese letztgenannte Erscheinung tritt auch bei Läsionen des Hypothalamus zutage, übrigens nicht nur auf die Eosinopenie nach Gaben von Epinephrin beschränkt, sondern auch für die Eosinopenie nach Zufuhr von Insulin und Mecholyl geltend. Die Verhinderung einer Eosinopenie wurde dann erzielt, wenn sich die Läsionen entweder im vorderen Abschnitt der Eminentia mediana des Tuber cinereum befanden oder im hinteren Tuberabschnitt und dem vorderen Bereich der Corpora mamillaria. Die geschilderte Reaktion hielt in keinem Falle länger als 6 Monate nach dem Operationstermin an. Zerstörungen im mittleren Bereich des Bodens des 3. Ventrikels waren mitunter von Diabetes insipidus gefolgt. Das Auftreten eines Diabetes insipidus stand in keiner Beziehung zu dem Ausfall der Eosinopenie nach Stress.

Die Beobachtungen von HUME werden durch *Reizungsversuche am Hypothalamus* von nichtnarkotisierten Hunden ergänzt. Kurze elektrische Reizungen rufen eine starke Eosinopenie und ein gleichzeitiges erhebliches Ansteigen der Leukocytenzahl hervor, die auf eine Ausschüttung von ACTH zu beziehen sind. Die Spitze der Reizelektrode lag in der Mitte des Hypothalamusbodens hinter dem Chiasma und vor dem Hypophysenstiel. Es zeigte sich, daß die gleichen Veränderungen des Blutbildes auch bei Hypothalamusreizung an völlig sympathektomierten Hunden auftreten. Hieraus kann geschlossen werden, daß diese Veränderungen nicht auf einer zentral ausgelösten Ausschüttung von Epinephrin aus dem Nebennierenmark beruhen, wie sie nach Sympathicuserregung infolge Reizung des hinteren Hypothalamusbezirkes erfolgt. HUME kommt zu der Schlußfolgerung, der Hypothalamus sei für die Steigerung der Ausschüttung von ACTH aus der Hypophyse von Bedeutung, die nach stress einsetzt (s. auch HOFMANN-CREDNER 1953). Der Einwirkung auf die Hypophyse liegt nach HUME kein Einfluß vermittels des Epinephrins zugrunde. Der Eosinopenieeffekt muß nach HUME auf humoralem Wege ausgelöst werden, da er auch bei Fehlen einer unmittelbaren Verbindung von Hypothalamus und Hypophyse zustande kommt. Über die Wirkung von Hypothalamusextrakten auf Hunde mit Zwischenhirnläsionen kann HUME (1952) jedoch keine Aussagen machen.

Andere Versuche scheinen darauf hinzuweisen, daß auch vom Nebennierenmark aus eine Stimulierung des Hypothalamus erfolgen kann, doch liegt eine noch zu geringe Zahl von Experimenten vor, insbesondere von Nachprüfungen der Versuche von HUME, um eine endgültige Aussage zu rechtfertigen.

Die Forschungsergebnisse von HUME finden eine Ergänzung in den Mitteilungen von COLFER, DE GROOT und HARRIS (1950), sowie DE GROOT und HARRIS (1950, 1952) am Kaninchen. Das Kaninchen reagiert auf „emotional stress" mit einer Lymphopenie (COLFER, DE GROOT, HARRIS), die ihr Maximum binnen 3 Std erreicht; sie läßt sich auch durch eine Injektion von ACTH erzielen. Bei hypophysektomierten Tieren bleibt die Lymphopenie aus, kann aber auch hier durch ACTH-Zufuhr ausgelöst werden. Die Entnervung der Nebennieren übt keine Wirkung auf die Reaktion aus.

Aus diesen Befunden ergibt sich nach DE GROOT und HARRIS folgende Reaktionskette: Stress — Erregung des Zentralnervensystems — Erregung des Hypophysenvorderlappens — Erregung der Nebennierenrinde — Lymphopenie. DE GROOT und HARRIS suchten die Frage, *auf welchem Wege* die Stimulierung des Vorderlappens seitens des Zentralnervensystems zustande kommt, experimentell zu beantworten, indem sie Elektrokoagulationen im Hypothalamus und der

Hypophyse setzten und zugleich den Ausfall der Lymphopeniereaktion auf stress beachteten. Es zeigte sich, daß Läsionen der Pars tuberalis der Adenohypophyse die Lymphopeniereaktion aufheben. Ferner schränken Querläsionen im hinteren Abschnitt des Tuber cinereum und im Corpus mamillare die Reaktion ein bzw. heben sie auf. Läsionen an anderen Stellen sind mit der Lymphopeniereaktion vereinbar. Elektrische Reizungen verschiedener Abschnitte des Hypothalamus und der Hypophyse nichtnarkotisierter Kaninchen, deren Methodik einen „emotional stress" weitgehend auszuschalten gestattet, hatten folgende Ergebnisse: Reizung des hinteren Abschnittes des Tuber cinereum oder des Corpus mamillare riefen eine Lymphopenie hervor, ähnlich derjenigen, die man nach „emotional stress" oder Injektion von ACTH beobachtet. Dagegen zeitigte die Reizung anderer Hypothalamusabschnitte einschließlich des Tractus supraoptico-hypophyseus oder irgendeines Teiles der Hypophyse keine Lymphopenie.

Auf Grund dieser Feststellungen ziehen DE GROOT und HARRIS den Schluß, die Bahn, welche die erregenden Faktoren vom Zentralnervensystem zur Adenohypophyse nehmen, um eine verstärkte ACTH-Ausschüttung hervorzurufen, bestehe aus einer *neuralen* und einer *vasculären Komponente*. Erstere — im hinteren Tuberbereich und der Mamillargegend gelegen — kann durch Läsionen blockiert und durch elektrische Reizung erregt werden. Die letztere — aus den hypophysären Pfortadern bestehend — erstreckt sich von der Eminentia mediana des Tuber cinereum durch die Zona tuberalis zur Pars distalis. Das vasculäre Glied des funktionellen Systems kann durch Läsion unterbrochen, durch elektrische Reize nicht erregt werden.

Der Versuch von HUME sowie von HARRIS und seinen Mitarbeitern, den funktionellen Zusammenhang von Hypothalamus und Nebenniere aufzudecken, stellt uns wiederum vor das Problem der Verknüpfung von Hypothalamus und Adenohypophyse, dessen Schwierigkeiten hier nicht nochmals beleuchtet werden sollen. Eine Fülle nicht zuletzt experimentell-morphologischer Forschungsarbeit muß geleistet werden, um die Beschaffenheit der hypothalamisch-adenohypophysären Verbindung genau zu charakterisieren. Im Hinblick auf die Ergebnisse von HUME sowie DE GROOT und HARRIS ist im besonderen eine exaktere Kennzeichnung der gereizten oder verletzten Gebiete des Zwischenhirns erforderlich. Welche Kerne und Bahnen des Hypothalamus wurden betroffen?

Das Fehlen hirnlokalisatorischer Angaben erschwert die weitere experimentelle Arbeit unter anderem insofern, als diese Daten erforderlich sind, um die Reaktion hypothalamischer Zentren auf hormonale und andere Faktoren (stress) mit histologischen und cytologischen Methoden zu untersuchen. Die genauere Kenntnis jener Kerngebiete im Zwischenhirn nämlich, die eine morphologische und funktionelle Einheit mit der Neurohypophyse bilden, war beispielsweise die Voraussetzung für Studien, die sich mit den Beziehungen des Hypothalamus-Neurohypophysensystems zur *Nebennierenrinde* und ihrer Bedeutung für den *Wasserhaushalt* befassen.

In früheren Untersuchungen, die sich lediglich auf den Hinterlappen erstreckten, ist bereits von einer Beziehung der Neurohypophyse zur Nebennierenrinde die Rede. ZOCCHI (1939) beobachtete bei Meerschweinchen, die Hinterlappenhormone erhalten hatten, Anzeichen für eine Aktivierung der Nebennierenrinde. Tiere, die nach hohen Dosen zugrunde gegangen waren, wiesen Rindendegenerationen auf. Auf Grund dieser Befunde denkt ZOCCHI an eine unmittelbare funktionelle Verknüpfung beider Organe. In Untersuchungen von MARTIN, HERRLICH und FAZEKES (1939), ferner von BIRNIE, JENKINS, EVERSOLE und GAUNT (1948) wird wahrscheinlich gemacht, daß der Zusammenhang von

Nebennierenrinde und Hinterlappen etwas mit der Regulation des Wasserhaushaltes zu tun hat. Nach totaler Adrenalektomie tritt im Blute eine antidiuretische Substanz vom Typus des Adiuretins auf (s. auch HOFMANN-CREDNER 1952). Auf Grund von Experimenten am Opossum stellten SILVETTE und BRITTON (1938) die Hypothese auf, das in bezug auf Wasser und Kochsalz diuretisch

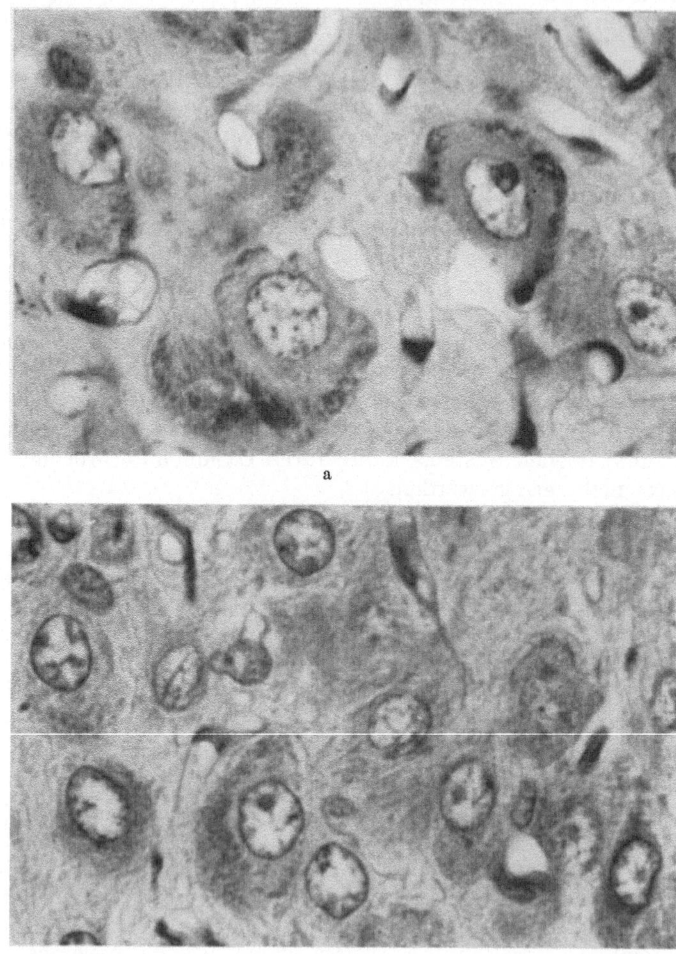

a

b

Abb. 100a u. b. a Ganglienzellen des Nucleus paraventricularis nach NaCl-Fütterung über 4 Wochen. Peripher gelagerte NISSL-Substanz, kein Neurosekret in den Zellen, Kerne und Nucleolen vergrößert, Nucleolenblasen. (Chromalaunhämatoxylin-Phloxinfärbung. Vergr. etwa 820fach.) b Nucleus paraventricularis eines Kontrolltieres. Neurosekret in der für die Ratte typischen schütteren Weise über den ganzen Zelleib verteilt. Aus EICHNER 1953.

wirksame Rindenhormon stehe in physiologischem Antagonismus zum antidiuretischen Hormon des Hinterlappens. SARTORIUS und ROBERTS (1949) schließen auf ein antagonistisches Verhalten von Desoxycorticosteron und Pitressin.

Die ohne Anspruch auf Vollständigkeit aufgeführten physiologischen Untersuchungen lassen einmal die Berücksichtigung der Zusammengehörigkeit von Diencephalon und Neurohypophyse vermissen, was insofern begreiflich ist, als

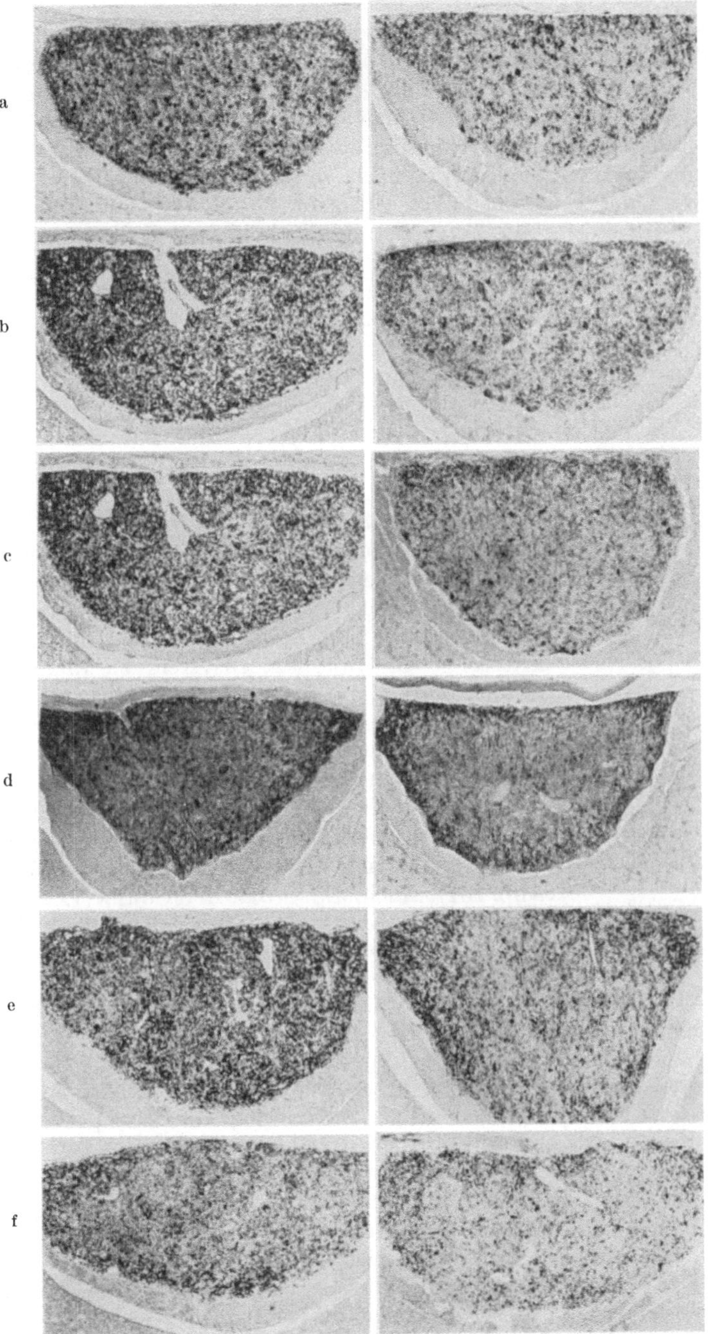

Abb. 101a—f. Hypophysenhinterlappen, links: Kontrollen; rechts: adrenalektomierte Tiere. a 18 Std nach Adrenalektomie; b 24 Std nach Adrenalektomie; c 72 Std nach Adrenalektomie; d 11 Tage nach Adrenalektomie; e 13 Tage nach Adrenalektomie; f 40 Tage nach Adrenalektomie. (Chromalaunhämatoxylin-Phloxinfärbung. Vergr. 36fach.) Aus EICHNER 1953.

die Herausschälung des diencephal-neurohypophysären Systems erst in neuerer Zeit nachhaltiger angestrebt wird. Ferner stützten sich diese Untersuchungen ausschließlich auf physiologische Methoden, d.h. sie berücksichtigen das strukturelle Verhalten des Substrates der angenommenen antagonistischen Leistung nicht. FÜLÖP (1952) weist darauf hin, daß das quantitative *Verhalten der Zellkerne* (Größenbestimmung) der Nebennierenrinde einen Indicator für hypothalamisch-hypophysäre Steuerungsmechanismen abgeben könne. Nach den Untersuchungen dieses Autors tritt nach Unterbrechung des Hypophysenstiels (Ratte), Läsion der ventromedialen Tuberkerne und des ventral-vorderen Abschnittes des Mittelhirns eine Vergrößerung der Zellkerne in der Zona fasciculata der Nebennierenrinde ein, nach Hypophysektomie eine Verkleinerung. Dagegen ließ sich nach Läsion der lateralen Tuberkerne, der prä- und supraoptischen Kerne und der Corpora mamillaria keine Kernvergrößerung beobachten. Einen hypothalamischen Kernvergrößerungseffekt an der Zona fasciculata nach Läsion des Tuber cinereum beschreiben auch HALASC und SZÖLLÖSSY (1953); er wird auf eine langdauernde vermehrte Ausschüttung von ACTH aus der Hypophyse bezogen.

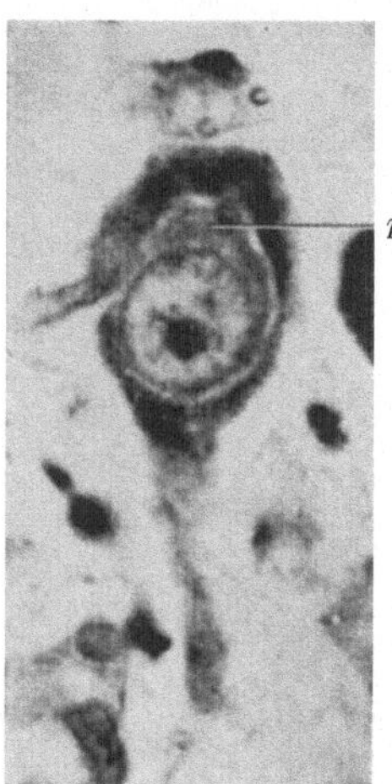

Abb. 102. Ganglienzelle aus dem Nucleus paraventricularis eines Versuchstieres, das 24 Std nach Adrenalektomie getötet wurde. *p. H.* perinucleärer Hof, gegen die Außenzone mit einem feinen Kontur abgesetzt. (Chromalaunhämatoxylin-Phloxinfärbung. Vergr. etwa 820fach.) Aus EICHNER 1953.

EICHNER (1953), ferner MALANDRA und CORBETTA (1953) haben nun im speziellen — zum Teil unter Heranziehung der Kernmessungsmethode — versucht, einen morphologischen Ausdruck für die funktionellen Beziehungen zwischen Nebennierenrinde und dem neurosekretorischen Zwischenhirnsystem zu finden, in dem wir den Bildner und Speicherapparat des antidiuretischen Hormons sehen. Im Einklang mit der erwähnten Feststellung einer antidiuretisch wirksamen Substanz im Blute nach Adrenalektomie befindet sich die Beobachtung von EICHNER, daß bei der Ratte schon 18 Std nach totaler Nebennierenentfernung eine *Verringerung des Neurosekretbestandes* im Hinterlappen färberisch faßbar ist (Abb. 101). Auch MALANDRA und CORBETTA konnten eine Abnahme des Neurosekrets feststellen, die nicht auf die Operation als solche zu beziehen ist, da sie nach Scheinoperation nicht auftritt. Durch Zufuhr von Rindenextrakt und Kochsalz läßt sich eine Wiederauffüllung des Hinterlappens mit Neurosekret bis zu einem gewissen Grade erzielen. Die neurosekretorischen Ganglienzellen des Hypothalamus, vor allem des Nucleus paraventricularis, verraten nach EICHNER Anzeichen einer geringgradig gesteigerten Zelltätigkeit. Als Ausdruck einer derartigen, wenngleich schwachen Aktivierung darf der perinucleäre Hof angesehen werden, wie ihn Abb. 101 wiedergibt, weiterhin die Verlagerung des Zellkerns. Da das Neurosekret auf Grund der Untersuchungen von HILD und ZETLER als die Trägersubstanz unter anderem des Adiuretins anzusprechen ist, ergibt sich somit auch ein morphologischer Hinweis auf Beziehungen zwischen Nebenniere und neurosekretorischem Zwischenhirnsystem.

Außer der Wirkung der Adrenalektomie auf dieses System hat EICHNER auch die einer Belastung des Na-Haushaltes studiert, wobei auf das Verhalten der verschiedenen Zonen der Nebennierenrinde geachtet wurde. Bei Steigerung der Na-Zufuhr durch Verabfolgung von 2—2,5%iger Kochsalzlösung als Trinkwasser stellten sich im Nucleus supraopticus und paraventricularis auf eine Aktivierung hinweisende Veränderungen ein. Diese Veränderungen bestehen in einer Abnahme des Neurosekretgehaltes im Perikaryon, ferner in einer Vergrößerung der Zellkerne und Nucleolen der Ganglienzellen von Nucleus supraopticus und paraventricularis (Abb. 100). Der Hypophysenhinterlappen zeigt sich bis auf geringe Reste frei von Neurosekret (Abb. 55). Diesem Bilde einer Tätigkeitssteigerung steht das einer Tätigkeitseinschränkung der Zona glomerulosa der Nebennierenrinde gegenüber (Abb. 103). Hier verzeichnet man eine Verkleinerung der Kernvolumina. In der Zona fasciculata dagegen kommt es nach EICHNER zu einer signifikanten Vergrößerung der Kernvolumina, die auf eine Steigerung der Zellaktivität deutet. Wird die Na-Zufuhr herabgesetzt, dann tritt keine histologisch darstellbare Aktivierung des neurosekretorischen Zwischenhirnsystems in Erscheinung. In der Zona glomerulosa jedoch findet man eine erhebliche Vergrößerung der Kernvolumina. Außerdem erweist sich diese Rindenschicht als stark verbreitert. Die Zona fasciculata, deren Kernvolumina keine Veränderungen verraten, befindet sich offenbar im Zustande relativer Ruhe. Die histologischen Feststellungen EICHNERs vermitteln den Eindruck eines Antagonismus von neurosekretorischem Zwischenhirnsystem und Zona glomerulosa der Nebenniere bezüglich des Na-Haushaltes. Den Versuchen, die Vorstellungen eines Antagonismus von Diencephalon-Neurohypophyse-Nebennierenrinde zu erhärten, müssen weitere umfangreiche experimentelle Untersuchungen unter Heranziehung auch der histologischen Methodik folgen, um Licht in das Dunkel der verwickelten Wechselbeziehungen zu bringen.

Dies gilt auch für die Frage der Verknüpfung des hypothalamisch-hypophysären Systems mit anderen endokrinen Organen, z. B. der *Schilddrüse*. Als sicher kann lediglich angenommen werden, daß der Hypophysenvorderlappen die Tätigkeit der Thyreoidea steuert, vermutlich durch die Tätigkeit basophiler Elemente. Ob und in welchem Umfange sich diese Tätigkeit in Abhängigkeit von einem übergeordneten diencephalen Kerngebiet vollzieht, ist Gegenstand der Erörterung. Dieser Umstand muß gegenüber den zahlreichen klinischen Betrachtungen über eine zentrale Genese des Morbus Basedow hervorgehoben werden (vgl. WEDLER 1953).

Die Angaben über auch morphologisch greifbare Beziehungen zwischen dem diencephal-hypophysären System und der Thyreoidea sind noch spärlich. Nach Schilddrüsenentfernung treten im Vorderlappen *Thyreoidektomiezellen* auf (RAGONITSCH), die nach neueren Untersuchungen von SCHARF und FÖRSTER (1954, Literatur) zu den ε- und η-Zellen des Vorderlappens, die aus γ-Zellen hervorgehen, in verwandtschaftlichen Beziehungen stehen. HERRING (1908) berichtet über Zunahme des Hinterlappenkolloids (Säuger) nach Entfernung von Schilddrüse samt Epithelkörpern. Diese Behauptung bedarf der Nachprüfung mit neueren Methoden, wobei auf die Frage der individuellen Variation zu achten ist. Erwähnenswert ist die Tatsache, daß eine Stieldurchtrennung bei der Ratte zu einer Herabsetzung der am Schnittpräparat ablesbaren Schilddrüsenaktivität führen kann (WESTMAN und JACOBSOHN 1938, WESTMAN, JACOBSOHN und OKKELS 1942, BARRNETT und GREEP 1951). Zu Nachuntersuchungen fordern auch die

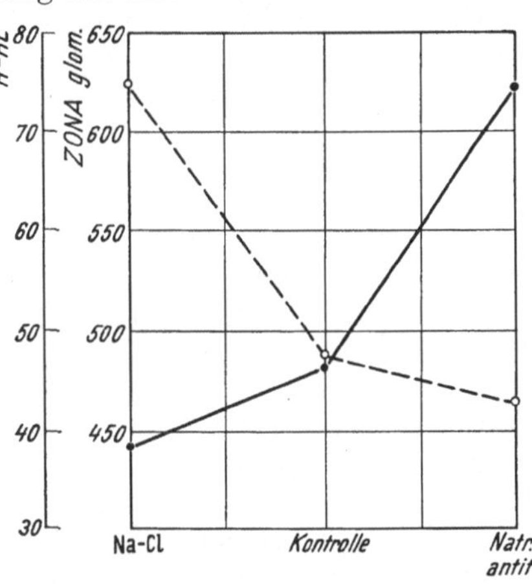

Abb. 103. Verhalten des neurosekretorischen Zwischenhirnsystems und der Zona glomerulosa der Ratte bei verschiedenen Belastungen des Na-Haushaltes, dargestellt durch die Werte für Lichtabsorptionsmessungen im Hypophysenhinterlappen (gestrichelte Linie und leere Kreise, auf der Ordinate unter H—Hl die gemessenen Lichtwerte) und die mittleren Kernvolumina in der Zona glomerulosa (ausgezogene Linie und volle Kreise, auf der Ordinate Kubikeinheiten). Aus EICHNER 1953.

Mitteilungen Heinbeckers (1949) über Beziehungen zwischen Hypothalamus, Hypophyse und Schilddrüse auf. Nach Heinbeckers Vorstellungen sollen Kerne des Hypothalamus, unter ihnen Nucleus supraopticus und paraventricularis, die Neurohypophyse über den Hypophysenstiel beeinflussen, die ihrerseits eine Wirkung auf den Vorderlappen ausüben könne. Wenn der Gleichgewichtszustand zwischen basophilen und acidophilen Zellen des Vorderlappens zugunsten der ersteren geändert werde, könne es zu einer Hyperthyreose kommen. Von einer „hypothalamischen Hyperthyreose" spricht Milin (1952) auf Grund der Beobachtung, daß rotes Licht beim männlichen Kaninchen eine Aktivierung der Schilddrüse und Steigerung der Neurosekretion in den Zwischenhirnkernen bewirke. Weißes Licht dagegen soll eine Dämpfung der Schilddrüse verursachen, eine „primäre hypophysäre Hypothyreose", für die eine Hypersekretion corticotroper und corticoider Hormone und eine Verhinderung der thyreotropen Hypophysenfunktion verantwortlich gemacht wird.

Neuerdings hat sich Greer (1951, 1952) bemüht, die für die hypophysäre Schilddrüsensteuerung verantwortlichen Kerngebiete bei der Ratte zu ermitteln und die funktionelle Verknüpfung von Hypothalamus, Hypophyse und Schilddrüse genauer zu charakterisieren. Greer setzte vermittels der Horsley-Clarkschen Apparatur (Modifikation nach Krieg) bilaterale Koagulationsherde im Hypothalamus und verabfolgte den Versuchstieren 1—3 Wochen nach der Operation Propylthiouracil. Es zeigte sich in Vorversuchen, daß Läsionen im vorderen Hypothalamus die Wachstumsreaktion der Schilddrüse auf Thiouracil verhindern. Das gleiche Ergebnis erzielten Bogdanove und Halmi (1953) an Ratten. Läsionen im hinteren Hypothalamus einschließlich der Corpora mamillaria bleiben ohne derartige Wirkung. Weitere Versuche, in denen bilaterale Läsionen cephalocaudal vom Nucleus ventromedialis bis zum Nucleus suprachiasmaticus hervorgerufen wurden, zeitigten folgende Erscheinungen: Neun operierte Tiere wiesen 10 Tage nach Thiouracilgabe keine Vergrößerung der Schilddrüse auf, ein Tier zeigte eine schwache Hyperplasie der Thyreoidea. Das Durchschnittsgewicht der Schilddrüse betrug bei normalen Kontrolltieren 7 bis 8 mg/100 g Körpergewicht, bei mit Thiouracil behandelten Kontrolltieren 12,8 mg und bei den Hypothalamustieren 5,9 mg/100 g Körpergewicht. Nur bei zwei operierten Tieren lagen Hypophysenverletzungen (Infarkte) vor. Besonders auffällig war die erhebliche Steigerung des Schilddrüsen/Serum-Jod-Verhältnisses bei den operierten Tieren, deren Schilddrüsen histologische Zeichen einer Aktivierung vermissen ließen. Eine derartige Steigerung war auch bei den mit Thiouracil behandelten Kontrolltieren festzustellen.

Auf Grund dieser Beobachtungen entwickelt Greer die Vorstellung einer „Dichotomie" der thyreotropen Hypophysentätigkeit (Abb. 104). Diese Arbeitsteilung erstreckt sich einerseits auf die Steuerung des Wachstums der Schilddrüsenzelle, damit letzten Endes auch des Gesamtorgans, andererseits auf den Jodstoffwechsel einschließlich der Thyroxinbildung, d.h. es ist ein thyreotroper Wachstumsfaktor („growth-Factor", Thyroproliferin, vgl. Levitt 1954) und ein thyreotroper Stoffwechselfaktor („metabolism-Factor", Thyrosecretin) vorhanden. Die Absonderung des Wachstumsfaktors hängt von dem Intaktsein der Verbindung der Hypophyse mit dem Hypothalamus ab bzw. von der Integrität bestimmter Kerngebiete des vorderen Hypothalamus. Bei Unterbrechung dieses Zusammenhanges verfügt die Hypophyse trotzdem noch über die Fähigkeit, einen annähernd normalen Jodstoffwechsel und die Thyroxinbildung aufrecht zu erhalten. Das fragliche Kerngebiet liegt vor dem ventromedialen Kern nahe der ventralen Oberfläche des Hypothalamus, vielleicht in der Nähe des Tractus supraoptico-hypophyseus. Die hypothalamische Kontrolle des Wachstumsfaktors beruht nach GREER wahrscheinlich auf einem neurohumoralen Mechanismus. Zukünftige Untersuchungen müssen die Frage klären, ob hypothalamische, am Vorderlappen angreifende Zentren beim Zustandekommen der *Schreckthyreotoxikose* eine Rolle spielen, die EICHHOFF (1949), J. KRACHT und U. KRACHT (1952) beim Wildkaninchen hervorriefen.

Hinsichtlich der hormonalen Beeinflussung des Zwischenhirn-Hypophysensystems durch die *Ovarien* liegen anregende Angaben über die Wirkung von Oestrogen und Progesteron auf die Neurohypophyse bzw. das neurosekretorische System vor. CAVALLERO, CORBETTA und MALANDRA (1951) berichten über eine

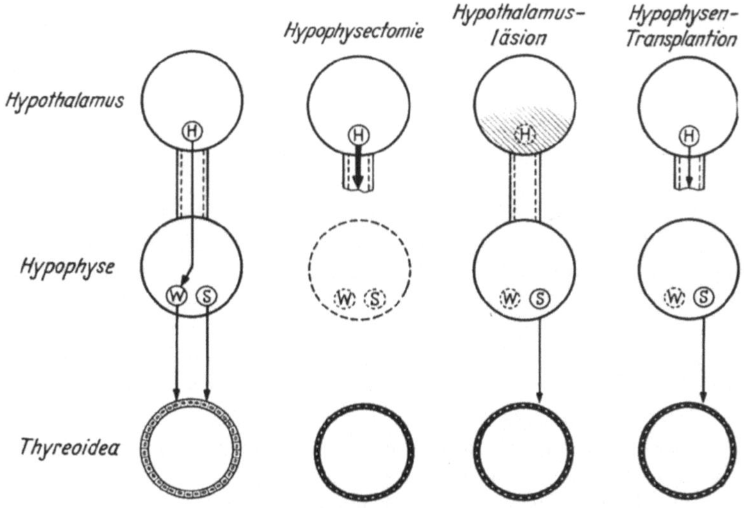

Abb. 104. Schema der Beziehungen zwischen Hypothalamus, Hypophyse und Schilddrüse nach GREER (1952), vereinfacht. W = Wachstumsfaktor, einem Hypothalamuseinfluß (H) unterworfen, S = Stoffwechselfaktor, vom Hypothalamus unabhängig. Hypophysektomie verhindert die Sekretion von W und S, die Schilddrüse atrophiert und zeigt sehr geringen Jodstoffwechsel. Bei Hypothalamusläsion oder Hypophysenverpflanzung wird nur der Stoffwechselfaktor abgesondert. Die Schilddrüse atrophiert, zeigt jedoch normalen Jodhaushalt und normale Thyroxinbildung.

Zunahme der antidiuretischen Wirksamkeit der Neurohypophyse (Ratte) nach Ovarektomie, über eine Rückkehr zur Norm nach intensiver Behandlung mit Oestrogen. Dieses Verhalten, dessen histologisches Äquivalent noch nicht bekannt ist, läßt sich mit den Untersuchungsergebnissen nicht in Einklang bringen, die STUTINSKY (1953) am Zwischenhirn-Hypophysensystem von Rattenweibchen erzielte, das der Einwirkung von Diäthylstilboestrol und Progesteron ausgesetzt wurde. Der Ausfall der Chromalaunhämatoxylinfärbung spricht deutlich für eine starke sekretorische Aktivität der Neurone des Nucleus supraopticus und paraventricularis, die sich durch ungewohnten Reichtum an Granulis und Auftreibungen der Axone auszeichnen. Der Gehalt der Neurohypophyse an Neurosekret ist erstaunlich. Die Adenohypophyse erweist sich als hypertrophiert. Dem histologischen Bild entspricht eine Zunahme des Adiuretingehalts von Neurohypophyse und Hypothalamus, während die oxytoxische Wirksamkeit herabgesetzt ist. Mit Progesteron dagegen wurde der entgegengesetzte Effekt auf das neurosekretorische System erzielt, so daß sich der Antagonismus von Oestrogen und Progesteron auch in der Reaktion von Hypothalamus und Neurohypophyse widerspiegelt.

IV. Rückblick.

Die wesentlichsten Ergebnisse der mannigfachen Bemühungen um ein Verständnis des Zwischenhirn-Hypophysensystems lassen sich folgendermaßen zusammenfassen:

Im Lichte neuerer morphologisch-experimenteller Studien zeichnen sich die Umrisse eines Zwischenhirn-Hypophysensystems schärfer ab, dessen Existenz auf Grund klinischer und physiologischer Beobachtungen vermutet wird. Freilich sind noch nicht alle Glieder dieses Systems in gleicher Deutlichkeit sichtbar geworden. Verhältnismäßig zahlreiche, übereinstimmende Beobachtungen liegen bezüglich jenes Anteils des Zwischenhirn-Hypophysensystems vor, das die *hypophysenfernen neurosekretorischen Kerne des markarmen Hypothalamus in ihrem Zusammenhang mit der Neurohypophyse* umfaßt. In diesem von den Neuronen des Nucleus paraventricularis und supraopticus gebildeten Systemabschnitt erblicken wir die *endokrin* tätige Regulationsstätte des *Wasser-* und *Salzhaushaltes*, des *Blutdruckes* und der *Uterustätigkeit*; möglicherweise dient er auch der Steuerung der Lactation durch Abgabe des letting-down-factors. Die Bildner der Hormone Adiuretin, Oxytocin und Vasopressin sind die Neurone der genannten Hypothalamuskerne selbst. Man ist daher berechtigt, die genannten Wirkstoffe als *Hypothalamushormone* zu bezeichnen. Die an eine Trägersubstanz gebundenen, im Perikaryon entstandenen Wirkstoffe gelangen auf dem Wege der Ganglienzellfortsätze in den Hinterlappen, wo es zur Anreicherung der Trägersubstanz in Gefäßnähe kommt. Der Klärung harrt die Frage, auf welche Weise die von dem neurosekretorischen Systemglied hervorgebrachten Wirkstoffe aus dem Stapelorgan Neurohypophyse in den Kreislauf abgesondert werden.

Die Gliederung des neurosekretorischen Zwischenhirnsystems in *Bildungsort*, *Transportweg* und *Stapelorgan* einer hormonhaltigen Trägersubstanz findet ihr Analogon in der Organisation hormonbereitender nervöser Systeme von Wirbellosen. Der Sinn dieser Gliederung ist noch nicht erkannt. Möglicherweise erfahren die in den Kerngebieten entstandenen Wirkstoffe und ihre Trägersubstanz Veränderungen auf ihrem Wege zum Stapelorgan.

Die Behandlung aller anderen Fragen der Funktion des Zwischenhirn-Hypophysensystems leidet vor allem erheblich unter der Unsicherheit unserer Kenntnisse über die *Verknüpfung des Hypothalamus* und *der Adenohypophyse*, deren Aufklärung von kardinaler Bedeutung für die Erforschung des Zwischenhirn-Hypophysensystems ist. Das tatsächliche Bestehen eines *nervösen Zusammenhanges* von Zwischenhirn und Adenohypophyse ist mit morphologischen Methoden besonders für die Pars intermedia verschiedener Tierformen und des Menschen, dann auch für den Vorderlappen zwar dargetan worden, doch gelang es noch nicht, über die Bedeutung dieser Verbindung Klarheit zu gewinnen. Außerdem wird dem hypophysären *Pfortadersystem* die Funktion eines Bindegliedes zwischen Hypothalamus und Adenohypophyse zugeschrieben.

Am ehesten scheint die Annahme einer *hypothalamisch-adenohypophysären Steuerung der Keimdrüsentätigkeit* berechtigt zu sein, doch ist die Art der Verknüpfung des Vorderlappens mit einem im marklosen Hypothalamus offenbar vorhandenen, aber vorerst ungenau lokalisierten *Sexualzentrum* strittig. Einige Beobachtungen scheinen dafür zu sprechen, daß ein neurohumoraler oder neurosekretorischer Mechanismus am Werke ist, der die gonadotrope Vorderlappentätigkeit — vielleicht durch Vermittlung des hypothalamischen Pfortadersystems — unter die Botmäßigkeit von Zwischenhirnneuronen bringt. Auf einem derartigen Vorgang soll auch die *thyreotrope* Wirkung des Vorderlappens beruhen.

Höchst schwankend sind die morphologischen und experimentellen Grundlagen für die vor allem auf klinischer Seite gehegte Anschauung, das Zwischenhirn-Hypophysensystem greife in den *Kohlenhydrat- und Fetthaushalt* regulierend ein. Zur Entscheidung auch dieser Frage bedarf es einer weiteren Klärung der Innervationsverhältnisse der Adenohypophyse.

Ein ebenso lockendes wie schwieriges Kapitel der Erforschung des Zwischenhirn-Hypophysensystems bildet die erst in jüngster Zeit begonnene Untersuchung der *Stellung dieses Systems im Gefüge des endokrinen Regulationsapparates.* Es zeigt sich einmal, daß vom Hypothalamus und dem losgelöst von ihm nicht zu verstehenden „Hirnanhang" eine — meist wohl über die Adenohypophyse erfolgende — hormonale Wirkung auf die Hormonbildungsstätten im Organismus ausgeht. Umgekehrt dürften auch die hirnfernen Hormondrüsen auf das Zwischenhirn-Hypophysensystem einwirken. So führt z.B. die Entfernung der Nebennieren zu deutlichen, auf den Fortfall des Rindenorgans zu beziehende Veränderungen der neurosekretorischen Zwischenhirnneurone und des Hinterlappens. Dieses Beispiel spricht für das Bestehen von Wechselbeziehungen zwischen dem diencephal-hypophysären System und den Hormondrüsen, die sich in morphokinetischen Reaktionen äußern können.

Auch im Hinblick auf die Steuerung des *Pigmenthaushaltes* bzw. der *Intermedinbildung* sind eingehende Untersuchungen der nervösen Strukturen der Hypophyse erforderlich. Der morphologische Nachweis einer innigen Verbindung des Zwischenlappens mit den neurosekretorischen Neuronen des markarmen Hypothalamus legt den Gedanken an eine funktionelle Verknüpfung von Zwischenhirn und Zwischenlappen im Dienst der Intermedinproduktion nahe. Wenn sich die Rolle des Intermedins, wie angenommen wurde, nicht nur auf die Regulation des Pigmenthaushaltes beschränken sollte, dann würde eine solche Verknüpfung auch für andere Funktionen von Bedeutung sein.

Es steht zu hoffen, daß die in dieser Monographie herausgeschälten Tatsachen und Hypothesen der weiteren Forschungsarbeit von Nutzen sind. Erst die Erarbeitung morphologischer und physiologischer Befunde und deren sorgfältige Kritik wird es dem Kliniker gestatten, sich eine klarere Vorstellung vom Ablauf krankhafter Prozesse im Zwischenhirn-Hypophysensystem und ihrer Beeinflußbarkeit zu verschaffen, als es zur Zeit möglich ist.

Literatur.

ABDERHALDEN, R.: Die Hormone. In Lehrbuch der Physiologie, herausgeg. von TRENDELENBURG u. SCHÜTZ. Berlin-Göttingen-Heidelberg: Springer 1952. — ABEL, J. J.: Bull. Hopkins Hosp. 35, 404 (1924). — ABEL, J. J., and E. M. K. GEILING: J. of Pharmacol. 22, 317 (1924). — ALLAN, H., and P. WILES: J. of Physiol. 75, 23 (1932). — ALPHIN, T. H., and F. L. DEY: Federat. Proc. 3, 2 (1944). Zit. nach HILLARP. — D'AMOUR, M. C., and A. D. KELLER: Blood sugar studies following hypophysectomy and experimental lesion of hypothalamus. Proc. Soc. Exper. Biol. a. Med. 30, 1175 (1933). — ANDERSSON, B.: Some observations on the neuro-hormonal regulation of milk-ejection. Acta physiol. scand. (Stockh.) 23, 1—7 (1951). — The effect and localization of electrical stimulation of certain parts of the brain stem in sheep and goats. Acta physiol. scand. (Stockh.) 23, 24—30 (1951). — Polydipsia caused by intrahypothalamic injections of hypertonic NaCl-solutions. Experientia (Basel) 8, 157 (1952). — ANDERSSON, E., and W. HAYMAKER: Elaboration of hormones by pituitary cells growing in vitro. Proc. Soc. Exper. Biol. a. Med. 33, 313—316 (1935/36). — ANSELMINO, F., u. K. J. HOFFMANN: Klin. Wschr. 1931 II, 2380. — ASCHNER, B.: Zur Physiologie des Zwischenhirns. Wien. klin. Wschr. 1912, Nr 27, 1042. — ASSENMACHER, J.: La vascularisation du complexe hypophysaire chez le canard domestique. Archives Anat. microsc. 41, 69—152 (1952).

BACHRACH, D., K. KOVÁCS, V. VARRÓ u. F. OLÁH: Histochemical examination of the colloid of the hypothalamo-hypophyseal system. Acta morph. (Budapest) 2, 71 (1952). — BAILEY, P., and F. BREMER: Experimental diabetes insipidus. Arch. Int. Med. 28, 773—803

126 Literatur.

(1921). — Bargmann, W.: Über Kernsekretion in der Neurohypophyse des Menschen. Z. Zellforsch. **32**, 394—400 (1942). — Epiphysis cerebri. In Handbuch der mikroskopischen Anatomie des Menschen, Bd. VI/4. Berlin: Springer 1943. — Über die neurosekretorische Verknüpfung von Hypothalamus und Neurohypophyse. Z. Zellforsch. **34**, 610—634 (1949). — Über die neurosekretorische Verknüpfung von Hypothalamus und Hypophyse. Klin. Wschr. **1949**, 617—622. — Die elektive Darstellung einer marklosen diencephalen Bahn. Mikroskopie (Wien) **5**, 239—292 (1950). — Zwischenhirn und Neurohypophyse. Med. Mschr. **1951**, 466—470. — Zwischenhirn-Hypophysensystem, Neurosekretion und Nebenniere. Geburtsh. u. Frauenheilk. **13**, 193—212 (1953). — Über das Zwischenhirn-Hypophysensystem von Fischen. Z. Zellforsch. **38**, 275—298 (1953). — Zwischenhirn und Hypophyse. Arch. Gynäk. **183**, 14—34 (1953). 29. Verh.ber. Dtsch. Ges. für Gynäkologie. — Neurosekretion und hypothalamisch-hypophysäres System. Dtsch. med. Wschr. **1953**, 1535—1536. — Neurosekretion und hypothalamisch-hypophysäres System. Verh. Anat. Ges. 51. Vers. Erg.h. z. Anat. Anz. **100**, 30—45 (1954). — Bargmann, W., u. W. Hild: Über die Morphologie der neurosekretorischen Verknüpfung von Hypothalamus und Neurohypophyse. Acta anat. (Basel) **8**, 264—280 (1949). — Bargmann, W., W. Hild, R. Ortmann u. Th. H. Schiebler: Morphologische und experimentelle Untersuchungen über das hypothalamisch-hypophysäre System. Acta neurovegetativa (Wien) **1**, 233—275 (1950). — Bargmann, W., u. K. Jacob: Über Neurosekretion im Zwischenhirn der Vögel. Z. Zellforsch. **36**, 556—562 (1952). — Bargmann, W., u. E. Scharrer: The site of origin of the hormones of the posterior pituitary. Amer. Scientist **39**, 255—259 (1951). Barker, J. P., and E. F. Adolph: Surrival of rats without water and given seawater. Amer. J. Physiol. **173**, 495—502 (1953). — Barris, R. W., and W. R. Ingram: The effect of experimental hypothalamic lesions upon blood sugar. Amer. J. Physiol. **114**, 555 (1936). — Barrnett, R. J., and R. O. Greep: Regulation of secretin of adrenotropic and thyreotropic hormones after stalk section. Amer. J. Physiol. **167**, 569—575 (1951). — Bartelheimer, H.: Die Regulation des Kohlehydratstoffwechsels beim insulären und extrainsulären Diabetes. Dtsch. Z. Verdgs- usw. Krkh. **9**, 238—246, 272—284 (1949). — Bauer, H. G.: Endocrine and other clinical manifestations of hypothalamic disease. J. Clin. Endocrin. a. Metabolism **14**, 13—31 (1954). — Bayer, G.: Hypophyse und Chromatophorenreaktion. Endokrinol. **6**, 249—254 (1930). — Bennett, L. Leslie and H. M. Evans: The hypophysis and diabetes mellitus. In: The Hormones, herausgeg. von Pincus u. Thimann, Bd. 2. New York 1950. — Benninghoff, A.: Eröffnungsvortrag. Verh. Anat. Ges. 46. Verslg Leipzig. Erg.h. 2 z. Anat. Anz. **87**, 6—22 (1939). — Über funktionelle Systeme. Studium gen. **2**, 9—12 (1949). — Kernschwellungen und Kernschrumpfungen. Anat. Kongreß Bonn 1949. — Benoit, J.: Activation sexuelle obtenue chez le canard par l'éclairement artificiel pendant la période de repos génital. C. r. Acad. Sci. Paris **199**, 1671 (1934). — Maturité sexuelle et ponte obtenues chez la cane domestique par l'éclairement artificiel. C. r. Soc. Biol. Paris **120**, 905 (1935). — Sur la croissance du testicule du canard immature déclenchée par l'éclairement artificiel. Etude histologique. C. r. Soc. Biol. Paris **120**, 1323 (1935). — Nouvelles expériences relatives á la stimulation par la lumière du développement testiculaire chez le canard. C. r. Acad. Sci. Paris **201**, 359 (1935). — Rôle des yeux et de la voie nerveuse oculo-hypophysaire dans la gonado-stimulation par la lumière artificielle chez le canard domestique. C. r. Soc. Biol. Paris **129**, 231 (1938). — Action de divers éclairements localisés dans la région orbitaire sur la gonadostimulation chez le canard male impubère. Croissance testiculaire provoquée par l'éclairement direct de la région hypophysaire. C. r. Soc. Biol. Paris **127**, 909 (1938). — Benoit, J., et I. Assenmacher: Dispositifs nerveux de l'eminence médiane: leurs rapports avec la vascularisation hypophysaire chez le canard domestique. C. r. Soc. Biol. Paris **145**, 1395—1398 (1951). — La pars tuberalis de l'hypophyse du canard. Ses rapports avec l'éminence médiane et la préhypophyse. C. r. Assoc. Anat. 38. Réunion. Nancy 1951. — Étude préliminaire de la vascularisation de l'appareil hypophysaire du canard domestique. Archives Anat. microsc. **40**, 27—45 (1951). — Contribution á l'étude des relations hypothalamo-hypophysaires et de leur rôle dans la gonadostimulation chez le canard domestique. J. de Physiol. **43**, 643—645 (1951). — Circulation porte tubéró-préhypophysaire chez le canard domestique. C. r. Soc. Biol. Paris **145**, 1112 (1951). — Rapport entre la stimulation sexuelle préhypophysaire et la neurosécrétion cher l'oiseau. Arch. d'Anat. microsc. et Morph. exper. **42**, 334—386 (1953). — Benoit, J., I. Assenmacher et S. Manuel: Pénétration, variable selon la longueur d'onde, des radiations visible jusqu'à l'encéphale á travers la région orbitaire, chez le canard. Sa mesure par un procédé photographique. C. r. Soc. Biol. Paris **147**, 40 (1953). — Benoit, J., I. Assenmacher et F. X. Walter: Réponses du mécanisme gonado-stimulant á l'éclairement artificiel et de la préhypophyse aux castrations bilatérale et unilatérale, chez le canard domestique mâle, au cours de la période de régression testiculaire saisonniére. C. r. Soc. Biol. Paris **144**, 573 (1950). — Benoit, J., and L. Ott: External and internal factors in sexual activity. Yale J. Biol. a. Med. **17**, 27—46 (1944). — Benoit, J., F. X. Walter et J. Assenmacher: Contribution á l'étude du réflexe optohypophysaire gonadostimulant chez le canard soumis á des radiations lumineuses de diverses longueurs d'onde. J. de Physiol. **42**, 537—541 (1950). — Nouvelles recherches relatives á l'action de lumières de différentes longueurs d'onde sur la gonado-stimulation du canard mâle impubère. C. r. Soc. Biol. Paris **144**, 1206 (1950). — BERBLINGER, W.: Hypophyse und Zwischenhirn. Verh. Dtsch. Path. Ges. 19. Tagg Zbl. Path. (Erg.h.) **33**, 259—266 (1923). — Pathologie und pathologische Morphologie der Hypophyse des Menschen. In Handbuch der inneren Sekretion, herausgeg. von M. HIRSCH, Bd. 1. Leipzig 1932. — BERGMANN, G. v.: Die Fettsucht. In OPPENHEIMERs Handbuch der Biochemie, Bd. IV/2. 1910. — BIEDL, A.: Innere Sekretion, 2. Aufl. Berlin u. Wien 1913. — BING, J. P., J. H. GLOBUS and H. SIMON: J. Sinai Hosp. **4**, 935 (1938). — BIRKNER, R., u. I. TRAUTMANN: Über die Abhängigkeit psychischer, Schlaf- und genitaler Funktionen von den vegetativen Steuerungszentren im Hypothalamus usw. Strahlenther. **91**, 321—350 (1953). — BIRNIE, J. H., R. JENKINS, W. J. EVERSOLE and R. GAUNT: Proc. Soc. Exper. Biol. a. Med. **70**, 836 (1949). — BLOCH, W.: Beziehungen des Hypothalamus zum respiratorischen Stoffwechsel. Helvet. physiol. Acta **1**, 53—78 (1943). — Über das Verhalten des Blutzuckers nach herdförmiger Ausschaltung im Hypothalamus. Helvet. physiol. Acta **1**, 177—181 (1943). — BODIAN, D.: Studies on the diencephalon of the Virginia opossum. II. The fiber connections in normal and experimental material. J. Comp. Neur. **72**, 207—283 (1940). — Nerve endings, neurosecretory substance and lobular organization of the neurohypophysis. Bull. Hopkins Hosp. **89**, 354—376 (1951). — BODIAN, D., and TH. H. MAREN: The effect of neuro- and adenohypophysectomy on retrograde degeneration in hypothalamic nuclei of the rat. J. Comp. Neur. **94**, 485—512 (1951). — BOENHEIM u. HEYMANN: Verh. dtsch. Ges. inn. Med. **1930**, 644. — BOGDANOVE and HALMI: Endocrinology (Springfield, Ill.) **50**, 274—292 (1953). — BORCHARDT, L.: Die Hypophysenglykosurie und ihre Beziehungen zum Diabetes bei der Akromegalie. Z. klin. Med. **66**, 332 (1908). — BROBECK, J. R.: Insulin sensitivity of cats with hypothalamic lesions and cats with cervical cord section. J. Labor. a. Clin. Medicine **25**, 717—725 (1940). — Neural control of secretion of ACTH. In Ciba Foundation Colloquia on Endocrinology, Bd. IV. London 1952. — BROCKHAUS, J.: J. Psychol. u. Neur. **51**, 96 (1942). — BROOKHART, J. M., F. L. DEY and S. W. RANSON: Endocrinology **28**, 561 (1941). — BROOKS, C. McC.: A study of the mechanism whereby coitus excites the ovulation producing activity of the rabbits pituitary. Amer. J. Physiol. **121**, 157—177 (1938). — BROUWER, B.: Les aspects positifs et négatifs des observations anatomo-cliniques de la région hypothalamique. Schweizer Arch. Neur. **65**, 20 (1950). — BRUCE, H. M., and G. C. KENNEDY: The central nervous control of food and water intake. Proc. Roy. Soc. Lond., Ser. B **138**, 528—544 (1951). — BÜCHNER, F.: Allgemeine Pathologie. München u. Berlin: Urban & Schwarzenberg 1950. — BURN, J. H.: Biologische Auswertungsmethoden. Berlin 1937. — BUSTAMANTE, M.: Experimentelle Untersuchungen über die Leistungen des Hypothalamus, besonders bezüglich der Geschlechtsreifung. Arch. f. Psychiatr. **115**, 419—468 (1943). — BUSTAMANTE, M., H. SPATZ u. E. WEISSSCHEDEL: Die Bedeutung des Tuber cinereum des Zwischenhirns für das Zustandekommen der Geschlechtsreifung. Dtsch. med. Wschr. **1942**, 289—292.

CAJAL, S. RAMON Y: Histologie du système nerveux, Bd. II. 1911. — CARLISLE, D. B.: Studies on Lysmata seticaudata Risso (Crustacea Decapoda). VI. Notes on the structure of the neurosecretory System of the eyestalk. Pubbl. Staz. zool. Napoli **24**, 435—447 (1953). — CASTALDI, A.: Osservazioni su una possibile origine ipotalamica dell'ormone antidiuretico. Biol. Lat. (Milano) **6**, 310—324 (1953). — CAVALLERO, C., S. CORBETTA et BR. MALANDRA: The antidiuretic power of rat neurohypophysis after ovariectomy and replacement therapy. Arch. internat. Pharmacodynamie **87**, 366—370 (1951). — CAVALLERO, C., e E. DOVA: La funzione e la morfologia della neuroipofisi nel corso del diabete allossanico del ratto. Biol. Lat. (Milano) **1**, 250—256 (1948). — La sostanza osmiofila della neuroipofisi del ratto ed i sui rapporti con la funzione antidiuretica. Biol. Lat. (Milano) **1**, 243—249 (1948). — CHAMBERS, G. H.: Anat. Rec. **92**, 391 (1945). — CHRIST, J.: Zur Anatomie des Tuber cinereum beim erwachsenen Menschen. Dtsch. Z. Nervenheilk. **165**, 340—408 (1951). — CICARDO, V. H., and A. O. M. STOPPANI: Presence of histamine in central nervous system. Nature (Lond.) **163**, 265 (1949). — CLARA, M.: Untersuchungen über den feineren Bau des Grundhäutchens bei den Blutcapillaren des Gehirns. Dtsch. Z. Nervenheilk. **171**, 62—77 (1953). — CLARK, G.: Amer. J. Physiol. **137**, 746 (1942). — CLARK, G., and S. C. WANG: The liberation of a pressor hormone following stimulation of the hypothalamus. Amer. J. Physiol. **127**, 597—601 (1939). — CLEVELAND, D., and L. DAVIS: Further studies on the effect of hypothalamic lesions upon carbohydrate metabolism. Brain **59**, 459—465 (1936). — COLLIN, R.: La neurocrinie hypophysaire. Bull. de l'Assoc. des Anatomistes 59, 38. Réunion Nancy 1951, S. 1—36. — Neurosécrétion hypothalamique et Hydrencéphalocrinie. C. r. de manifestation du Cinquantenaire de la Soc. de Biol. Nancy 1953, S. 19—54. — Les relations du matérie Gomoripositif d'origine hypothalamique avec la „pars intermedia" chez quelques mammifères. Sonderdruck zu Ehren von E. BUJARD. Nancy 1953. — COLLIN, R., et P. L. DROUET: C. r. Soc. Biol. Paris **112**, 63 (1932). — COLLIN, R., et J. RACADOT: La chute du taux de la substance Gomori-positive neurohypophysaire dans le post partum chez le cobaye. Ann.

d'Endocrin. **14**, 546—549 (1953). — COLLIN, R., et F. STUTINSKY: Les problèmes posés par la neurohypophyse. J. Physiol. et Path. gén. **41**, 7—118 (1949). — COLLIN, R., et M. VERAIN: Les effets hypoglycémiants de l'intermédine chez le lapin. C. r. Acad. Sci. Paris **237**, 1113—1115 (1953). — CORBETTA, S., B. MALANDRA e C. CAVALLERO: La funzione antidiuretica dell'ipofisi posteriore dopo ovariectomia nel ratto. Boll. Soc. ital. Patologia 1, 3—4 (1950). — CORONA, G. L.: Contributo alla conoscenza della struttura e della innervazione della neuroipofisi. Z. Anat. **115**, 658—675 (1951). — CRAIGIE, E. H.: Measure of vascularity in some hypothalamic nuclei of the albino rat. In: The hypothalamus and central levels of autonomic function. Res. Publ. Assoc. Res. Nerv. a. Ment. Dis. **20**, 310—319 (1940). — CROSBY, E. C., and R. T. WOODBURNE: The comparative anatomy of the preoptic Area and the hypothalamus. In: Hypothalamus. Res. Publ. Assoc. Res. Nerv. a. Ment. Dis. **15**, 52—169 (1940).

DAVIDOFF, L. M., and H. CUSHING: Studies in Acromegaly. VI. The disturbances of carbohydrate metabolism. Arch. Int. Med. **39**, 751 (1927). — DAWSON, A. B.: Hypothalamo-hypophysial relationships in Rana pipiens demonstrated by GOMORI's chrom-alumhematoxylin method. Anat. Rec. **112**, 443—444 (1952). — Evidence for the termination of neurosecretory fibers within the pars intermedia of the hypophysis of the frog, Rana pipiens. Anat. Rec. **115**, 63—69 (1953). — The early appearance of secretion in the neurohypophysis and hypothalamic nuclei of the vat. Anat. Rec. **117**, 620 (1953). — DESCLIN, L.: A propos des réactions morphologiques du lobe postérieur de l'hypophyse au cours des états de déshydratation chez le rat blanc. C. r. Soc. Biol. Paris **141**, 433—439 (1947). — DEY, F. L.: Amer. J. Anat. **69**, 61 (1941). — Proc. Soc. Exper. Biol. a. Med. **52/53**, 312 (1943). — Endocrinology **33**, 75 (1943). — DEY, F. L., C. FISHER, C. M. BERRY and S. W. RANSON: Disturbances in reproductive functions caused by hypothalamic lesions in female guinea pigs. Amer. J. Physiol. **129**, 39—46 (1940). — DEY, F., C. R. LEININGER and S. W. RANSON: Endocrinology **30**, 323 (1942). — DICKER, S. E., and CHR. TYLOR: The oxytocic and pressor factors of the pituitary gland of dogs, cats, rats and human foetuses. Proc. of the Physiol. Soc. J. of Physiol. **119** (1952). — Estimation of the antidiuretic, vasopressor and oxytocic hormones in the pituitary gland of dogs and puppies. J. of Physiol. **120**, 141—145 (1953). — Vasopressor and oxytocic activities of the pituitary glands of rats, guinea-pigs and cats and of human foetuses. J. of Physiol. **121**, 206—214 (1953). — DIEPEN, R.: Über Lage- und Formänderungen des Hypothalamus und des Infundibulum in Phylogenese und Ontogenese. Dtsch. Z. Nervenheilk. **159**, 340—358 (1948). — Vergleichend-anatomische Untersuchungen über das Hypophysen-Hypothalamus-System bei Reptilien und Amphibien. Verh. anat. Ges., Erg.h. 2 z. Anat. Anz. **99**, 79—89 (1952). — Über das Hypophysen-Hypothalamussystem bei Knochenfischen. — Verh. Anat. Ges. 51. Verslg Mainz 1953. Erg.h. z. Anat. Anz. **100**, 111—122 (1954). — DIETEL, F. G.: Über Vorkommen, Wirkungsweise und Schicksal des Melanophorenhormons im Warmblüterorganismus. Arch. Gynäk. **144**, 496 (1931). — Untersuchungen über das Melanophorenhormon. Klin. Wschr. **1932** II, 2075—2078. — Untersuchungen über das Melanophorenhormon II. Der Einfluß des Melanophorenhormons auf die Capillaren des Frosches. Arch. exper. Path. u. Pharmakol. **170**, 417—427 (1932). — Untersuchungen über das Melanophorenhormon III. Klin. Wschr. **1933** II, 1358—1364. — Hypophysenhinterlappen-Sekretbindende Stoffe im Schwangerenserum. Klin. Wschr. **1933** II, 1683. — Untersuchungen über das Melanophorenhormon IV. Isolierung von Melanophorenhormon. Klin. Wschr. **1934** I, 796—797. — Darstellung des Melanophorenhormons. In Handbuch der biologischen Arbeitsmethoden, Abt. V, Teil 3B, H. 6, Lieferung 454. — DRIGGS, M., u. H. SPATZ: Pubertas praecox bei einer hyperplastischen Mißbildung des Tuber cinereum. Virchows Arch. **305**, 567—592 (1939). — DUKE, H. N., M. PICKFORD and J. A. WATT: The immediate and delayed effects of Diisopropylfluorophosphate injected into the supraoptic nuclei of dogs. J. of Physiol. **111**, 81—88 (1950). — The antidiuretic action of morphine: its site and mode of action in the hypothalamus of the dog. Quart. J. Exper. Physiol. **36**, 149—158 (1951).

EICHNER, D.: Zur Frage der Neurosekretion der Ganglienzellen des Nebennierenmarkes. Z. Zellforsch. **36**, 293—297 (1951). — Zur Frage der Neurosekretion in den Ganglienzellen des Grenzstranges. Z. Zellforsch. **37**, 274—280 (1952). — Über funktionelle Kernschwellung in den Nuclei supraoptici und paraventriculares des Hundes bei experimentellen Durstzuständen. Z. Zellforsch. **37**, 406—414 (1952). — Über den morphologischen Ausdruck funktioneller Beziehungen zwischen Nebennierenrinde und neurosekretorischem Zwischenhirnsystem der Ratte. Z. Zellforsch. **38**, 488—508 (1953). — Zur Morphologie des neurosekretorischen hypothalamisch-hypophysären Systems beim Goldhamster (*Cricetus auratus*) unter normalen und experimentellen Bedingungen. Z. Zellforsch. **40**, 151—161 (1954). — EICKHOFF, W.: Schilddrüse und Basedow. Stuttgart: Georg Thieme 1949. — EINARSON, L.: Amer. J. Path. **8**, 295 (1932). — Amer. J. Anat. **53**, 141 (1933). — J. Comp. Neur. **61**, 101 (1935). — Acta jutlandica **17** (1945). — ELERT, R.: Hypophysenvorderlappen und Nebennierenrinde in ihren Beziehungen zu Cyklus, Gravidität und Gestosen. Arch. Gynäk. **183**, 48—72 (1953). 29. Verh.ber. der Dtsch. Ges. für Gynäkologie, München 1952. — ELY, F., and W. E. Petersen: Factors involved in the ejection of milk. J. Dairy Sci. 24, 211—223 (1941). — Enami, M.: Studies on the controlling mechanism of black chromatophores in the young of a fresh-water crab, Sesarma halmatocheir. Physiol. a. Ecol. (Kyoto) 3, 23—31 (1949). — The sources and activities of two chromatophoric hormones in crabs of the genus Sesarma. Biol. Bull. 100, 28—43 (1951); 101, 241—258 (1951). — Mechanism of control of the chromatophore responses in teleosts and crustaceans. J. of Exper. Morph. 7, 1—22 (1951). — Eränkö, O.: The cytology of the nucleus supraopticus of the rat. Ann. med. exper. et biol. fenn. 29, 158—173 (1951). — Histochemical evidence of intense phosphatase activity in the hypothalamic magnocellular nuclei of the rat. Acta physiol. scand. (Stockh.) 42, 1—6 (1951). — Erdheim, J., u. E. Stumme: Über die Schwangerschaftsveränderungen der Hypophyse. Beitr. path. Anat. 46, 1—132 (1909). — Euler, C. v.: A preliminary note on slow hypothalamic „osmopotentials". Acta physiol. scand. (Stockh.) 29, 133—136 (1953).— Everett, J. W.: Presumptive hypothalamic control of spontaneous ovulation. In Ciba Foundation Colloquia on Endocrinology, Bd. IV. London 1952.

Ferner, H.: Das Inselsystem des Pankreas. Stuttgart: Georg Thieme 1952. — Finley, K. H.: The capillary beds of the paraventricular and supra-optic nuclei of the hypothalamus. J. Comp. Neur. 71, 1—19 (1939). — Angio-architecture of the hypothalamus and its pecularities. Res. Publ. Assoc. Res. Nerv. Ment. Dis. 20, 286—309 (1940). — Fisher, C., and W. R. Ingram: The effect of interruption of the supraoptico-hypophyseal tracts on the antidiuretic, pressor and oxytocic activity of the posterior lobe of the hypophysis. Endocrinology 20, 762—768 (1936). — Fisher, C., W. R. Ingram and S. W. Ranson: Diabetes insipidus and the neurohormonal control of water balance: a contribution to the structure and function of the hypothalamico-hypophyseal system. Ann Arbor, Michigan: Edwards Brothers, Inc. 1938. — Fiske, V. M.: Proc. Soc. Exper. Biol. a. Med. 40, 189—191 (1939). — Flerkó, B.: Einfluß experimenteller Hypothalamusläsionen auf die Funktion des Sekretionsapparates im weiblichen Genitaltrakt. Acta morph. (Budapest) 3, 65—86 (1953). — Forssman, H.: On hereditary diabetes insipidus. Lund: H. Ohlsson 1945. — Frank, E.: Hypophysis und Diabetes insipidus. Berl. klin. Wschr. 1912, Nr 9, 393. — Fredrikson, H.: Acta obstet. gynec. scand. 19, Suppl. 1 (1939). — Frey, E.: Vergleichend-anatomische Untersuchungen über die basale optische Wurzel, die Commissura transversa Gudden und über eine Verbindung der Netzhaut mit dem vegetativen Gebiet im Hypothalamus durch eine „dorsale hypothalamische Wurzel" des Nervus opticus bei Amnioten. Schweiz. Arch. Neur. 39, 5—96 (1937). Neue anatomische und experimentelle Ergebnisse über das optische System des Hypothalamus. Schweiz. Arch. Z. Neur. u. Psychiatr. 66, 67—68 (1950). — Fülöp, T.: Veränderungen der Kerngröße in der Nebennierenrinde nach Hypothalamusläsionen. Acta morph. (Budapest) 2, 41—49 (1952). — Fulton, J. F.: Physiology of the nervous system, 2. Aufl. Oxford: University Press 1943.

Gabe, M.: Quelques acquisitions récentes sur les glandes endocrines des arthropodes. Experientia (Basel) 9, 352—356 (1953). — La neurosécrétion chez les invertébrés. Ann. Biol. 30, 5—62 (1954). — Gänsslen u. Fritz: Über Diabetes insipidus. Klin. Wschr. 1924 I, 22. Zit. nach Hanhart 1940. — Gagel, O.: Die Bedeutung des Hypophysenzwischenhirnsystems für den Wasser- und Kohlehydrathaushalt. Klin. Wschr. 1946/47, 389. — Einführung in die Neurologie. Berlin: Springer 1949. — Die Erkrankungen des vegetativen Systems. In Handbuch der Inneren Medizin. Neurologie II. Berlin-Göttingen-Heidelberg: Springer 1953. — Gagel, O., u. W. Mahoney: Zur Frage des Zwischenhirn-Hypophysensystems. Z. Neur. 56, 594—613 (1936). — Gaunt, R.: The interrelationship between the adrenal cortex, posterior pituitary and anterior pituitary in water metabolism. In: Ciba Foundation Colloquia on Endocrinology, Bd. IV. London 1952. — Gaupp jr., R.: Diabetes insipidus und Zwischenhirn. Klin. Wschr. 1934, 1012—1014. Die Beziehungen von Zwischenhirn zu Hypophyse in der morphologischen und experimentellen Forschung. Fortschr. Neur. 13, 257—280 (1941). — Gaupp jr., R., u. E. Scharrer: Die Zwischenhirnsekretion bei Mensch und Tier. Z. Neur. 153, 327—355 (1935). — Geiling, E. M. K., and M. R. Lewis: Further information regarding the melanophore hormone of the hypophysis cerebri. Amer. J. Physiol. 113, 534—537 (1935). — Gersh, J.: The structure and function of the parenchymatous glandular cells in the neurohypophysis of the rat. Amer. J. Anat. 64, 407—443 (1939). — Water metabolism: endocrine factors. Res. Publ. Assoc. Res. Nerv. a. Ment. Dis. 20, 436—448 (1940). — Gersh, J., and C. McC. Brooks: Correlation of physiological and cytological changes in the neurohypophysis of rats with experimental diabetes insipidus. Endocrinology 28, 6—19 (1941). — Giersberg, H., u. W. Usinger: Die Bedeutung des Pigmenthormons beim Säugetier. Naturwiss. 39, 405—406 (1952). — Gilbert, M. S.: The development of the hypophysis: factors influencing the formation of the pars neuralis in the cat. Amer. J. Anat. 54, 287—313 (1934). — Some factors influencing the early development of the mammalian hypophysis. Anat. Rec. 62, 337—359 (1935). — Gitsch, E.: Über periodische, zum gonadalen Cyklus in Korrelation stehende Funktionsänderungen im Hypothalamus. Arch. Gynäk. 182, 52—57 (1952). — Gravidität und Hypothalamus. Arch. Gynäk. 182, 58—60 (1952). — Gitsch, E., u. I. Reitinger: Über die Wirkung exogener Hormone auf den Acetylcholingehalt des mittleren Hypothalamus der Ratte. I. Mitt. Zbl. Gynäk. **75**, 209—218 (1953); II. Mitt. Zbl. Gynäk. **75**, 373—376 (1953); III. Mitt. Zbl. Gynäk. **75**, 734—738 (1953). — GLATZEL, H.: Fettsucht und Magersucht. In Handbuch der inneren Medizin, Bd. VI/1. Berlin: Springer 1941. — GOLDSTEIN, K.: Über körperliche Störungen bei Hirnverletzten. I. Über den Einfluß der Hirnverletzung auf den Zuckerstoffwechsel. Münch. med. Wschr. **1917 II**, 1249. — GOMORI, G.: Observations with differential stains on human islets of Langerhans. Amer. J. Path. **17**, 315—406 (1941). — GOSLAR, H. G.: Vergleichende cytologische Untersuchungen zur Frage der Neurosekretion im Hypothalamus. I. Mitt. Acta neurovegetativa (Wien) **4**, 381—408; II. Mitt. Acta neurovegetativa (Wien) **5**, 25—54 (1952). — GOSLAR, H. G., u. F. TISCHENDORF: Cytologische Untersuchungen an den „vegetativen Zellgruppen" des Mes- und Rhombencephalon bei Teleostiern und Amphibien, nebst Bemerkungen über Hypothalamus und Ependym. Z. Anat. **117**, 259—294 (1953). — GREEN, J. D.: Comparative aspects of the hypophysis, especially of blood supply and innervation. Innervation. In: Ciba Foundation Colloquia on Endocrinology, Bd. IV. London 1952. — GREEN, J. D., and G. W. HARRIS: Observation of the hypophysioportal vessels of the living rat. J. of Physiol. **108**, 359—401 (1949). — GREER, M. A.: Evidence of hypothalamic control of the pituitary release of thyrotrophin. Proc. Soc. Exper. Biol. a. Med. **77**, 603—608 (1951). — The role of the hypothalamus in the centrol of thyroid function. J. Clin. Endocrin. a. Metabolism **12**, 1259—1268 (1952). — GRIFFITHS, M.: The relationship between the secretory cells of the pars nervosa of the hypophysis and classical neuroglia. Endocrinology **26**, 1032—1041 (1940). — GROOT, J. DE, and G. W. HARRIS: Hypothalamic control of ACTH secretion by the pituitary gland. In: Ciba Foundation Colloquia on Endocrinology, Bd. IV. London 1952. — GROSSER, G., u. G. POLITZER: Grundriß der Entwicklungsgeschichte des Menschen, 4. Aufl. Berlin-Göttingen-Heidelberg: Springer 1953.

HAGEN, E.: Neurohistologische Untersuchungen an der menschlichen Hypophyse. Z. Anat. **114**, 640—679 (1949/50). — Über die feinere Histologie einiger Abschnitte des Zwischenhirns und der Neurohypophyse des Menschen. Acta anat. (Basel) **16**, 367—415 (1952). — HALÁSZ, B., u. L. SZÖLLÖSSY: Einfluß peripherischer Denervation auf den hypothalamischen Kernvergrößerungseffekt der Zona fasciculata der Nebennierenrinde. Acta morph. (Budapest) **3**, 1—9 (1953). — HALMI, N. S.: Two types of basophils in the anterior pituitary of the rat and their respective cytophysiological significance. Endocrinoloyg **47**, 289—299 (1950). — HANHART, E.: Erbpathologie des Stoffwechsels. In Handbuch der Erbpathologie des Menschen, Bd. 4/II. Berlin: Springer 1940. — HANN, F. v.: Über die Bedeutung der Hypophysenveränderungen bei Diabetes insipidus. Frankf. Z. Path. **21**, 337—365 (1919). — HANSTRÖM, B.: Inkretorische Organe und Hormonfunktionen bei den Wirbellosen. Erg. Biol. **14**, 143—224 (1937). — Hormones in Invertebrates. Oxford: University Press 1939. — Einige Parallelen im Bau und in der Herkunft der inkretorischen Organe der Arthropoden und der Vertebraten. Lunds Univ. Årsskr., N. F., Avd. 2 **37**, 1—19 (1941). — Transportation of colloid from the neurosecretory hypothalamic centres of the brain into the blood vessels of the neural lobe of the hypophysis. Kgl. fysiogr. Sällsk. Lund Förh. **22**, 1—5 (1952). — The hypophysis in some South-African Insectivora, Carnivora, Hyracoidea, Proboscidea, Artiodactyla and Primates. Ark. Zool. (Stockh.), Ser. 2 **4**, 187—294 (1952). — The neurohypophysis in the series of mammal s. Z. Zellforsch. **39**, 241—259 (1953). — Neurosecretory pathways in the head of crustaceans, insects and vertebrates. Nature (Lond.) **171**, 72—73 (1953). — The hypophysis in a wallaby, tree-shrews, a marmoset, and an orangutan. Ark. Zool. (Stockh.), Ser. 2 **6**, 97—154 (1953). — HARE, K.: Water metabolism: Neurogenic factors. In: Hypothalamus. Res. Publ. Assoc. Res. Nerv. a. Ment. Dis. **20**, 416—435 (1940). — HARE, K., R. C. HICKEY and R. S. HARE: The renal excretion of an antidiuretic substance by the dog. Amer. J. Physiol. **134**, 240—244 (1941). — HARRIS, G. W.: The innervation and actions of the neurohypophysis; an investigation using the method of remote-control stimulation. Philos. Trans. Roy. Soc. Lond., Ser. B **232**, 385—441 (1947). — Neural control of the pituitary gland. Physiologic. Rev. **28**, 139—179 (1948). — The blood vessels of the rabbits pituitary gland and the significance of the pars and zona tuberalis. J. of Anat. **81**, 343—351 (1947). — The hypophysial portal vessels of the porpoise (Phocaena phocaena). Nature (Lond.) **159**, 274 (1947). — Electrical stimulation of the hypothalamus and the mechanism of neural control of the adenohypophysis. J. of Physiol. **107**, 418—429 (1948). — Hypothalamus and pituitary gland. Brit. Med. J. **1948**, 339—342. — The hypothalamus and water metabolism. Proc. Roy. Soc. Med. **41**, 661—666 (1948). — The excretion of an antidiuretic substance by the kidney, after electrical stimulation of the neurohypophysis in the unanaesthetized rabbit. J. of Physiol. **107**, 430—435 (1948). — Further evidence regarding the endocrine status of the neurohypophysis. J. of Physiol. **107**, 436—448 (1948). — Hypothalamo-hypophysial connexions in the Cetacea. J. of Physiol. **111**, 301—367 (1950). — Hypothalamic control of the anterior pituitary gland. In: Ciba Foundation Colloquia on Endocrinology, Bd. IV. London 1952. — The physiology of the hypothalamus and pituitary gland in relationship to Gynaecology. Arch. Gynäk. **183**, 35—48 (1953). — HARRIS, G. W., and D. Jacobsohn: Functional grafts of the anterior pituitary gland. Proc. Roy. Soc. Lond., Ser. B **139**, 263—276 (1952). — Harris, G. W., D. Jacobsohn and G. Kahlson: The occurrence of histamin in cerebral regions related to the hypophysis. In: Ciba Foundation Colloquia on Endocrinology, Bd. IV, S. 186—194. 1952. — Haterius, H. O.: The relation of pregnancy cells in the pituitary of the rat to the reproduction cycle. Anat. Rec. **54**, 343—354 (1932). — The genital-pituitary pathway. Noneffect of the stimulation of superior cervical sympathetic ganglia. Proc. Soc. Exper. Biol. a. Med. **31**, 1112, 1113 (1934). — Evidence of pituitary involvement in the experimental control of water diuresis. Amer. J. Physiol. **128**, 506—513 (1939/40). — Haterius, H. O., and J. K. W. Ferguson: Evidence for the hormonal nature of the oxytocic principle of the hypophysis. Amer. J. Physiol. **124**, 314—321 (1938). — Hechst, B.: Diabetes insipidus nach epidemischer Encephalitis mit histologischem Befund. Dtsch. Z. Nervenheilk. **134**, 182—190 (1934). — Heinbecker, P.: The pathogenesis of hyperthyroidism. Ann. Surg. **130**, 804 (1949). — Heinbecker, P., and H. L. White: Hypothalamico-hypophysial system and its relation to water-balance in the dog. Amer. J. Physiol. **133**, 582—593 (1941). — Heller, H.: Aspects of adrenal and pituitary function in the new born. „Neo Natal studies" (published by the International Children's Centre) **3**, 31—51 (1954). — Herlant, M.: Nouveaux arguments en faveur de la sécrétion de la corticotrophin par les granulations adicophiles de l'hypophyse. C. r. Soc. Biol. Paris **147**, 528—531 (1953). — Herring, P. T.: The histological appearances of the mammalian pituitary body. Quart. J. Exper. Physiology **1**, 121 (1908). — The effects of thyroidectomy upon the mammalian pituitary, preliminary note. Quart. J. Exper. Physiol. **1**, 281 (1908). — Hertl, M.: Brunstzeitige Kernschwellung im Tuber cinereum der weißen Maus. Morph. Jb. **92**, 75—94 (1953). — Hess, M. u. G.: Die Bedeutung des 3. Ventrikelgebietes (Diencephalon) für den Scheidencyclus der Ratte. Arch. Gynäk. **179**, 300—310 (1951). — Hess, W. R.: Das Zwischenhirn und die Regulation von Kreislauf und Atmung. Leipzig: Georg Thieme 1938. — Das Zwischenhirn als Koordinationsorgan. Helvet. physiol. Acta **1**, 549—565 (1943). — Das Zwischenhirn. Syndrome, Lokalisationen, Funktionen. Basel: Benno Schwabe & Co. 1949. — Hetherington, A. W.: Obesity in the rat following the injection of chromic acid into the hypophysis. Endocrinology **26**, 264—268 (1940). — Non-production of hypothalamic obesty in the rat by lesions rostral or dorsal to the ventromedial hypothalamic nuclei. J. Comp. Neur. **80**, 33—45 (1944). — Hetherington, A. W., and S. W. Ranson: Experimental hypothalamico-hypophyseal obesity in the rat. Proc. Soc. Exper. Biol. a. Med. **41**, 465—466 (1939). — Hypothalamic lesions and adiposity in the rat. Anat. Rec. **78**, 149—172 (1940). — The relation of various hypothalamic lesions to adiposity in the rat. J. Comp. Neur. **76**, 475—499 (1942). — Effect of early hypophysectomy on hypothalamic obesity. Endocrinology **31**, 30—34 (1942). — Hetherington, A. W., and A. Weil: The lipoid, calcium, phosphorus and iron content of rats with hypothalamic and hypophyseal damage. Endocrinology **26**, 723—727 (1949). — Hickey, R. C., K. Hare and R. S. Hare: Some cytological and hormonal changes in the posterior lobe of the rats' pituitary after water deprivation and stalk section. Anat. Rec. **81**, 319—331 (1941). — Hild, W.: Zur Frage der Neurosekretion im Zwischenhirn der Schleie (Tinca vulgaris) und ihrer Beziehungen zur Neurohypophyse. Z. Zellforsch. **35**, 33—46 (1950). — Experimentell-morphologische Untersuchungen über das Verhalten der „neurosekretorischen Bahn" nach Hypophysenstieldurchtrennungen, Eingriffen in den Wasserhaushalt und Belastung der Osmoregulation. Virchows Arch. **319**, 526—546 (1951). — Vergleichende Untersuchungen über Neurosekretion im Zwischenhirn von Amphibien und Reptilien. Z. Anat. **115**, 459—479 (1951). — Das Verhalten des neurosekretorischen Systems nach Hypophysenstieldurchschneidung und die physiologische Bedeutung des Neurosekrets. Acta neurovegetativa (Wien) **3**, 81—91 (1951). — Über Neurosekretion im Zwischenhirn des Menschen. Z. Zellforsch. **37**, 301—316 (1952). — Elaboration of so-called posterior lobe hormones in the hypothalamus. Biol. Bull. **105**, 360—361 (1953). — Das morphologische, kinetische und endokrinologische Verhalten von hypothalamischem und neurohypophysärem Gewebe in vitro. Z. Zellforsch. **40** (1954) (im Druck). — Hild, W., u. G. Zetler: Über das Vorkommen der drei sog. „Hypophysenhinterlappenhormone" Adiuretin, Vasopressin und Oxytocin im Zwischenhirn als wahrscheinlicher Ausdruck einer neurosekretorischen Leistung der Ganglienzellen der Nuclei supraopticus und paraventricularis. Experientia (Basel) **7**, 139 (1951). — Über das Vorkommen der Hypophysenhinterlappenhormone im Zwischenhirn. Arch. exper. Path. u. Pharmakol. **213**, 139—153 (1951). — Neurosekretion und Hormonvorkommen im Zwischenhirn des Menschen. Klin. Wschr. **1952**, 433—439. — Vergleichende Untersuchungen über das Vorkommen der Hypophysenhinterlappenhormone im Zwischenhirn einiger Säugetiere. Dtsch. Z. Nervenheilk. **167**, 205—214 (1952). — Experimenteller Beweis für die Entstehung der sog. Hypophysenhinterlappenwirkstoffe im Hypothalamus. Pflügers Arch. **257**, 169—201 (1953). — Über die Funktion des Neurosekrets im Zwischenhirn-Neurohypophysensystem als Trägersubstanz für Vasopressin, Adiuretin und Oxytocin. Z. exper. Med. **120**, 236—243 (1953). — Hillarp, N. Ä.: Studies on the localization of hypothalamic centres controlling the gonadotrophic function of the hypophysis. Acta endocrinol. (København.) 2, 11—23 (1949). — Cell reactions in the hypothalamus following overloading of the antidiuretic function. Acta endocrinol. (København.) 2, 33—43 (1949). — HILLARP, N. Å., u. D. JACOBSOHN: Über die Innervation der Adenohypophyse und ihre Beziehungen zur gonadotropen Hypophysenfunktion. Lunds Univ. Årsskr., N. F., Avd. 2 39, 1—25. — Kgl. fysiogr. Sällsk. Lund. Handl., N. F. 54 (1943). — HINSEY, J. C.: Cold Spring Harbour Symp. Quant. Biol. 5, 269 (1937). — HINSEY, J. C., and J. E. MARKEE: Proc. Soc. Exper. Biol. a. Med. 31, 270 (1933). — HINTZSCHE, E.: Die Kerngröße der Follikelepithelien und der Granulosa-Luteinzellen im menschlichen Eierstock. Mschr. Geburtsh. 120 (1945). — HOCHSTETTER, F.: Beiträge zur Entwicklungsgeschichte des menschlichen Gehirns. II. Teil, 2. Lieferung. Die Entwicklung des Hirnanhanges, S. 805. Wien u. Leipzig 1924. — HOFMANN-CREDNER, D.: Adiuretin und Nebenniere. Eine experimentelle Studie. Arch. internat. Pharmacodynamie 91, 241—256 (1952). — Die Stimulierung des Hypophysenvorderlappens durch unspezifischen Zwischenhirnreiz. Klin. Med. (Wien) 8, 215—222 (1953). — Die Beeinflussung der Wasserdiurese beim Menschen durch Flackerlicht. Helvet. med. Acta 20, 1—19 (1953). — Beitrag zur Diuresehemmung durch Zwischenhirnreizung. Wien. med. Wschr. 1953, 94—97. — HOLLWICH, F.: Experimentelle Untersuchungen über die Beziehungen des „energetischen Anteiles der Sehbahn" zu der Regeneration des Blutes. Münch. med. Wschr. 1953, 212—214. — HORSTMANN, E.: Die Faserglia der Hypophyse und des Saccus vasculosus von Torpedo. Z. Zellforsch. 39, 75—84 (1954). — HOUSSAY, B. A., y A. BIASOTTI: La diabetes pancréatica de los perros hipofisoprivos. Rev. Soc. argent. Biol. 6, 251 (1930). — HOUSSAY, B., A. BIASOTTI et C. T. RIETTI: Le diabète pancréatique des chiens hypophysectomisés. C. r. Soc. Biol. Paris 105, 121 (1930). — Diabetogenic action of anterior lobe extracts. C. r. Soc. Biol. Paris 111, 479 (1932). — HOUSSAY, B. A., et J. E. CARULLA: Polyurie par piqure cérébrale chez les chiens a reins énervés. C. r. Soc. Biol. Paris 83, 1252—1253 (1920). — HOUSSAY, B. A., J. E. CARULLA et L. ROMANA: Polyurie par piqure cérébrale chez le chien normal et chez le chien privé d'hypophyse. C. r. Soc. Biol. Paris 83, 1250—1251 (1920). — HUME, D. M.: The relationship of the hypothalamus to the pituitary secretion of ACTH. In: Ciba Foundation Colloquia on Endocrinology, Bd. IV. London 1952. — HUME, D. M., and G. J. WITTENSTEIN: The relationship of the hypothalamus to pituitary — adrenocortical function. Proc. of the 1. Clinical ACTH Conference, S. 134—147. Philadelphia u. Toronto: Blakiston & Co. 1950. — HYDEN, H.: Z. mikrosk.-anat. Forsch. 54, 96 (1943).

INGRAM, W. R.: Nuclear organization and chief connections of the primate hypothalamus. In: Hypothalamus. Res. Publ. Assoc. Res. Nerv. a. Ment. Dis. 20, 155—243 (1940). — INGRAM, W. R., and R. W. BARRIS: Evidence of altered carbohydrate metabolism in cats with hypothalamic lesions. Amer. J. Physiol. 114, 562—571 (1936). — INGRAM, W. R., L. LADD and J. T. BENBOW: The excretion of antidiuretic substance and its relation to the hypothalamico-hypophyseal system in cats. Amer. J. Physiol. 127, 544—551 (1939). — IVERSEN, K., and G. ASBOE-HANSEN: Studies on the fat-mobilizing factor of the anterior pituitary gland. Acta endocrinol. (Copenh.) 11, 111—118 (1952).

JACOBSOHN, D.: The effect of transsection of the hypophysial stalk on the mammary glands of lactating rabbits. Acta physiol. scand. (Stockh.) 19, 10—18 (1949). — The action of ovarian hormones on the mammary gland of rabbits and rats with the hypophysial stalk transsected. Acta physiol. scand. (Stockh.) 19, 19—26 (1949). — JEWELL, P. A.: The occurrence of vesiculated neurones in the hypothalamus of the dog. J. of Physiol. 121, 167—181 (1953). — JORES, A.: Über die Funktion des Pigmenthormons im menschlichen Organismus. Verh. dtsch. Ges. inn. Med. 1933, 166—178. — Tag- und Nachtwechsel in seiner Wirkung auf den Menschen. Klin. Wschr. 1933 II, 1938. — Klinische Endokrinologie, 3. Aufl. Berlin: Springer 1949. — JORES, A., u. O. GLOGNER: Gibt es einen funktionstüchtigen Mittellappen der menschlichen Hypophyse? Untersuchungen über Gehalt und Bildungsstätte des Melanophorenhormons der menschlichen Hypophyse. Z. exper. Med. 91, 91—99 (1933). — JUNG, R.: Die Tätigkeit des Nervensystems. In Handbuch der Inneren Medizin, IV. Aufl., Bd. V/1. Berlin: Springer 1953.

KABELITZ, G.: Das Chromatophorenhormon der Hypophyse. Nova Acta Leopoldina, N. F. 11, Nr 78 (1942). — KAMM, O., T. B. ALDRICH, J. W. GROTE, L. W. RHOWE and E. P. BUGBEE: Amer. Chem. Soc. 50, 573 (1928). — KAPPERS, C. V. A., G. C. HUBER and E. C. CROSBY: The comparative anatomy of the nervous system of vertebrates, including man, Bd. 2. New York: Mac Millar & Co. 1936. — KARY, C.: Pathologisch-anatomische und experimentelle Untersuchungen zur Frage des Diabetes insipidus. Virchows Arch. 252, 734—747 (1924). — KELLER, A. D.: Elimination of the pars nervosa without eliciting diabetes insipidus. Endocrinology 30, 408—422 (1942). — KENNEDY, G. C.: The co-ordination of hypothalamic vegetative controls. In: Ciba Foundation Colloquia on Endocrinology, Bd. IV. London 1952. — KÖHNE, G.: Vergleichend anatomische Untersuchungen der Hypophysen von niederen und Menschen-Affen. Jena: Gustav Fischer 1944. — KOELLA, W.: Die Beeinflussung der Harnsekretion durch hypothalamische Reizung. Helvet. physiol. Acta 7, 498—514 (1949). — Die Bedeutung des Hypophysen-Zwischenhirnsystems für die Wasserausscheidung. Schweiz. med. Wschr. 1951, Nr 33 u. 34. — KOLLER, G., u. W. RODEWALD: Über den Einfluß des Lichtes auf die Hypophysentätigkeit des Frosches. Pflügers Arch. 232, 637—642 (1933). — KOSSMANN, F., u. E. PIRRUNG: Fettsucht als hypophysär-diencephale Dysregulation. Die Medizinische. 1953, Nr 27/28. — KOVÁCS, K., u. D. BACHRACH: Hypothalamus and water-metabolism. Studies on the antidiuretic substance of the hypothalamus and hypophysis. Acta med. scand. (Stockh.) 141, 137—152 (1951). — KOVÁCS, K., D. BACHRACH, A. JAKO-BOVITS, E. HORVÁTH u. B. KORPÁSSY: Hypothalamo-hypophyseale Beziehungen der Flüssig-keitsentziehung bei Ratten. Endokrinologie 31, 17—29 (1954). — KRACHT, J., u. U. KRACHT: Zur Histopathologie und Therapie der Schreckthyreotoxikose des Wildkaninchens. Virchows Arch. 321, 238—274 (1952). — KRANTZ, H.: Die Kerngröße und ihre Abhängigkeit von äußeren und inneren Faktoren. Z. Zellforsch. 35, 426—475 (1951). — KRATZSCH, E.: Experimentell-morphologische Untersuchungen am Zwischenhirn-Hypophysensystem der Ratte bei Polyurie infolge Alloxanvergiftung (mit besonderer Berücksichtigung der Pituicyten). Z. Zellforsch. 36, 371—380 (1951). — KRAUS, E. J.: Die Hypophyse. In Handbuch der speziellen Pathologie, herausgeg. von HENKE u. LUBARSCH, Bd. 8. Berlin: Springer 1926. — KÜHN, A., u. H. PIEPHO: Über hormonale Wirkungen bei der Verpuppung der Schmetter-linge. Nachr. Ges. Wiss. Göttingen, Biol. 2, 141—154 (1936). — KUHLENBECK, H., and W. HAYMAKER: The derivatives of the hypothalamus in the human brain; their relation to the extrapyramidal and autonomic systems. Mil. Surgeon 105, 26—52 (1949).

LANDSMEER, J. M. F.: Vessels of the rats hypophysis. Acta anat. (Basel) 12, 82—109 (1951). — LANGE-COSACK, H.: Verschiedene Gruppen der hypothalamischen Pubertas praecox. I. Mitt. Dtsch. Z. Nervenheilk. 166, 499—545 (1951); II. Mitt. Dtsch. Z. Nervenheilk. 168, 237—266 (1952). — LAQUEUR, G. L.: Observations on the Gomorisubstance in the hypo-thalamus of dogs and rats under normal and experimental conditions. Amer. J. Path. 28, 521—522 (1952). — LEHMANN, H. J., u. H. H. STANGE: Über das Vorkommen vakuolen-haltiger Ganglienzellen im Ganglion cervicale uteri trächtiger und nichtträchtiger Ratten. Z. Zellforsch. 38, 230—236 (1953). — LENNETTE, E. H., and E. SCHARRER: Neurosecretion. IX. Cytoplasmic inclusions in peripheral autonomic ganglion cells of the monkey. Anat. Rec. 94, 85—92 (1946). — LEVEQUE, TH. F.: Changes in the neurosecretory cells of the rat hypothalamus following ingestion of sodium chloride. Anat. Rec. 117, 741—758 (1953). — LEVEQUE, T. F., and E. SCHARRER: Pituicytes and the origin of the antidiuretic hormone. Endocrinology 52, 436—447 (1953). — LEVITT, T.: The thyroid. Edinburgh u. London 1954. — LEWIS, D., F. C. LEE and E. B. ASTWOOD: Bull. Hopkins Hosp. 61, 198 (1937). — LICHTWITZ: Pathologie der Funktionen und Regulationen. Amsterdam 1936. — LOCKET, M.: Preliminary studies on the sensitivity of adrenalectomized dogs to the antidiuretic hormone of the posterior pituitary. In: Ciba Foundation Colloquia on Endocrinology, Bd. IV. London 1952. — LÜCHTRATH, H.: Tuberkulöse Meningitis und Zwischenhirn. Z. Kinderheilk. 71, 105—119 (1952).

MACHER, E.: Zellkernschwellungen der Nuclei supraopticus und paraventricularis bei Dursttieren. Verh. anat. Ges., Erg.h. z. Anat. Anz. 99, 95—102 (1952). — MAGOUN, H. W., C. FISHER and S. G. RANSON: The neurohypophysis and water exchange in the monkey. Endocrinology 25, 101—174 (1939). — MAGOUN, H. W., and S. W. RANSON: Retrograde degeneration of the supraoptic nuclei after section of the infundibular stalk in the monkey. Anat. Rec. 75, 107—123 (1939). — MAHONEY, W., and D. SHEEHAN: The pituitary-hypo-thalamic mechanism: Experimental occlusion of the pituitary stalk. Brain 59, 61—75 (1936).— MALANDRA, BR., and S. CORBETTA: La sostanca Gomori-positiva della neuroipofisi del ratto dopo surrenectomia e trattamento con corticoidi surrenali e sale. Z. Zellforsch. 39, 318—327 (1953). — MARESCH, R.: Zur Anatomie und Pathologie der Hypophyse. Wien. klin. Wschr. 1930 I, 33. — MARKEE, J. E., J. W. EVERETT and CH. H. SAWYER: The relationship of the nervous system to the release of gonadotrophin and the regulation of the sex cycle. Recent Progr. in Hormone Res. 7, 139—163 (1952). Literatur. — MARKEE, J. E., CH. H. SAWYER and W. H. HOLLINSHEAD: Endocrinology 38, 345 (1946). — Recent Progr. in Hormone Res. 2, 117 (1948). — MARTIN, HERRLICH and FAZEKES: Relation between electrolyte imbalance and excretion of an anti-diuretic substance in adrenalectomized cats. Amer. J. Physiol. 127, 51 (1939). — MARX, H.: Innere Sekretion. In Handbuch der inneren Medizin, Bd. VI/1. Berlin: Springer 1941. — MAZZI, V.: I fenomeni neurosecretori nella femmina del tritone crestato in condizioni sperimentali. Z. Zellforsch. 39, 298—317 (1953). — Rapporti anatomici e funzionali fra ipotalamo e ipofisi. Arch. Zool. ital. Suppl. 8, 53—140 (1952). — MELVILLE, E. V., and K. HARE: Antidiuretic material in the supraoptic nucleus. Endocrinology 36, 323—329 (1945). — MERÉNYI, D.: Angioarchitektur der Katzenhypophyse. Morphologische Grund-lagen zur experimentellen Forschung über das hypophyseo-diencephale System. Virchows Arch. 315, 534—547 (1948). — MESS, B.: Einfluß hypothalamischer Läsionsherde auf die Kerngröße in der Schilddrüse. Acta morph. (Budapest) 1, 475—485 (1951). — METUZALS, J.:

Über eigenartige Nervenzellen in der Hypophyse des Bitterlings (*Rhodeus amarus* BL.). Acta anat. (Basel) **14**, 124—140 (1952). — Neurohistologische Studien über die nervöse Verbindung der Pars distalis der Hypophyse mit dem Hypothalamus auf dem Wege des Hypophysenstiels. Acta anat. (Basel) **20**, 258—285 (1954). — MEYER, J. E.: Pubertas praecox bei einer hyperplastischen Mißbildung des Hypothalamus. Arch. f. Psychiatr. u. Z. Neur. **179**, 378—394 (1948). — MIALHE-VOLOSS, C., et F. STUTINSKY: Sur la fixation hypothalamique de l'intermédine chez le rat normal et le rat hypophysectomisé. Ann. d'Endocrin. **14**, 681—685 (1953). — MICHELS, B.: Klimakterische Beschwerden und Ausfallserscheinungen als Ausdruck einer diencephalohypophysären Dysfunktion. Z. Geburtsh. **137**, 225—249 (1952). — MIEHLKE, A., u. R. DIEPEN: Ozaena vergesellschaftet mit hypophysär-hypothalamischen Störungen. Arch. Ohr- usw. Heilk. u. Z. Hals- usw. Heilk. **160**, 178—198 (1951). — MIKI, S.: Fukuoka Acta med. (Jap.) **25**, 35 (1932). Zit. nach BLOCH 1943. — MILIN, R.: Influence de la lumière sur la structure de la glande thyroide. Med. Pregl. H. 13/15, 52—57 (1952). Zit. nach Ber. allg. u. spez. Path. **16**, 322 (1953). — MONACI, M.: Comportamento del neurosecreto ipotalamo-ipofisario in corso di alterazioni sperimentali del ricambio idro-salino. Arch. „De Vecchi" (Firenze) **19**, 437—449 (1953). — MORLEY, T. P.: Hypothalamic tumor and precocious puberty. J. Clin. Endocrin. a. Metabolism **14**, 1—12 (1954).

NIEMINEVA, K.: Observations on the development of the hypophysial-portal system. Acta paediatr. (Stockh.) **39**, 366—377 (1950). — NOWAKOWSKI, H.: Infundibulum und Tuber cinereum der Katze. Dtsch. Z. Nervenheilk. **165**, 201—339 (1951). — Gomori-positive and Gomori-negative nerve fibres in the neurohypophysis and their physiological significance. In: Ciba Foundation Colloquia on Endocrinology, Bd. IV. London 1952.

OBER, K. G.: Die Behandlung der unzulänglichen Keimdrüsenfunktion. In Biologie und Pathologie des Weibes, herausgeg. von L. SEITZ. Berlin-Innsbruck-München-Wien: Urban & Schwarzenberg 1952. — OBERDISSE, K.: Diabetes mellitus und supraselläre Tumoren. Verh. dtsch. Ges. inn. Med. **1951**, 198. — O'CONNOR, W. J.: The effect of section of the supraoptico-hypophyseal tracts on the inhibition of waterdiuresis by emotional stress. Quart. J. Exper. Physiol. **33**, 149—161 (1946). — The control of urine secretion in mammals by the pars nervosa of the pituitary. Biol. Rev. **22**, 30—53 (1947). — Atrophy of the supraoptic and paraventricular nuclei after interruption of the pituitary stalk in dogs. Quart. J. Exper. Physiol. **34**, 29—42 (1947). — The rôle of the neurohypophysis of the dog in determining urinary changes, and the antidiuretic activity of urine, following the administration of sodium chloride or urea. Quart. J. Exper. Physiol. **36**, 21—48 (1950). — O'CONNOR, W. J., and E. B. VERNEY: The effect of removal of the posterior lobe of the pituitary on the inhibition of waterdiuresis by emotional stress. Quart. J. Exper. Physiol. **31**, 393—408 (1942). — OLÁH, F., V. VARRO, K. KOVÁCS u. D. BACHRACH: Morphologische und biologische Änderungen im Nucleus supraopticus und paraventricularis unter der Mitwirkung hypertonischer Salzlösung. Endokrinol. **30**, 12—19 (1953). — OLIVER, G., and S. A. SCHÄFER: On the physiological action of the suprarenal capsules. J. of Physiol. **16** (1894). — ORTHNER, H.: Anatomie und Physiologie der Steuerungsorgane der Sexualität. In: Die Sexualität des Menschen. Stuttgart: Ferdinand Enke 1953. — ORTMANN, R.: Morphologisch-experimentelle Untersuchungen über das diencephal-hypophysäre System im Verhältnis zum Wasserhaushalt. Klin. Wschr. **1950**, 449. — Über experimentelle Veränderungen der Morphologie des Hypophysenzwischenhirnsystems und die Beziehung der sog. „Gomorisubstanz" zum Adiuretin. Z. Zellforsch. **36**, 92—140 (1951). — Veränderungen des Hypophysenzwischenlappens der Ratte im Durstversuch (im Druck, Verhandl. anat. Ges., Tagg in Münster i. Westf., 1954).

PALAY, S. L.: Neurosecretion. V. The origin of neurosecretory granules from the nuclei of nerve cells in fishes. J. Comp. Neur. **79**, 247—275 (1943). — Neurosecretion. VII. The preoptico-hypophysial pathway in fishes. J. Comp. Neur. **82**, 129—143 (1943). — Neurosecretory phenomena in the hypothalamus in man and monkey. Anat. Rec. **112**, 370—371 (1952). — Neurosecretory phenomena in the hypothalamo-hypophysial system of man and monkey. Amer. J. Anat. **93**, 107—127 (1953). — PALAY, S. L., and ST. L. WISSIG: Secretory granules and Nissl Substance in fresh supraoptic neurones of the rabbit. Anat. Rec. **116**, 301—309 (1953). — PASSANO, L. M.: Neurosecretory control of moulting in crabs by the X-organ sinus gland complex. Physiol. comp. et oecol. (Den Haag) **3**, 155—189 (1953). — PETERS, G.: Spezielle Pathologie der Krankheiten des zentralen und peripheren Nervensystems. Stuttgart: Georg Thieme 1951. — PFEIFER, R. A.: Neuere Ergebnisse über die Angioarchitektonik der Hypophyse. Leipzig: Akademische Verlagsgesellschaft 1951. — PFLUGFELDER, O.: Entwicklungsphysiologie der Insekten. Leipzig: Akademische Verlagsgesellschaft 1952. — PHILIPP, E.: Die primäre Amenorrhoe. Arch. Gynäk. **183**, 247—264 (1953). 29. Verh.ber. der Dtsch. Ges. für Gynäkologie. — PICKFORD, M.: Control of the secretion of antidiuretic hormone from the pars nervosa of the pituitary gland. Physiologic. Rev. **25**, 573—594 (1945). — The action of acetylcholine in the supraoptic nucleus of the chloralosed dog. J. of Physiol. **106**, 264—270 (1947). — PICKFORD, M., and A. E. RITCHIE: Experiments on the hypothalamic-pituitary control of water excretion in dogs.

J. of Physiol. **104**, 105—128 (1945). — PIEPHO, H.: Versuche über die Rolle von Wirkstoffen in der Metamorphose der Schmetterlinge. Biol. Zbl. **65**, 141—148 (1946). — PIGHINI, G.: Biochimica e. Ter. sper. **27**, 86—91 (1940). — POPA, G. T., and U. FIELDING: A portal circulation from the pituitary to the hypothalamic region. J. of Anat. **65**, 88—91 (1931). — Hypophysio-portal vessels and their colloid accompaniment. J. of Anat. **67**, 227—232 (1933). — PUFF, A.: Neue morphologische Befunde an der Netzhaut zur Bestätigung der Duplizitätstheorie. Verh. Anat. Ges., 48. Verslg Kiel 1950, S. 124—126. 1951. — Methode zur planimetrischen Kernvolumenbestimmung an uneinheitlichem Kernmaterial. Z. wiss. Mikrosk. **61**, 210—212 (1953).

RAAB, W.: Blutfett und Blutfettreaktionen bei Fettsucht (Lipoitrinresistenz). Z. exper. Med. **94**, 284—292 (1934). — RAAB, W., u. E. KERSCHBAUM: Die blutdrucksenkende Hypophysensubstanz „Lipoitrin“. Z. exper. Med. **90**, 729—749 (1934). — RABL, R.: Folgen von Durchblutungsstörungen im Zwischenhirn. Virchows Arch. **324**, 243—262 (1953). — RANSON, S. W., C. FISHER and W. R. INGRAM: Effects of lesion in the hypothalamus in cats. Amer. J. Physiol. **109**, 57 (1934). — Adiposity and diabetes mellitus in a monkey with hypothalamic lesions. Endocrinology **23**, 175 (1938). — The. hypothalamico-hypophyseal mechanism in diabetes insipidus. Res. Publ. Assoc. Res. Nerv a. Ment. Dis. **17**, 410—432 (1938). — RANSON, S. W., and H. W. MAGOUN: The hypothalamus. Erg. Physiol. **41**, 56—163 (1939). — RASMUSSEN, A. T.: Reaction of the supraoptic nucleus to hypophysectomy. Proc. Soc. Exper. Biol. a. Med. **36**, 729—731 (1937). — Innervation of the hypophysis. Endocrinology **23**, 263—278 (1938). — The nerve fibers of the human hypophysis. Anat. Rec. **70**, 64 (1938). — Effects of hypophysectomy and hypophysial stalk resection on the hypothalamic nuclei of animals and man. In: Hypothalamus. Res. Publ. Assoc. Res. Nerv. a. Ment. Dis. **20**, 245—269 (1940). — REHM, M.: Sekretionsperiode neurosekretorischer Zellen im Gehirn von Ephestia Kühniella. Z. Naturforsch. **5b**, 167—169 (1950). — Die zeitliche Folge der Tätigkeitsrhythmen inkretorischer Organe von Ephestia Kühniella während der Metamorphose und des Imaginallebens. Arch. Entw.mechan. **145**, 205—248 (1951). — REINWEIN, H.: Krankheiten des Stoffwechsels und der inneren Sekretion. In Lehrbuch der inneren Medizin, herausgeg. von H. DENNIG, 2. Aufl. Stuttgart 1952. — REISS, EPSTEIN u. GOTHE: Z. exper. Med. **101**, 69 (1936). — RICHTER, C. P.: The pituitary gland in relation to water exchange. Res. Publ. Assoc. Nerv. a. Ment. Dis. **17**, 392—409 (1938). — RICHTER, K., u. S. SCHILER: Wien. med. Wschr. **1946**, 30—31. — RICHTER, R. B.: True hamartoma of the hypothalamus associated with pubertas praecox. J. of Neuropath. **10**, 368—383 (1951). — RIOCH, D. MCK., G. B. WISLOCKI and J. L. O'LEARY: A précis of preoptic hypothalamic and hypophysial terminology with atlas. In: The Hypothalamus. Res. Publ. Assoc. Res. Nerv. a. Ment. Dis. **20**, 3—30 (1940). — ROBSON, J. M.: J. of Physiol. **78**, 309 (1933); **86**, 415 (1936). — RODEWALD, W.: Der Einfluß der Dunkelheit auf den das Melanophorenhormon bindenden Stoff im Froschblut. Z. vergl. Physiol. **22**, 431—433 (1935). — Die Bedeutung der Verbindung Hypophyse-Zwischenhirn für die Melanophorenhormonausschüttung durch Porphyrin. Arch. exper. Path. u. Pharmakol. **194**, 75 (1939). — ROMEIS, B.: Hypophyse. In Handbuch der mikroskopischen Anatomie des Menschen, Bd. VI/3. Berlin: Springer 1940. — ROMIEU, M., et A. STAHL: L'appareil de Golgi des pituicytes de la neurohypophyse. C. r. Assoc. Anatomistes. 38. Réunion, Nancy 1951. — ROMIEU, M., A. STAHL et R. OCCELLI: Nature et signification des cellules basophiles qui envahrissent la neurohypophyse chez l'homme. C. r. Soc. Biol. (Paris) **146**, 585—587 (1952). — ROTHBALLER, A. B.: Changes in the rat neurohypophysis induced by painful stimuli with particular reference to neurosecretory material. Anat. Rec. **115**, 21—36 (1953).

SACK, H.: Zur Frage der zentralnervösen Regulationsstörungen beim Hirntraumatiker. Hamburg: H. H. Nölke 1947. — SAMUELS, A. J., L. L. BOYARSKY, R. W. GERARD, B. LIBET and M. BRUST: Distribution, exchange and migration of phosphate compounds in the nervous system. Amer. J. Physiol. **164**. 1—12 (1951). — SARTORIUS, O. W., and K. ROBERTS: Endocrinology **45**, 275 (1949). — SCHALTENBRAND, G.: Die Nervenkrankheiten. Stuttgart: Georg Thieme 1951. — SCHARF, J.-H., u. W. FÖRSTER: Das Zellbild der Rattenhypophyse nach kombinierter Verabreichung einiger Thyreostatica zusammen mit SH-gruppenhaltigen Verbindungen unter besonderer Berücksichtigung der Cytogenese der Thyreodektomiezelle. Z. Zellforsch. **40**, 117—138 (1954). — SCHARRER, B.: Endocrines in invertebrates. Physiolocic. Rev. **21**, 383—409 (1941). Literatur. — The rôle of the corpora allata in the development of Leukophaea maderae (Orthoptera). Endocrinology **38**, 35—45 (1946). — Hormones in Insects. In: The Hormones, Physiology, Chemistry and Applications, herausgeg. von G. PINCUS u. K. V. THIMANN, Bd. 1, S. 121—158. New York: Academic Press 1948. — The storage of neurosecretory material in the corpus cardiacum. Anat. Rec. **111**, 554—555 (1951). — The effect of the interruption of the neurosecretory pathway in the insect, Leukophaea maderae. Anat. Rec. **112**, 386—387 (1952). — Hormones in insects. In: The action of Hormones in Plants and Invertebrates, herausgeg. von K. V. THIMANN, S. 125—169. New York: Academic Press 1952. — Über neurokrine Vorgänge bei Insekten. Pflügers Arch.

255, 154—163 (1952). — Neurosecretion. XI. The effects of nerve section on the inter-cerebralis-cardiacum-allatum system of the insect Leukophaea maderae. Biol. Bull. **102**, 261—272 (1952). — SCHARRER, B. and E.: Neurosecretion. VI. A comparison between the intercerebralis-cardiacum-allatum system of the insects and the hypothalamo-hypophyseal system of the vertebrates. Biol. Bull. **87**, 242—251 (1944). — Neurosekretion. In Handbuch der mikroskopischen Anatomie des Menschen, Bd.VI/5. Berlin-Göttingen-Heidelberg: Springer 1954. Literatur. — SCHARRER, E.: Die Lichtempfindlichkeit blinder Elritzen. I. Unter-suchungen über das Zwischenhirn der Fische. Z. vergl. Physiol. **7**, 1—38 (1928). — Über neurokrine Organe der Wirbeltiere. Verh. dtsch. zool. Ges. **1933**, 217—220. — Vergleichende Untersuchungen über die zentralen Anteile des vegetativen Systems. Z. Anat. **106**, 169—192 (1936). — The storage of neurosecretory material in the neurohypophysis of the rat. Anat. Rec. **112**, 464—465 (1952). — Über ein vegetatives optisches System. Klin. Wschr. **1937**, 1521—1523. — Das Hypophysen-Zwischenhirnsystem von Scyllium stellare. Z. Zellforsch. **37**, 196—204 (1952). — Das Hypophysen-Zwischenhirnsystem der Wirbeltiere. Verh. Anat. Ges., 51. Verslg Mainz 1953. Erg.h. Anat. Anz. **100**, 5—29 (1954). — SCHARRER, E., S. L. PALAY and R. G. NILGES: Neurosecretion. VIII. The Nissl substance in secreting nerve cells. Anat. Rec. **92**, 23—31 (1945). — SCHARRER, E., and B. SCHARRER: Über Drüsen-Nervenzellen und neurosekretorische Organe bei Wirbellosen und Wirbeltieren. Biol. Rev. **12**, 185—216 (1937). — Secretory cells within the hypothalamus. Res. Publ. Assoc. Nerv. a. Ment. Dis. **20**, 170—194 (1940). — Neurosecretion. Physiologic. Rev. **25**, 171—181 (1945). — SCHAR-RER, E., and G. J. WITTENSTEIN: The effect of the interruption of the hypothalamo-hypo-physeal neurosecretory pathway in the dog. Anat. Rec. **112**, 387 (1952). — SCHIEBLER, TH. H.: Zur Histochemie des neurosekretorischen hypothalamisch-neurohypophysären Systems. Acta anat. (Basel) **13**, 233—255 (1951). — Cytochemische und elektronenmikroskopische Untersuchungen an granulären Fraktionen der Neurohypophyse des Rindes. Z. Zellforsch. **36**, 563—576 (1952). — Die chemischen Eigenschaften der neurosekretorischen Substanz in Hypothalamus und Neurohypophyse. Exper. Cell. Res. **3**, 249—250 (1952). — Zur Histo-chemie des neurosekretorischen hypothalamisch-neurohypophysären Systems. II. Teil. Acta anat. (Basel) **15**, 393—416 (1952). — Zur Cytochemie der neurosekretorischen Substanz. Verh. Anat. Ges., Erg.h. z. Anat. Anz. **99**, 91—93 (1952). — Diskussionsbemerkung zu HAGEN, Verh. Anat. Ges., 51. Tagg, Mainz 1953. Erg.h. z. Anat. Anz. **100**, 95 (1954). — SCHLICHTEGROLL, A. v.: Vasopressorische und oxytocische Wirksamkeit in Hypothalamus- und Hypophysenhinterlappenextrakten. Naturwiss. **41**, 188—189 (1954). — SCHMIDT, C. G.: Über die gegenseitigen Beziehungen der basophilen Zellen, des Pigmentes und der hyalinen Schollen im Hypophysenhinterlappen. Frankf. Z. Path. **63**, 153—171 (1952). — Zur Pathologie und Blutströmungsrichtung des Hypophysen-Pfortader-Gefäßsystems. Frankf. Z. Path. **63**, 172—186 (1952). — SELYE, H.: Textbook of Endocrinology. Montreal 1950. — SELYE, H., J. B. COLLIP and D. L. THOMSON: Anat. Rec. **58**, 139 (1934). — SELYE, H., and C. H. HALL: Further studies concerning the action of sodium chloride on the pituitary. Anat. Rec. **86**, 579—583 (1943). — SILVETTE, H., and S. W. BRITTON: Renal function in normal and adrenalectomized opossums and effects of post-pituitary and corticoadrenal extracts. Amer. J. Physiol. **121**, 528 (1938). — Renal function in the opossum and the me-chanism of cortico-adrenal and postpituitary action. Amer. J. Physiol. **123**, 630 (1938). — A theory of cortico-adrenal and post-pituitary influence on the kidney. Science (Lancaster, Pa.) **1938**, 150. — SIMON, A., u. Z. KARDOS: Über den Gehalt der Hypophysenhinterlappen normaler und durstender Tiere an blutdruck- und uteruswirksamen Stoffen. Arch. exper. Path. u. Pharmakol. **176**, 238—242 (1934). — SMITH, PH. E.: Hypophysectomy and a re-placement therapy in the rat. Amer. J. Anat. **45**, 205—256 (1930). — SMITH, S. W.: The correspondence between hypothalamic neurosecretory material and neurohypophysial ma-terial in vertebrates. Amer. J. Anat. **89**, 195—231 (1951). — SPANNER, R.: Die Bedeutung der Hypophysenpfortadern für die Blutströmungsmöglichkeiten zwischen Hypophyse und Hypothalamus im Hypophysen-Kreislauf. Klin. Wschr. **1925**, 721—725. — SPATZ, H.: Zur Anatomie der vegetativen Zentren des Gehirns. Hessisches Ärztebl. **1949**, H. 8, 139. — Neues über die Verknüpfung von Hypophyse und Hypothalamus. Acta neurovegetativa (Wien) **3**, 1—49 (1951). — Neues über das Hypophysen-Hypothalamus-System und die Regulation der Sexualfunktionen. Regensburger Jb. ärztl. Fortbildg **2**, 311—332 (1952). — Das Hypophysen-Hypothalamus-System in seiner Bedeutung für die Fortpflanzung. Verh. Anat. Ges. 51. Verslg 1953. Erg.h. z. Anat. Anz. **100**, 46—86 (1954). — SPATZ, H., R. DIEPEN u. V. GAUPP: Zur Anatomie des Infundibulum und des Tuber cinereum beim Kaninchen. Dtsch. Z. Nervenheilk. **159**, 229—268 (1948). — STAHL, A.: La neurosécrétion chez les poissons Teléostéens. Contribution á l'étude de la neurohypophyse chez les mugilides. C. r. Soc. Biol. Paris **147**, 841—844 (1953). — STAMMLER, A.: Über die Verteilung der Acetalphosphatide im Zentralnervensystem des Menschen mit besonderer Berücksichtigung des Hypophysen-Hypothalamus-Systems. Dtsch. Z. Nervenheilk. **168**, 305—321 (1952). — STEWART, R. M.: Pseudohermaphroditism, adiposity, polyuria, and hyperglycemia. An infundibulo-tuberian syndrome. J. of Neur., N. S. 1, 68—76 (1938). — STURM, A.: Gedanken zur vegetativ-nervösen Problematik. Dtsch. med. Wschr. 1948, 589. — Stellung des Internisten zum Problem „Hypothalamus und neurovegetative Symptome". Schweizer med. Wschr. 1949, 1099. — STUTINSKY, FR.: Sur l'existence de cellules ganglionnaires dans la neurohypophyse de Boeuf. C. r. Soc. Biol. Paris 142, 63 (1948). — Sur l'existence de cellules neurohypophysaires dans la „pars intermedia". C. r. Assoc. Anatomistes, 37. Ré union Louvain 1950. — Sur l'origine diencéphalique des hormones dites „posthypophysaires". C. r. Soc. Biol. Paris 146, 1691 (1952). — Sur l'innervation de la pars tuberalis de quelques mammifères. C. r. Assoc. Anat. Strasbourg 1948. — La neurosécrétion au cours de la gestation et le postpartum chez la rate. Ann. d'Endocrin. 14, 722—725 (1953). — Action du diéthylstilboestrol sur la neurosécrétion hypothalamique du rat blanc femelle. Ann. d'Endocrin. 14, 101—106 (1953). — La neurosécrétion chez l'anguille normale et hypophysectomisée. Z. Zellforsch. 39, 276—297 (1953). — La neurosécrétion au cours de la gestation et le postpartum chez la rate. Ann. d'Endocrin. 14, 722—725 (1953). — STUTINSKY, FR., M. BONVALLET et P. DELL: Les modifications hypophysaires au cours du diabète insipide expérimental chez le chien. Ann. d'Endocrin. 10, 505—517; 11, 1—11 (1949/50).

TELLO, F.: Algunas observaciones sobre la histologia de la hipofisis humana. Trab. Labor. Invest. biol. Univ. Madrid 10, 145—183 (1912). — THADDEA, S.: Die Nebennieren-insuffizienz und ihr Formenkreis. Stuttgart: Ferdinand Enke 1941. — THIELE, W. H.: Beobachtungen bei Einwirkung von Ultraschallwellen auf das Hypophysen-Zwischenhirn-system schwangerer Versuchstiere. Arch. Gynäk. 181, 210—216 (1952). — TÖRÖK, B.: Lebendbeobachtung des Hypophysenkreislaufes an Hunden. Acta morphol. (Budapest) 4, 83—89 (1954). — TRENDELENBURG, P.: Pharmacologie und Physiologie des Hypophysen-hinterlappens. Erg. Physiol. 25, 364—437 (1926). — Weitere Untersuchungen über den Gehalt des Liquor cerebrospinalis an wirksamen Substanzen des Hypophysenhinterlappens. Arch. exper. Path. u. Pharmakol. 114, 255—261 (1926). — Anteil der Hypophyse und des Hypothalamus am experimentellen Diabetes insipidus. Klin. Wschr. 1928, 1679—1680. — TURNER, M. L.: Hereditary obesity and temperature regulation. Amer. J. Physiol. 152, 197—204 (1948).

UMBER, FR.: Lehrbuch der Ernährung und des Stoffwechsels. Berlin u. Wien 1909. — Intermediäre Stoffwechselstörungen. In: Spezielle Pathologie und Therapie innerer Krankheiten, herausgeg. von F. KRAUS u. TH. BRUGSCH, Bd. 1. Berlin u. Wien: Urban & Schwarzenberg 1919.

VAZQUEZ-LOPEZ, E.: Innervation of the rabbit adenohypophysis. J. of Endocrin. 6, 158—166 (1949). — The structure of the rabbit neurohypophysis. J. of Endocrin. 9, 30—41 (1953). — VAZQUEZ-LOPEZ, E., and P. C. WILLIAMS: Nerve fibres in the adenohypophysis under normal and experimental conditions. In: Ciba Foundation Colloquia on Endocrinology, Bd. IV. London 1952. — VEIL, W. H., u. A. STURM: Die Pathologie des Stammhirns, 2. Aufl. Jena: Gustav Fischer 1946. — VERNEY, E. B.: The antidiuretic hormone and the factors which determine its release. Proc. Roy. Soc. Lond. 135, 27—106 (1947). — Asents determining and influencing the function of the pars nervosa of the pituitary. Brit. Med. J. 1948, 119—123. — VOGT, M.: Vasopressor, antidiuretic, and oxytocic activities of extracts of the dogs' hypothalamus. Brit. J. Pharmacol. 8, 193—196 (1953).

WAAGE, S.: The morphology of the hypophysis in some Artiodactyla. Kgl. fysiogr. Sällsk. Lund Förh. 23, 1—5 (1953). — WACHTEL, H. K.: Posterior lobe of the pituitary gland and the metabolism of lipides. Nature (Lond.) 163, 254 (1949). — WANKE, R.: Patho-logische Physiologie der frischen, geschlossenen Hirnverletzung, insbesondere der Hirn-erschütterung. Klinische, anatomische und experimentelle Befunde. Stuttgart: Georg Thieme 1948. — WARING, H., and F. W. LANDGREBE: Hormones of the posterio pituitary. In: The hormones, herausgeg. von PINCUS u. THIMANN, Bd. 2. New York 1950. — WEDLER, H. W.: Stammhirn und innere Erkrankungen. Monographien aus dem Gesamtgebiet der Neurologie und Psychiatrie, H. 76. Berlin-Göttingen-Heidelberg: Springer 1953. — WEHRLE, J.: Histologische Untersuchungen des Zwischenhirns bei genuiner Hypertonie. Beitr. pathol. Anat. 111, 381—390 (1951). — WEISSSCHEDEL, E., u. H. SPATZ: Über die gonadotrope Wirksamkeit des Tuber cinereum bei Ratten. Ein Beitrag zur Lehre der endokrinen Tätigkeit des Gehirns („Neurosekretionslehre"). Dtsch. med. Wschr. 1942, 1221—1223. WESTMAN, A., u. D. JACOBSOHN: Experimentelle Untersuchungen über die Bedeutung des Hypophysen-Zwischenhirnsystems für die Produktion gonadotroper Hormone des Hypophysenvorderlappens. Acta obstetr. scand. (Stockh.) 17, 235—265 (1937). — Endokrinologische Untersuchungen von Ratten mit durchtrenntem Hypophysenstiel. 5. Mitt. Verhalten des Wachstums, der Nebennieren und der Schilddrüsen. Acta path. scand. (Københ.) 15, 435—444 (1938). — 6. Mitt. Produktion und Abgabe der gonadotropen Hormone. Acta path. scand. (Københ.) 15, 445—453 (1938). — Endokrinologische Untersuchungen von Ratten mit durchtrenntem Hypophysenstiel. 1. Mitt. Hypophysenveränderungen und Kastration und Oestrinbehandlung. Acta obstetr. scand. (Stockh.) 18, 99—108 (1938). — 2. Mitt.

Reaktion der Ovarien auf Prolanzufuhr. Acta obstetr. scand. (Stockh.) 18, 109—114 (1938). —
3. Mitt. Über die luteinisierende Wirkung des Follikelhormons. Acta obstetr. scand. (Stockh.)
18, 115—123 (1938). — Endokrinologische Untersuchungen an Kaninchen mit durchtrenntem
Hypophysenstiel. Acta obstetr. scand. (Stockh.) 20, 392—433 (1940). — WESTMAN, A.,
D. JACOBSOHN u. N. Å. HILLARP: Über die Bedeutung des Hypophysenzwischenhirnsystems
für die Produktion gonadotroper Hormone. Mschr. Geburtsh. 116, 225—250 (1943). —
WESTMAN, A., O. JACOBSOHN u. H. OKKELS: Über die Struktur der Schilddrüse nach Hypo-
physenstieldurchtrennungen beim Kaninchen. Acta path. scand. (København) 19, 42—52 (1942).—
WESTPHAL, U.: Bemerkungen zur Frage der hormonalen Wirksamkeit des Tuber cinereum.
Dtsch. med. Wschr. 1949, 498—499. — WHITTLESTONE, W. G., E. G. BASSELT and C. W.
TURNER: Source of secretion of milk „let-down" hormone in domestic mammals. Proc.
Soc. Exper. Biol. a. Med. 80, 197—199 (1954). — WIGGLESWORTH, V. B.: Hormone und die
Metamorphose der Insekten. Endeavour 10, 22—26 (1951). Deutsche Ausgabe. — Hor-
mones and the metamorphosis of insects. Endeavour 10, No 37 (1951). — Hormones and
metamorphosis, with special reference to hemimetabolic insects. Rep. Internat. Entomot.-
Congr. Amsterdam 1952. — WINGSTRAND, K. G.: The structure and development of the
avian pituitary. Lund: C. W. K. Gleerup 1951. — On the existenc in vivo of „Herring
bodies" and granules in the interstitial colloid of the neurohypophysis. Z. Zellforsch. 38,
412—427 (1953). — Neurosecretion and antidiuretic activity in chick embryos with remarks on
the subcommissural organ. Ark. Zool. (Utgivet av Kungl. Svenska Vetenskapsakademien),
Ser. 2 6, 41—67 (1953). — WINTER, CH. A.: Serum sodium, Potassium and chloride after
suprarenalectomy in cats with diabetes insipidus. J. of Exper. Med. 67, 251 (1938). —
WISLOCKI, G. B.: The vascular supply of the hypophysis cerebri of the cat. Anat. Rec. 69,
361—387 (1937). — The vascular supply of the hypophysis cerebri of the rhesus monkey
and man. Res. Publ. Assoc. Res. Nerv. a. Ment. Dis. 17, 48—68 (1938). — WISLOCKI, G. B.,
and L. S. KING: The permeability of the hypophysis and hypothalamus to vital dyes, with
a study of the hypophyseal vascular supply. Amer. J. Anat. 58, 421—472 (1936).
YOUNG, F. G.: Permanent experimental diabetes produced by pituitary (anterior lobe)
injections. Lancet 1937, 372. — Brit. Med. J. 11, 897 (1941). — Lancet 1948, 955.
ZETLER, G.: Über den Hormongehalt von Hypophysenhinterlappen und vorderem Hypothalamus durstender Hunde. Arch. exper. Path. u. Pharmakol. 216, 193—195 (1952). —
Sind Adiuretin, Vasopressin und Oxytocin drei verschiedene Stoffe oder nur die Wirkungskomponenten eines einzigen Hormon-Moleküls? Arch. exper. Path. u. Pharmakol. 218,
239—250 (1953). — ZIESCHE, K. TH.: Zur Histologie des Tuber cinereum des Menschen.
Z. Zellforsch. 33, 143—150 (1943). — ZOCCHI, S.: Influenza dell'ormone postipofisario
sulle capsule surrenali di cavia. Ginecologia (Torino) 5, 565 (1939). — ZONDEK, B., u.
H. KROHN: Hormone des Zwischenlappens der Hypophyse (Intermedin). I. Die Rotfärbung
der Elritze als Testobjekt. Klin. Wschr. 1932 I, 405—408. — Hormon des Zwischenlappens
der Hypophyse (Intermedin). II. Intermedin im Organismus (Hypophyse, Gehirn). Klin.
Wschr. 1932 I, 849—853. — Hormon des Zwischenlappens der Hypophyse (Intermedin).
III. Zur Chemie, Darstellung und Biologie des Intermedins. Klin. Wschr. 1932 II, 1293—1298. —
Das Chromatophorenhormon des Hypophysen-Zwischenlappens. In: Die Drüsen mit innerer
Sekretion. Wien u. Leipzig 1937. — ZUCKERMAN, S.: Hypothalamic-anterior pituitary rela-
tions. Pubbl. Staz. Zool. Napoli 24 (Suppl.), 21—23 (1954). — The secretions of the brain.
Lancet 1954, 739—743, 789—796.

Hermann Braus

Anatomie des Menschen

Ein Lehrbuch für Studierende und Ärzte

Fortgeführt von **Curt Elze**. In drei Bänden.

I. Band:

Bewegungsapparat

Dritte Auflage. Mit 399 zum großen Teil farbigen Abbildungen. XI, 789 Seiten Gr.-8⁰.
1954. Ganzleinen DM 69.—

„Ohne Zweifel wird das Werk erheblich zu der Änderung des anatomischen Unterrichts beitragen, die durch die starke Betonung des Funktionellen in der heutigen Medizin gefordert wird", schrieb der Berliner Internist W. His. Zwanzig Jahre nach seinem Erscheinen konnte v. Lanz (1941), der sich in seiner „Praktischen Anatomie" ausdrücklich als Schüler von Rückert, Eisler und Mollier bekennt, schließlich schreiben: „Das Werk ... stellt eine umstürzende Tat dar. Aufs heftigste bekämpft und befehdet, wie jeder echte Revolutionär, aber auch schon mit Beginn seines Erscheinens als Bahnbrecher für die neue Zielsetzung im anatomischen Unterricht anerkannt, hat es sich im Laufe der zwei Jahrzehnte (seit) seiner Entstehung unumstritten durchgesetzt und ist heutigen Tages als grundlegendes Unterrichtsbuch für jeden werdenden Arzt nicht mehr aus unserem anatomischen Schrifttum wegzudenken."

Braus hat noch einmal die seit Johannes Müller auseinanderstrebenden Fächer Zoologie, Anatomie, Physiologie und Pathologie zwar nicht in einem Lehramt, aber im Geist seines Unterrichts vereinigt. Dieser Braussche Unterricht, dokumentiert in seinem Lehrbuch, gewann der Anatomie die verlorengegangene Beziehung zur Ganzheit des Lebendigen zurück, in dessen Mittelpunkt der Mensch steht, und wies ihr neue Aufgaben zu. In diesem Sinne ist Hermann Braus einer der Begründer der modernen Anatomie.

Aus „*Wandlungen im anatomischen Unterricht seit Hermann Braus*" von Robert Herrlinger in „*Sudhoffs Archiv für Geschichte der Medizin und der Naturwissenschaften*", 37. Band, 1953.

II. Band:

Eingeweide (einschl. periphere Leitungsbahnen I)

Dritte Auflage. In Vorbereitung.

III. Band:

Periphere Leitungsbahnen II. Vegetatives Nervensystem. Zentrales Nervensystem. Haut und Sinnesorgane

Zweite Auflage. In Vorbereitung.

Lehrbuch der topographischen Anatomie

Von **Anton Hafferl**, o. Professor der Anatomie und Vorstand des Anatomischen Instituts der Universität Graz. Mit 664 Abbildungen. XIII, 921 Seiten 4⁰. 1953.

Ganzleinen DM 60.—

Aus den Besprechungen: Das berühmte und weit verbreitete Lehrbuch der topographischen Anatomie von H. C. Corning ist durch Anton Hafferl in Graz neu bearbeitet und neu illustriert worden. Man wird diese neue Fassung, die sich die Vorteile des alten Lehrbuches zu eigen machte und überall Ergänzungen und Verbesserungen anbrachte, aufs wärmste begrüßen. Die sehr zahlreichen Bilder, die den besonderen Wert eines topographischen Werkes ausmachen, sind durchwegs vorzüglich und didaktisch sehr geschickt ausgewählt. Obwohl größter Wert auf die große zusammenfassende Schau gerichtet ist und das Bemühen erkennbar wird, das Wesentliche herauszuheben, sind doch auch alle Details der topographischen Anatomie zu finden. Daß manches schematisiert ist, scheint mir kein Nachteil, sondern ein Vorteil des Lehrbuches zu sein. Es besteht wohl kein Zweifel, daß dieses nach so sorgsamer und übersichtlicher Bearbeitung neu herausgegebene Werk weiterhin das beliebteste Lehrbuch der topographischen Anatomie sein wird. *Professor E. K. Frey-München in „Klinische Wochenschrift"*